牙周与种植

实用临床特色诊疗策略和技巧

PRACTICAL PERIODONTICS & IMPLANT DENTISTRY
TREATMENT STRATEGIES AND TECHNIQUES

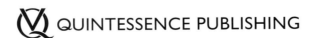

QUINTESSENCE PUBLISHING

Berlin | Chicago | Tokyo
Barcelona | London | Milan | Mexico City | Moscow | Paris | Prague | Seoul | Warsaw
Beijing | Istanbul | Sao Paulo | Zagreb

牙周与种植
实用临床特色诊疗策略和技巧

PRACTICAL PERIODONTICS & IMPLANT DENTISTRY
TREATMENT STRATEGIES AND TECHNIQUES

胡文杰　主　编
赵丽颖　副主编

北方联合出版传媒（集团）股份有限公司
辽宁科学技术出版社
沈 阳

AUTHOR
主编简介

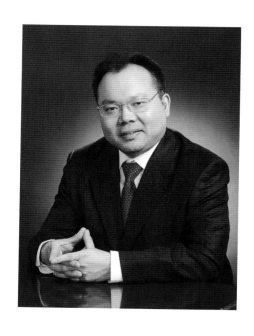

胡文杰

教授、主任医师、博士生导师，北京大学口腔医学院·口腔医院牙周科副主任

学习和工作简历：

1985年9月—1991年7月

北京大学（北京医科大学）口腔医学院，本科生

1991年9月—1994年7月

北京大学（北京医科大学）口腔医学院，住院医师

1994年9月—1999年7月

北京大学（北京医科大学）口腔医学院，硕博连读获博士学位

1999年8月—2002年7月

北京大学口腔医学院·口腔医院，主治医师

2002年8月—2003年8月

北京大学口腔医学院·口腔医院，副主任医师

2003年8月—2008年7月

北京大学口腔医学院·口腔医院，副教授、副主任医师

2006年5月—2010年4月

北京大学口腔医学院·口腔医院，院长办公室主任

2005年8月至今

北京大学口腔医学院·口腔医院，硕士生导师

2008年8月至今

北京大学口腔医学院·口腔医院，主任医师

2010年8月至今

北京大学口腔医学院·口腔医院，牙周科副主任（教学主任）

2011年9月—2012年10月

美国华盛顿大学牙医学院，高级访问学者

2013年8月至今

北京大学口腔医学院·口腔医院，教授、博士生导师

社会和学术兼职：

中华口腔医学会牙周病学专业委员会委员（2008年至今）、常委（2011—2020年）

中华口腔医学会口腔美学专业委员会委员（2015年至今）

中华口腔医学会口腔种植专业委员会委员（2018年至今）

中国医药教育协会口腔医学委员会常委（2018年至今）

北京市口腔医学会口腔种植专业委员会委员（2014年至今）、常委（2017年至今）

北京市口腔医学会社区口腔分会常委（2017年至今）

北京市第二届住院医师规范化培训专家委员会委员（2019年至今）

北京大学首批临床科学家计划（2019年至今）

国家自然科学基金委同行评议专家（2003年至今）

《中华口腔正畸学杂志》特邀编委（2006年至今）

《中华口腔医学杂志》特约审稿人（2006年至今）

北京市健康科普专家（2010年至今）

北京大学医学部住院医规范化培训口腔内科学学组组长/基地主任（2013年至今）

北京大学医学部住院医规范化培训牙周病学专科培养基地主任（2016年至今）

美国牙周病学会（AAP）国际会员（2011年至今）

国际牙科研究会（IADR）会员（2003年至今）

医疗专长：复杂牙周病的诊断和规范化治疗，牙周治疗和口腔各学科的综合治疗设计，前牙美学治疗，牙周病患者的种植治疗，CBCT在疾病诊断和治疗中的应用，各种牙冠延长术。

教学职责：负责牙周病学专业口腔医学本科生、研究生、进修生和住院医规培生的临床教学和改革及考核评定。主持北京大学口腔牙周专业全国性继续教育项目管理，是国家级继续教育培训课程《规范化牙周诊疗技术培训班：牙周基础治疗和牙周手术治疗初级班》和《牙冠延长术专题培训班》主要设计和策划者，《牙周种植手术专题培训班》指导者。近年来推动中美牙周病学专业的本科教学和专科医师培养的比较研究与实践。住院医师规范化培训口腔内科学基地和牙周专科基地建设。

科学研究：主要研究方向为牙周病多学科综合治疗和设计，基于循证医学原则展开微笑美学、牙周美学和牙周病患者种植治疗相关问题临床探索与基础研究、口腔微生物组学和代谢组学相关研究、CBCT在牙周疾病诊断和治疗中的作用、口腔与胃内幽门螺杆菌关系的研究、牙周医学研究。作为第一负责人，分别承担国家自然科学基金、国际合作项目和省部级科研项目15项；2019年获首批北京大学临床科学家计划专项1项；实用新型专利2项。发表中英文论文115篇（其中SCI收录24篇），主编、参编和译专著14部。目前指导毕业和在研硕士、博士研究生29名。

国内外交流：2015年起借助国家外国专家局引智项目，连年来引入国外多院校口腔医学高端专家团队，促进牙周病学专业医、教、研国际接轨和学术交流。2016年起，与北京大学工学院环境微生物学吴晓磊教授团队和北京大学医学部免疫学系王应教授团队组成北京大学临床科学家团队形成良性合作机制，开展围绕牙周病和种植体周围病临床相关的病因及机制研究。

COAUTHORS
编者简介

副主编

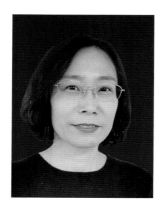

赵丽颖

副编审、主治医师。现任中国实用医学杂志社《中国实用口腔科杂志》副主编、编辑部主任。1993年本科毕业于中国医科大学口腔医学系，2000年获中国医科大学口腔医学硕士学位。在中国医科大学附属第四医院口腔科从事口腔临床工作10年。2004年留学日本，2008年获日本香川大学医学部医学博士学位。2008年12月入职中国实用医学杂志社，主持《中国实用口腔科杂志》编辑部工作。目前主要研究方向：适应国情特点和促进国内口腔医学期刊良性发展的编辑出版，致力于口腔医学专业杂志推动临床实践发展和国际接轨。至今以第一作者发表医学及编辑学论文10篇，其中SCI收录3篇。

主编助理

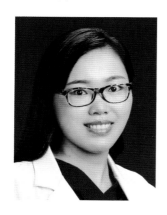

王 翠

北京大学口腔医学院·口腔医院牙周病学专业硕博连读临床型博士毕业，北京大学口腔医学院·口腔医院牙周科主治医师。北京口腔医学会口腔种植专业委员会青年委员，中华口腔医学会会员，中华口腔医学会牙周病学专业委员会、口腔种植专业委员会和口腔美学专业委员会专科会员，美国牙周病学会专科国际会员。曾先后赴美国华盛顿大学、美国南加州大学交流访问。作为主要执行人，参与多项国家级及省部级基金项目，临床特色及相关研究课题包括：上颌前牙美学区牙冠延长术、改良牙冠延长术的临床疗效观察和影响因素分析；中国汉族青年微笑美学及其审美认知评价；种植体周围病的微生物学病因及治疗。至今以第一作者发表论文10余篇，其中SCI收录2篇，1篇获2017年度《中华口腔医学杂志》优秀论文。多次在AAP等国内外会议进行学术交流。

主编助理

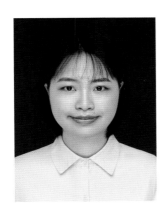

危伊萍

北京大学口腔医学院·口腔医院牙周病学专业硕博连读临床型博士研究生，2020年9月通过北京大学牙周专科医师（主治医师）考核。中华口腔医学会牙周病学专业委员会和口腔种植专业委员会专科会员，美国牙周病学会专科国际会员。研究生在学期间3次获得北京大学三好学生荣誉称号。2016年始成为《中华口腔医学杂志》首批微信通讯员。作为主要执行人，参与多项国家级及省部级基金项目，是北京大学首批临床科学家计划专项的学术秘书。临床特色及相关研究课题包括：罹患重度牙周病变磨牙微创拔牙位点保存和种植治疗的临床、影像学和组织学研究；牙周炎和种植体周围病的规范化治疗及微生物组和代谢组学病因研究。至今以第一作者发表中英文论文10余篇，其中SCI收录5篇。曾先后赴美国华盛顿大学、美国南加州大学、日本东北大学交流访问，多次在IADR、AAP等国内外会议进行学术交流。

COAUTHORS
编者名单

编委（按姓名首字笔画排序）

王安琪　北京大学口腔医学院·口腔医院，在读博士研究生（牙周病学）

王浩杰　北京大学第三医院口腔科，主治医师、口腔医学博士（牙周病学）

王珺婷　中国实用医学杂志社《中国实用口腔科杂志》编辑部，编辑、医师

王　翠　北京大学口腔医学院·口腔医院牙周科，主治医师、口腔医学博士（牙周病学）

韦　宁　北京大学口腔医学院·口腔医院，在读博士研究生（牙周病学）

石宇彤　北京大学口腔医学院·口腔医院，在读硕士研究生（牙周病学）、工作秘书

毕小成　山东大学口腔医院牙周科，住院医师、口腔医学硕士（牙周病学）

危伊萍　北京大学口腔医学院·口腔医院，在读博士研究生（牙周病学）

孙　菲　北京大学口腔医学院·口腔医院，在读博士研究生（牙周病学）

李丽曼　北京大学口腔医学院·口腔医院，在读硕士研究生（牙周病学）

杨永庆　中国实用医学杂志社《中国实用口腔科杂志》编辑部，编辑

杨　刚　北京大学口腔医学院·口腔医院牙周科，主治医师、口腔医学博士（牙周病学）

张创为　重庆医科大学附属口腔医院，博士后、口腔医学博士（牙周病学）

张　波　北京友谊医院口腔科，住院医师、口腔医学博士（牙周病学）

张浩筠　北京大学口腔医学院·口腔医院，在读博士研究生（牙周病学）、工作秘书

赵丽萍　北京大学口腔医学院·口腔医院急诊科，主治医师、口腔医学博士（牙周病学）

赵丽颖　中国实用医学杂志社《中国实用口腔科杂志》编辑部，副编审

胡文杰　北京大学口腔医学院·口腔医院牙周科，主任医师、教授、口腔医学博士（牙周病学）

贾雪婷　北京友谊医院口腔治疗科，副主任医师、口腔医学博士（牙周病学）

徐　涛　北京大学口腔医学院·口腔医院急诊科，主治医师、口腔医学硕士（牙周病学）

梁凌智　杭州艾维医疗投资管理有限公司，口腔医学博士（牙周病学）

韩子瑶　北京大学口腔医学院·口腔医院，在读博士研究生（牙周病学）

靳昕欣　石家庄市第二医院口腔科，主治医师、口腔医学硕士（口腔内科学）

甄　敏　北京大学口腔医学院·口腔医院牙周科，主治医师、口腔医学博士（牙周病学）

詹雅琳　北京大学口腔医学院·口腔医院第一门诊部，主治医师、口腔医学博士（牙周病学）

特约编委

王祖华　北京大学口腔医学院·口腔医院牙体牙髓科，主任医师

刘云松　北京大学口腔医学院·口腔医院口腔修复科，主任医师、教授

寻春雷　北京大学口腔医学院·口腔医院口腔正畸科，主任医师、副教授

张　豪　北京大学口腔医学院·口腔医院口腔修复科，主任医师

周崇阳　北京大学口腔医学院·口腔医院特诊科，主任医师

胡　炜　北京大学口腔医学院·口腔医院口腔正畸科，主任医师、教授

施　捷　北京大学口腔医学院·口腔医院口腔正畸科，主任医师

彭　东　北京大学口腔医学院·口腔医院口腔修复科，副主任医师

特邀专家点评（按点评先后顺序排序）

欧阳翔英　北京大学口腔医学院·口腔医院牙周科，教授、主任医师；中华口腔医学会牙周病学专业委员会副主任委员；国际牙医学院中国区院士

孟焕新　北京大学口腔医学院·口腔医院牙周科，教授、主任医师；中华口腔医学会牙周病学专业委员会前任主任委员；2017年国际牙周病新分类专家组大陆唯一受邀专家

刘洪臣　解放军总医院口腔医学中心，教授、主任医师；中华口腔医学会副会长；中华医学会医学美学与美容分会第五届和第六届主任委员

王左敏　首都医科大学附属北京朝阳医院口腔科，教授、主任医师；中国老年学与老年医学学会口腔分会副主任委员兼总干事长；中华口腔医学会牙周病学专业委员会常务委员

宋　莉　南昌大学附属第二医院口腔科，教授、主任医师；中华口腔医学会牙周病学专业委员会常务委员；江西省口腔医学会副会长

宿玉成　中国医学科学院北京协和医院口腔种植中心，主任、首席专家；中华口腔医学会口腔种植专业委员会主任委员；国际口腔种植学会（ITI）专家组成员

邱立新　北京大学口腔医学院·口腔医院第四门诊部，主任医师；中华口腔医学会口腔种植专业委员会副主任委员；北京口腔医学会口腔种植专业委员会副主任委员

柳忠豪　滨州医学院附属烟台市口腔医院，教授、主任医师；中华口腔医学会口腔种植专业委员会常务委员；国际种植学会（ITI）中国分会学习沙龙主管

刘云松　北京大学口腔医学院·口腔医院修复科，教授、主任医师；中华口腔医学会口腔修复学专业委员会常务委员；中华口腔医学会口腔美学专业委员会委员

FOREWORD
序一

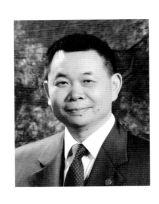

牙周病是口腔常见疾病，直接影响患者的口腔健康、功能和容貌，同时也是多种全身性疾病的风险因素。根据第四次全国口腔健康流行病学调查结果，我国35岁以上人群牙周疾病患病率达82.6%～89%，可以说是牙周病患病的大国。因此，积极预防和控制牙周感染，做到早诊断、早治疗牙周疾病，尽最大可能保留更多天然牙，恢复口腔健康，促进全身健康，是口腔医务工作者长期努力的方向。中华口腔医学会2018年启动的"健康口腔，牙周护航"和2021年即将启动的"健康口腔，守护天然牙"主题行动，无不充分体现了我国口腔医学界近年来的深刻认识。

牙周病学在欧美发达国家是口腔医学中一门历史悠久的专业学科，牙周临床传统技术特色鲜明而且丰富多样，在预防、控制牙周疾病和恢复牙周健康方面发挥了良好作用。在我们国家，改革开放以来，与口腔医学的整体发展一样，牙周病学的发展也取得了显著成绩。但不可否认，规范的牙周专业化治疗服务与牙周病诊疗的巨大需求存在严重失衡。因而，培养更多合格的牙周专业人才、推动特色技术的规范应用、保留更多天然牙，应是当前我国牙周病学界和口腔医学院校的迫切任务。

口腔种植学作为20世纪口腔医学的一个重要发展标志，近年来围绕种植相关技术和设备材料的发展日新月异。牙周病作为牙齿丧失的首位原因，如何借助国内30年来业已开展的种植临床实践，结合牙周专业特色和国情特点，一步一个脚印地做好牙周病患者的种植治疗，同样是我国牙周病学界应该思考并付诸于实践的重要工作。

胡文杰教授在北京大学口腔医学院完成本科、硕士和博士学习并留校工作，10年前他又赴美国华盛顿大学牙医学院进行为期1年的临床、教学和学术交流，回国后结合国情、潜心临床、不断探索，逐步成长为一名重要的牙周专业业务骨干和学科带头人之一。这些年他和他的团队始终活跃在牙周病学医、教、研一线，通过大量临床实践、收集丰富资料，并结合国情特点加以思考和总结，在牙周规范化诊治、特色技术运用、牙周美学治疗、牙周病患者种植治疗等方面不断取得成绩，为保留更多天然牙和做好牙周病患者的种植治疗，积累了丰富的经验并形成了自己的特色。

这本以典型病例为载体、图文并茂的《牙周与种植实用临床特色诊疗策略和技巧》正是胡文杰教授和他的团队多年努力的硕果。相信读者们会从中受到启迪并加以借鉴。

北京大学口腔医学院·口腔医院院长
中华口腔医学会副会长
中国医师协会口腔医师分会会长

FOREWORD
序二

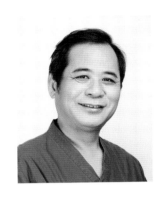

毫无疑问，20世纪中期发展并不断成熟的口腔种植学为无数牙列缺损和牙列缺失的患者带来了福音！因类似天然牙的种植修复体更加舒适、美观和实用，极大地超越了传统义齿的修复效果，被美誉为人类的"第三副牙齿"。而且从整个口腔医学的发展角度而言，种植修复极大推动了口腔医学界的理念更新、技术进步和多学科交叉合作。

我国口腔种植学起步虽晚，但近30年迅速发展，在种植治疗的诊断与设计、种植外科、种植修复与技工工艺以及种植体周围维护等临床方面成绩斐然。同时，国内口腔医学人勤奋好学、积极进取，通过大量临床实践、科学研究和教育培训，使我国的口腔种植学朝着规范、有序、健康的方向快速发展。

牙周病作为人类最为常见的口腔疾病，是牙丧失的主要原因。通过种植治疗来修复缺失牙，并和健康天然牙组成牙周病患者的"完整牙列"，恢复咀嚼功能、改善美观，从而提高生活质量，应该是牙周病患者的理想选择。

在治疗牙周病、保留更多天然牙的治疗中，形成了系列的牙周基础治疗和软硬组织手术等的特色技术。这些技术若能与种植治疗相结合，可以促进种植治疗的功能和美观效果，并建立一个良好的口腔健康环境，避免和减少种植体生物学并发症的发生，获得长期稳定的临床效果。

胡文杰教授是一位医、教、研各方面专业造诣很高的牙周专业人才，虽然他和他的团队开展种植治疗工作仅仅10余年，但给我留下了深刻的印象。他勤于思考、虚心好学，在大量临床实践中，善于把多样化的牙周特色技术和种植治疗相结合，以获得完美的功能与美学效果。他善于把遇到的临床问题上升到科学研究，做到理论与实践相互印证和转化。他善于团结多学科专业人才，共同合作、总结、分析、解决临床复杂问题。我欣喜地看到他作为一个牙周专业人，在牙周和种植临床方面独具特色的探索并取得的丰硕成果。他将这些成果汇集在一起，撰写了《牙周与种植实用临床特色诊疗策略和技巧》这部著作，我相信会给读者带来借鉴、思考与帮助。

　　口腔种植学的未来发展，需要与包括外科专业、修复专业、牙周专业等许多临床学科以及材料学专业等许多基础与交叉学科共同合作、健康发展，以造福广大患者。让我们携起手来，共同努力！

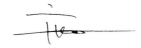

中国医学科学院协和医院口腔种植中心主任、首席专家
BITC（北京口腔种植培训学院）首席教官
中华口腔医学会口腔种植专业委员会主任委员

PREFACE
前言

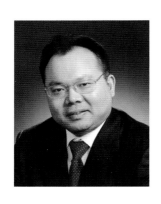

牙周病和龋病是两大口腔常见疾病。牙周病作为常见的慢性感染性疾病之一，它不仅危害牙周健康，导致牙齿的丧失，并且直接影响口腔功能和美观。毫无疑问，积极控制牙周病、恢复口腔健康、重建咀嚼功能、改善美观，既是口腔治疗的最高目标，又是促进全身健康、提高生活质量的重要组成部分。

近百年来实践证明，通过机械清除菌斑和牙石为核心内容的牙周基础治疗，可以成功地治疗大多数轻中度牙周炎。若能做到良好的自我菌斑控制和坚持不懈的牙周定期维护，人的一生可以不掉牙！而针对中重度牙周炎，如何消除牙周炎症，运用多样化的牙周特色手术，积极遏制疾病进展，尽可能少掉牙、晚掉牙、保留更多天然牙，应是医患双方共同关注的首要问题。

社会经济的发展和人们口腔健康意识的提升，越来越多的患者选择种植牙来修复缺失的牙齿。牙周炎作为导致牙齿缺失的首位原因，往往经历了病情缓慢进展的过程，炎症迁延不愈以及牙槽骨的持续破坏吸收，当牙齿脱落或拔除同时，软硬组织条件的不足大大增加了后续种植修复难度。如何破除当前牙周病患者种植治疗困局、保证种植牙与天然牙的健康稳定和功能发挥，是口腔种植学界值得深思之处。

　　本书结合临床实践和国情特点，从保留天然牙和改善种植修复条件两个方面出发，通过20个典型临床病例，以完整的图文展示，从临床诊断、病情分析、治疗计划和一步一步的临床实施策略及处置过程，详细介绍了多样化的牙周特色技术和改善种植修复条件的方法。同时，为了更好地规范牙周疾病的诊治和种植条件改善，我们在积累大量临床资料的同时，思考总结和查阅最新文献资料，对相关问题的治疗策略与临床处置进行了深入探讨和详尽分析，以期能为临床医生、研究生提供帮助和借鉴。值得指出的是，牙周与种植领域德高望重的专家、教授以及业内具有较高影响力的学术带头人欣然受邀为本书进行文字和视频点评，针对本书涉及的典型临床问题处理与特色技术应用给予了全面的分析并寄予未来展望，相信一定会给读者以启迪。

　　为进一步提高本书的质量，在此诚恳地希望各位读者和专家提出宝贵意见。

北京大学口腔医学院·口腔医院

CONTENTS
目录

Ⅱ 改善种植修复条件

CONTENTS
目录

I

保留天然牙

PRESERVE NATURAL TEETH

第 **1** 章

残根残冠保留
PRESERVE RESIDUAL ROOTS AND CROWNS

扫码关注后
输入TS11
观看欧阳翔英教授
对本章点评视频

PRACTICAL
PERIODONTICS &
IMPLANT DENTISTRY
TREATMENT
STRATEGIES AND
TECHNIQUES

1 多学科综合治疗重建口腔功能（附1例9年诊治随访观察报告）

MULTIDISCIPLINARY TREATMENT TO REBUILD ORAL FUNCTION AND ESTHETICS
（ WITH A 9-YEAR FOLLOW-UP CASE REPORT ）

王 翠 胡文杰 张 豪

【摘要】

近年来，前牙美学治疗越来越受到临床医生及患者的关注。临床上，成功的美学区治疗设计和实施，应建立在唇、齿、龈各自正常的色、形、质以及三者之间相互协调的基础之上。针对上颌前牙区涉及多数残根残冠复杂病例的美学治疗，围绕控制炎症、重建功能和恢复美观的治疗目标，进行详细的专科检查和全面的美学问题分析，结合患者意愿，制订个性化治疗方案并严格实施是获得治疗成功的关键。本文展示了1例因上颌前牙不良修复体导致牙龈炎症，影响患者口腔健康、功能和美观的多学科综合诊治过程，包括牙体牙髓治疗、牙周基础治疗、功能及美学牙冠延长术和修复治疗等，使患者重新获得健康、恢复功能与美观，为临床诊治此类问题提供了一定的经验。

【关键词】

生物学宽度；牙冠延长术；前牙美学修复；多学科治疗

随着社会经济发展和生活水平的提高，人们对口腔健康、功能和美观愈加重视。微笑美是面部美观的重要组成部分，对人的社会行为、交往及心理健康十分重要。和谐迷人的微笑必须建立在唇、齿、龈各自正常的色、形、质以及三者之间相互协调的基础之上。因此，上颌前牙区的美观及功能重建，往往需要牙周、牙体牙髓、修复及正畸等多学科的综合治疗。

本例患者因上颌前牙不良修复体导致牙龈炎症，影响口腔健康、功能和美观。经过牙体牙髓治疗、牙周基础治疗、功能及美学牙冠延长术和修复治疗等多学科综合诊治，患者重新获得口腔健康、恢复功能与美观。现将其病情分析、治疗设计及疗效观察分析总结如下。

1. 病例资料

基本情况：女，33 岁。

主诉：上前牙烤瓷固定桥修复后牙龈反复红肿伴刷牙出血 5 年。

现病史：5 年前于外院行上前牙多牙烤瓷固定桥修复后出现牙龈反复红肿伴刷牙出血，1 年前上前牙修复体破损，影响美观。现要求治疗上前牙牙龈红肿、重新修复牙冠以改善前牙美观。就诊前未行牙周治疗。每天刷牙 2 次，竖刷法。否认烟酒嗜好。

既往史：曾因龋齿于外院拔除右下后牙及左侧后牙。

全身状况：体健，否认药物过敏史。

全口临床检查：口腔卫生状况一般，菌斑指数（plaque index，PLI）为 0~2，邻面少量软垢；13-23 牙龈龈缘鲜红、水肿、质软，出血指数（bleeding index，BI）为 2~3，余牙牙龈轻度水肿，出血指数 0~2；全口探诊深度（probing depth，PD）为 2~3mm，11、12、13 个别位点探诊深度达 4~5mm，31、32、33 邻面可探及附着丧失；未查及牙齿松动及根分叉病变（furcation involvement，FI）；16-26 烤瓷固定桥修复，冠边缘密合度欠佳，位于龈下 1~2mm；13、11 唇侧崩瓷，边缘暴露；上前牙牙龈线不协调；17、18、22、24、25、26、36、37、46、47、48 缺失，右下后牙可摘局部义齿修复，35、36、37、38 固定桥修复；34 近中𬌗面银汞充填，近中悬突及继发龋；上前牙覆盖下前牙牙冠的 1/2~2/3（图 1 和图 3）。

全口影像学检查：全口根尖片示 13、23、31、32、34、45 邻面骨嵴顶影像模糊；11、12、13、21、23 根管欠填、根充不致密；14、15、16、35、38 未见根管治疗影像；12、14、23、26、28 根尖周可见低密度影像（图 2）。

诊断：慢性牙周炎（广泛型 II 期 B 级牙周炎）；上前牙牙龈线不协调；12、14、23、26、37 慢性根尖周炎；34 继发龋；前牙 II 度深覆𬌗；牙列缺损。

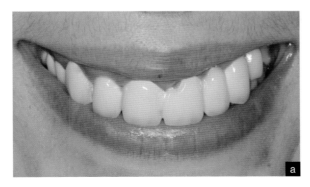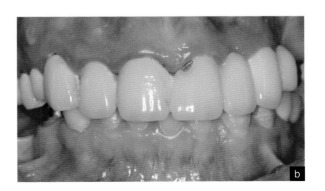

图 1 初诊时（2006 年 9 月）临床照片
a 正面微笑像；b 前牙咬合像

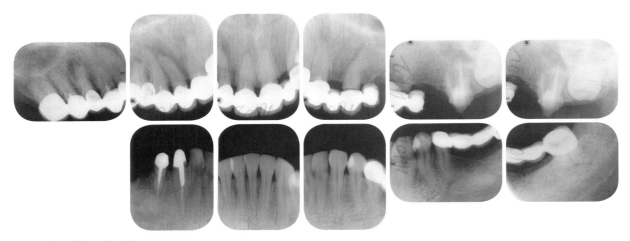

图2　初诊时全口根尖片

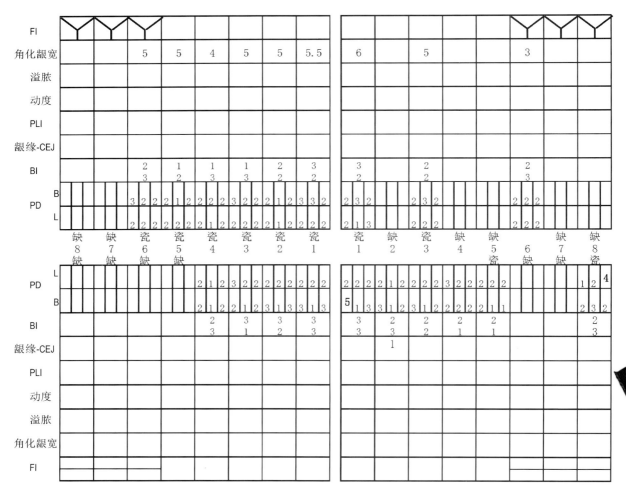

图3　初诊时牙周检查表

B：颊侧；L：舌侧；PD：探诊深度；BI：出血指数；CEJ：釉牙骨质界；PLI：菌斑指数；FI：根分叉病变

FI	Y	Y	Y											Y	Y	Y	
角化龈宽			5	5	4	5	5	5.5	6		5			3			
溢脓																	
动度																	
PLI																	
龈缘-CEJ																	
BI			2/3	1/2	1/3	1/3	2/2	3/2	3/2		2/2			2/3			
PD B			3 2	2 2	1 2	2 2	2 3	2 2	1 2	3 3 2	2 3 2		2 3 2			2 2 2	
PD L			2 2	2 2	2 1	2 2	2 2	1 2	2 2	2 1 3			2 2 2			2 2 2	

牙位	缺8缺	缺7缺	瓷6缺	瓷5缺	瓷4	瓷3	瓷2	瓷1	瓷1	缺2	瓷3	缺4	缺5瓷	6缺	缺7缺	缺8瓷

PD L				2 1 2	3 2 2	2 2 2	2 2	2 2 2	2 2 1 2	2 2 3 2	2 2 2				1 2 4	
PD B				2 1 2	2 1 2	3 1 3	3 3 1 3	5 1 3	3 1 2 3 1 2	2 2 2 1 1					2 3 2	
BI				2/3	3/1	3/2	3/3	3/3	2/3	2/2	2/1				2/3	
龈缘-CEJ									1							
PLI																
动度																
溢脓																
角化龈宽																
FI																

2. 患牙分析及治疗计划

结合患者不考虑正畸治疗、希望缩短治疗周期的意愿，经过修复、牙周、牙体牙髓三科会诊，制订治疗计划。

2.1　牙周基础治疗和根管治疗消除感染、恢复口腔健康

患者因菌斑、牙石、充填体悬突、上前牙原修复体侵犯生物学宽度发生牙周炎症，同时存在牙髓及根尖周感染。需拆除原修复体、牙周基础治疗去除局部刺激因素、牙冠延长术重建生物学宽度、根管治疗消除牙髓及根尖周感染，以控制口腔炎症、恢复口腔健康。

2.2　牙冠延长术及修复治疗恢复口腔功能、改善美观

对患者进行功能重建和美学分析并制订相应治疗措施。

（1）唇、齿、龈关系：患者微笑时显露全部龈乳头及部分龈缘外形，为中位微笑。牙列中线相对面中线稍偏左侧。

（2）白色美学问题：上中切牙宽长比及上前牙宽度比虽均在正常范围内，但外观不理想；21原有修复体崩瓷，左右两侧同名牙修复体外形及大小不对称；上前牙接触区过长，21牙体长轴过于偏向远中。

（3）粉色美学缺陷：上颌前牙区左右两侧牙龈肿胀且形态不对称、牙龈线不协调，龈乳头水肿、圆钝；双侧牙龈顶点位置不对称，13牙龈顶点高于11。

治疗措施：针对上述问题，在控制炎症的前提下，采用牙冠延长术结合修复治疗。

牙冠延长术目的：

①恢复生物学宽度，增加龈上牙体组织暴露，增强未来修复体固位。

②通过软硬组织切除及成形，改善牙龈形态、纠正前牙牙龈线不协调及龈乳头外形不佳。

修复治疗目的：

①重新设计和塑造个性化上前牙正常外形，调整接触区长度。

②纠正牙列中线偏移。

③纠正左右两侧牙齿外形及大小不对称。

3. 治疗过程

3.1　牙体牙髓治疗

拆除上下颌修复体，根管治疗或再治疗，控制牙髓及根尖周感染，为桩核冠修复创造条件。

3.2　牙周基础治疗

口腔卫生宣教与指导；龈上洁治、龈下刮治和根面平整；初步控制牙周炎症、恢复牙龈健康（图4）。

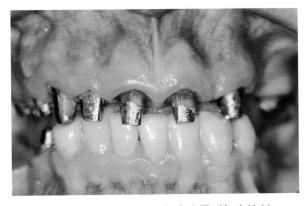

图4　牙周基础治疗后患者牙龈炎症得到初步控制

3.3 牙冠延长术

（1）制作诊断蜡型：牙龈炎症控制后，取研究模型，以上前牙龈缘水平最高者为参考点，根据理想牙龈曲线形态、牙龈顶点位置及牙龈线协调对称关系，拟定修复体边缘和龈缘位置。结合上中切牙的理想大小、形态、宽长比及恰当的接触区长度制作诊断蜡型，模拟修复效果，根据诊断蜡型和术前照片，与患者沟通、结合其意见修改蜡型，确定最终修复体形态及龈缘位置（图5a）。

（2）手术导板指导下的牙冠延长术：根据最终诊断蜡型，制作透明𬌗垫式手术导板（图5b），指导上颌牙冠延长术（图6），最终达到改善牙龈形、线、点的美学要求，获得协调、对称的美学效果。

3.4 修复治疗

术后2周重新进行牙体预备，制作并戴入临时修复体，牙龈塑形（图7）。

术后3个月，上前牙牙龈形、线、点位置基本稳定，进行永久修复。上颌15-13、21-23-26采用烤瓷固定桥修复，12、16桩核冠单冠修复，下颌固定-活动义齿修复，恢复良好的牙齿外形和接触区，重建完整牙列，恢复口腔功能，改善美学效果（图8）。

诊疗随访9年，治疗效果保持稳定，美学效果良好，牙周组织健康（图9和图10）。

4. 讨论与分析

近年来，前牙美学治疗越来越受到关注。临床成功的美学治疗设计和实施，不仅要关注前牙牙冠形态和颜色的改变，还要注意牙龈的扇贝状形态、对称的牙龈线、符合审美的牙龈顶点设计和唇、齿、龈三者的协调关系及患者身高、面型、笑线等因素的影响。牙周健康的保持与维护是美学治疗的前提和基础。

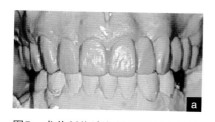 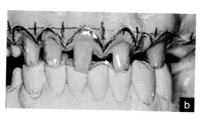

图5 术前制作诊断蜡型及手术导板
a 诊断蜡型，确定最终修复体的形态及龈缘位置；
b 制作透明𬌗垫式手术导板，用以指导手术切口的精确控制

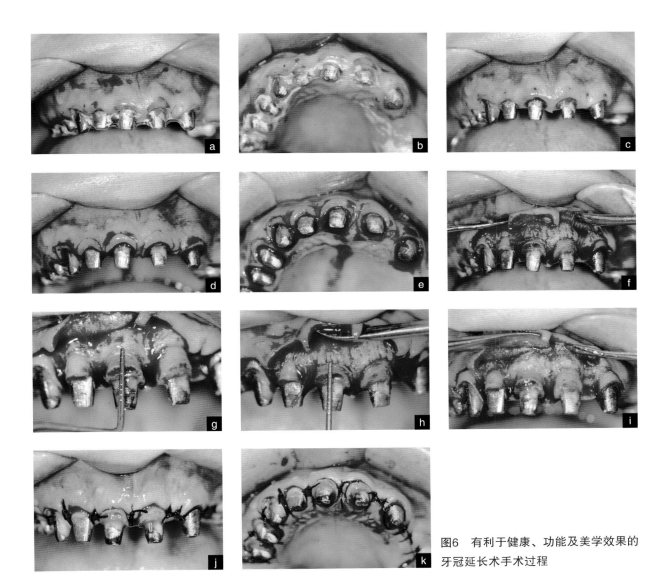

图6 有利于健康、功能及美学效果的牙冠延长术手术过程

a、b 戴入手术导板的唇、殆面像；

c 去掉导板后观察手术切口定点的唇面像；

d、e 在手术导板的指导下确定手术切口的唇、殆面像；

f、g 翻瓣后可见唇侧骨板肥厚、形态不佳，上前牙邻面及11唇侧原有肩台距离骨嵴顶≤2mm，侵犯了生物学宽度；

h、i 骨切除及骨成形后唇侧骨板形态，肩台距牙槽嵴顶约4mm；

j、k 龈瓣复位缝合，原有肩台均位于龈缘冠方的唇、殆面像

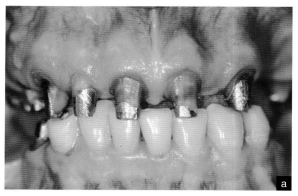
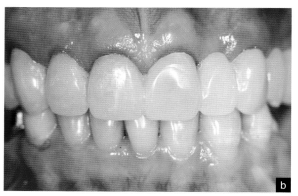

图7 临时冠修复
a 牙冠延长术后2周，牙龈健康，龈缘位置及形态协调；b 临时冠修复后即刻

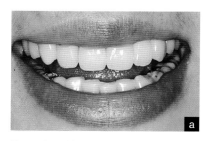
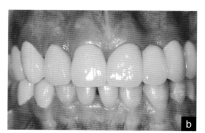

图8 永久性修复后即刻
a 正面开殆微笑像；b 前牙咬合像

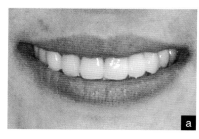
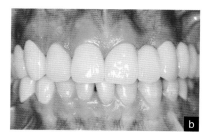

图9 患者治疗后9年（2015年9月）临床照片
a 正面微笑像；b 前牙咬合像

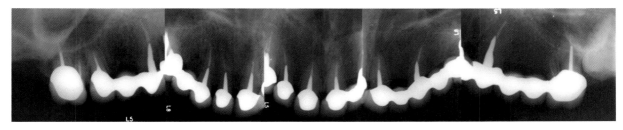

图10 患者治疗后9年上颌牙列根尖片

4.1 建立在详细的专科检查和全面的美学分析基础之上的个性化治疗方案是前牙美学区治疗成功的关键

针对上颌前牙区涉及多数残根残冠复杂病例的美学治疗，围绕控制炎症、重建功能和恢复美观的治疗目标，进行详细的专科检查和全面的美学问题分析，结合患者意愿，制订个性化治疗方案并严格实施是获得治疗成功的关键。本病例的诊治过程遵循了上述思路。

面型分析基础上的唇、齿、龈关系和粉白美学相关问题检查是美学治疗设计的前提。面型分析即口外检查分析，包括面部对称性、面高度及上唇长度、厚度和微笑线。由面部不对称、面高度异常以及上唇长度或厚度异常导致的美学问题无法通过单纯的口腔治疗解决，往往需要进行正颌外科或整形手术。

上颌中切牙是微笑过程关注的焦点，理想的上颌中切牙宽长比为75%～80%，上颌中切牙、侧切牙和尖牙的宽度比为1.618：1：0.618。牙列中线应与面部中线一致或偏斜2mm以内。良好的牙龈外形及协调的龈缘曲线具有以下特征：龈缘外形呈扇贝状；左右中切牙、尖牙牙龈顶点高度位于同一水平，侧切牙位于两者连线下方0.5～1.0mm；中切牙与尖牙的牙龈顶点稍偏远中；左右两侧牙龈线及牙龈顶点位置对称。

因此，临床上围绕粉白美学的口腔美学治疗设计应遵循上述审美共识的原则，同时在一定程度上协调和改善与微笑相关的唇、齿、龈关系。

4.2 诊断蜡型的制作是上颌前部牙弓大范围残根残冠美学治疗设计的重要一环

本病例上颌前牙区连续多牙失去原有外形，难以确定理想的牙龈形态及牙冠外形。基于临床专科检查、结合美学治疗原则制作的诊断蜡型是牙周、修复医生与技工之间交流的载体，可以使患者预见治疗效果并根据其意见修改确定最终的牙龈形态和牙冠外形，减少患者对治疗效果的异议。根据最终诊断蜡型制作的手术导板是牙周手术精准实施的重要手段。通过手术导板，牙周医生可以精确控制软硬组织的切除量，恢复理想的牙龈形态、龈缘位置及协调的牙龈线，为修复治疗创造条件。

本例患者初诊时上前牙区牙龈红肿、左右两侧牙龈线不对称、原修复体形态不佳。通过牙体牙髓治疗控制牙髓及根尖周感染，牙周基础治疗初步控制牙龈炎症，手术导板指导的上前牙美学牙冠延长术重建生物学宽度、纠正上前牙牙龈线不协调，修复治疗恢复前牙正常形态、重建完整牙列，最终获得较好的治疗效果。

4.3　唇侧骨轮廓关注不足是本病例存在的不足之处

当然，本病例也存在一些不足之处。首先，左右两侧中切牙及龈缘形态对称性欠佳；其次，22唇侧骨丰满度及轮廓欠佳，修复后桥体与其下方的支持组织欠协调。目前，针对唇侧骨轮廓不佳的治疗方法（如加唇侧基托的活动义齿、加红色瓷为义龈的烤瓷固定修复体、隐形义齿以及联合引导骨再生技术的种植修复等）均无法获得理想的美学效果。若能在拔牙同期、骨吸收发生前进行位点保存或软硬组织增量，可以更好地维持颊侧牙槽轮廓。

综上所述，本病例遵循美学分析及治疗的基本原则，通过牙体牙髓、牙周、修复等多学科综合治疗，使患者重获口腔健康、功能及美观。治疗后随访9年，疗效稳定，患者对功能及美观效果均较满意。

基金资助：北京市科学技术委员会首都临床特色应用研究基金（Z131107002213174）、国家自然科学基金（61876005）。

特别说明：本病例主体内容与治疗过程图片均引自中华口腔医学杂志，2016, 51(11): 587-590。

专家点评

北京大学口腔医学院·口腔医院牙周科欧阳翔英教授：

该病例针对原修复体引起的牙龈炎症、美学效果不佳以及伴发的根尖周炎等多种问题，进行了以牙周科为主导的多学科合作联合治疗，获得了满意的临床效果。牙周和根尖周炎症的控制是所有后续治疗的基础与前提，根尖周炎的治疗方法是众所周知的根管治疗，牙周炎症的治疗方法包括拆除原问题修复体和牙周基础治疗，在控制炎症之后才能进行美学和功能治疗的实施，该病例充分遵循了这一原则。

粉色美学缺陷和修复体破坏生物学宽度问题在临床中常常被忽视，该病例的主诉问题就是由此导致的，因此在初步控制炎症之后和修复治疗之前，改善粉色美学缺陷和解决生物学宽度问题是极为必要的，本病例的突出特点就是充分关注和处置上述问题，并且在多学科合作下解决问题。牙冠延长术是解决这类问题的重要手段，在临床中有广泛的应用价值。该病例在进行牙冠延长术时，制作了诊断蜡型和导板，在导板引导下实施手术，以便获得更理想的效果。该病例用临床图片详细介绍了诊断蜡型和导板设计及牙冠延长术实施过程，并对相关的理论和问题进行了讨论。相信对临床医生具有借鉴和指导意义。

额外补充说明一点，对于22缺失牙固定桥修复后唇侧轮廓略有凹陷的问题，除该病例已讨论的观点外，在牙冠延长术的同时若于22相应轮廓凹陷处植骨+GBR进行硬组织增量，或结缔组织移植进行软组织增量，都有助于弥补该缺陷，获得更为理想的效果。

参考文献

[1]Malkinson S, Waldrop TC, Gunsolley JC, et al. The effect of esthetic crown lengthening on perceptions of a patient's attractiveness, friendliness, trustworthiness, intelligence, and self–confidence[J]. J Periodontol, 2013, 84(8): 1126–1133.

[2]Henson ST, Lindauer SJ, Gardner WG, et al. Influence of dental esthetics on social perceptions of adolescents judged by peers[J]. Am J Orthod Dentofacial Orthop, 2011, 140(3): 389–395.

[3]徐明明, 胡文杰 . 上前牙美学牙冠延长术及术后修复[J].国际口腔医学杂志, 2008, 35(1): 16–18.

[4]胡文杰，彭东，张豪 . 前牙美学修复改善露龈笑[J]. 中华口腔医学杂志, 2007, 42(11): 698–700.

[5]Liang LZ, Hu WJ, Zhang YL, et al. Analysis of dynamic smile and upper lip curvature in young Chinese[J]. Int J Oral Sci, 2013, 5(1): 49–53.

[6]Lee EA. Aesthetic crown lengthening: classification, biologic rationale, and treatment planning considerations[J]. Pract Proced Aesthet Dent, 2004, 16(10): 769–778; quiz 780.

[7]Jorgensen MG, Nowzari H. Aesthetic crown lengthening[J].Periodontol 2000, 2001, 27: 45–58.

[8]Patel JR, Prajapati P, Sethuraman R, et al. A comparative evaluation of effect of upper lip length, age and sex on amount of exposure of maxillary anterior teeth[J]. J Contemp Dent Pract, 2011, 12(1): 24–29.

[9]Tjan AH, Miller GD, The JG. Some esthetic factors in a smile[J]. J Prosthet Dent, 1984, 51(1): 24–28.

[10]Pithonmm, Santos AM, Viana de Andrade AC, et al. Perception of the esthetic impact of gingival smile on laypersons, dental professionals, and dental students[J]. Oral Surg Oral Med Oral Pathol Oral Radiol, 2013, 115(4): 448–454.

[11]Cooper GE, Tredwin CJ, Cooper NT, et al. The influence of maxillary central incisor height–to–width ratio on perceived smile aesthetics[J]. Br Dent J, 2012, 212(12): 589–599.

[12]Levin EI. Dental esthetics and the golden proportion[J].J Prosthet Dent, 1978, 40(3): 244–252.

[13]Janson G, Branco NC, Fernandes TM, et al. Influence of orthodontic treatment, midline position, buccal corridor and smile arc on smile attractiveness[J]. Angle Orthod, 2011, 81 (1): 153–161.

[14]Chu SJ, Tan JH, Stappert CF, et al. Gingival zenith positions and levels of the maxillary anterior dentition[J]. J Esthet Restor Dent, 2009, 21(2): 113–120.

[15]Hartwig AC. Gingival esthetics[J]. J Am Dent Assoc, 2003, 134(6): 678, 680; author reply 680.

[16]胡文杰, 谢昊. 前牙美学区相关的牙周因素//孟焕新.临床牙周病学[M]. 2版.北京：北京大学医学出版社,2014: 21–24.

[17]Walker M, Hansen P. Template for surgical crown lengthening: fabrication technique[J]. J Prosthodont, 1998, 7(4): 265–267.

[18]甄敏, 王浩杰, 胡文杰, 等.应用引导骨再生及结缔组织移植术行上颌中切牙种植美学修复一例[J]. 中华口腔医学杂志, 2015, 50(11): 685–689.

[19]胡文杰.牙周治疗技术和口腔临床美学[J].中国实用口腔科杂志,2009,2(05):283–288.

[20]王翠, 贾雪婷, 胡文杰, 等. 改良牙冠延长术后长期临床疗效评价及其影响因素分析[J].中华口腔医学杂志, 2017, 52(03):182–187.

[21]Wang C, Hu WJ, Liang LZ, et al. Esthetics and smile–related characteristics assessed by laypersons[J]. J Esthet Restor Dent, 2018, 30(2): 136–145.

PRACTICAL
PERIODONTICS &
IMPLANT DENTISTRY
TREATMENT
STRATEGIES AND
TECHNIQUES

2 牙冠延长术结合桩核冠修复保留不良修复体拆除后残根残冠长期疗效观察（附1例15年诊治随访观察报告）

LONG-TERM EFFECT OF THE TREATMENT OF THE RESIDUAL ROOTS AND CROWNS USING CROWN LENGTHENING SURGERY（WITH A 15-YEAR FOLLOW-UP CASE REPORT）

靳昕欣　甄　敏　胡文杰　周崇阳

【摘要】

　　理想的修复体设计应在不侵犯生物宽度的前提下，具备密合无悬突的修复体边缘、恰当突度的生理外形、适当的接触区位置与形状等，不良设计的修复体会导致菌斑堆积进而引起牙龈炎症，若长期存在会有损口腔健康，不利于患牙的长期健康，也会影响牙齿正常的咀嚼功能。针对已引起牙龈炎症的不良修复体，临床上应建议尽早拆除后重新修复，此时往往需要牙周、牙体牙髓、修复等多学科的联合治疗。本文展示1例不良修复体拆除后应用牙冠延长术结合桩核冠修复的方法、保留患牙行使功能并观察至今长达15年的病例，为残根残冠的处置和长期保留提供临床思路。

【关键词】

　　残根残冠；牙冠延长术；冠修复；远期疗效

　　在日常口腔临床诊疗工作中，存在边缘不密合、明显悬突或侵犯生物学宽度等问题的不良修复体，势必影响患牙牙周或牙体健康，将其拆除重新治疗势在必行。拆除后患牙成为残根残冠，如不及时处理则会降低患者的咀嚼效率，改变患者的咬合习惯，严重的甚至会影响患者的面容或发音。保留还是拔除这些残根残冠是一直以来口腔医生临床处置的难题。毫无疑问，对于可修复并能保证持续牙周健康的残根残冠，应尽量保留。

　　形成健康修复体的前提是保证修复后牙龈位置满足正常的生物学宽度的要求。生物学宽度指龈沟底至牙槽骨嵴顶的距离，这一距离基本上是恒定的（约为2mm），包括结合上皮长度（0.97mm）和牙槽骨嵴顶上方的结缔组织宽度（1.07mm）。如果修复体边缘位置侵犯了生物学宽度，牙龈往往会有长时间的红肿等炎症表现，给患者带来烦恼，甚至导致修复的失败。

临床上采用牙冠延长术来重新建立生物学宽度,以达到龈牙复合体的稳定。术中不仅要降低牙龈缘的高度,还要适当降低牙槽骨嵴顶的高度。暴露健康残根的龈下断缘,在龈沟底与牙槽嵴顶之间建立起生物学宽度的距离,并同时预留形成龈沟的宽度,且修复后的冠缘位置不应侵犯患牙的生物学宽度。本文完整呈现了1例接受多个学科参与治疗设计、规范实施的残根保留再修复治疗过程,通过定期牙周维护,获得长期良好的疗效,为残根残冠的临床保留提供了思路和办法。

1. 病例资料

基本情况:女,40岁。

主诉:右上后牙桩核冠修复后刷牙出血5年。

现病史:5年来,右上后牙桩核冠修复后出现刷牙出血,量中,漱口可止。否认自发痛、夜间痛、咬合痛、牙齿松动及牙龈肿痛史。数周前就诊于修复科,接受检查后拆除右上后牙修复体并建议牙周检查和治疗。既往未经牙周治疗。每天刷牙2次,每次2分钟,随意刷,不用牙线及间隙刷。

既往史:多年前曾于外院行桩核冠修复。

全身情况:体健,无过敏史、长期服药史,不吸烟。

主诉牙临床检查:15、16烤瓷冠修复,邻面欠密合可探及明显悬突,牙龈红肿、质地较软,探诊深度(PD)为3~6mm,牙龈出血指数(BI)为4,叩诊(±),不松动。

主诉牙影像学检查:根尖片示15、16冠部高密度影像,悬突明显,根管内未见根充影像,根尖周小面积低密度影,骨内根长尚可;15牙颈部低密度影,牙槽骨吸收近根长的1/3;16牙槽骨吸收为根长的1/3。

全口临床检查:全口口腔卫生差,菌斑指数(PLI)为1~2,色素少量,软垢中量,牙石(++~+++);牙龈色稍红,龈乳头水肿,质地松软;余牙PD为3~7mm,BI为3~4,可探及附着丧失,牙龈退缩1~5mm,后牙根分叉病变(FI)Ⅰ~Ⅱ度,11、21、22、32、42松动Ⅰ度;14、22-26、34-36、44-46楔状缺损。上下前牙明显散在间隙,且上前牙略前突,轻度开唇露齿;详见牙周检查表(图1)。

全口影像学检查:全口根尖片示34近中牙槽骨角形吸收占根长的2/3;24、25、44牙槽骨混合型吸收占根长的1/2;31、32、41、42及12近中牙槽骨吸收占根长的2/3;11、21牙槽骨吸收占根长的1/2~2/3;余牙牙槽骨吸收占根长的1/3(图2)。

诊断:慢性牙周炎(广泛型Ⅲ期C级牙周炎);15、16慢性根尖周炎;14、22-26、34-36、44-46楔状缺损。

图1 初诊（2003年12月）洁治后1周牙周检查表

上半（右起牙位 8 7 6 5 4 3 2 1 ｜ 1 2 3 4 5 6 7 8）

项目	左侧（8→1）	右侧（1→8）
FI	7:1　6:2（下 2 2）	6:2　7:2（下 2 2）
角化龈宽		
溢脓		1:1　2:1
动度	1:1	1:1－　2:1－
PLI		
龈缘-CEJ		
BI	4/2　4/3　4/3　4/3　3/　3/　4/4　4/2	3/3　4/3　2/2　2/4　4/3　4/2　4/4　4/4
PD B	3 2　4 5 4　4 3 3　4 4 6　3 2　3 2　3 3　8 5　2 2	2 2　6 7　5 4 2　5 7 4　7 8　3 5 4　3 4
PD L	3 3　5 4 3　5 4 3　4 3 3　4 2 3　4 4 5　9 4 2 3	3 5 7 6　3 7　4 5 4　8 6 3　5 4　4 4

牙位： 8　7　6　5　4　3　2　1　｜　1　2　3　4　5　6　7　8

下半

项目	左侧（8→1）	右侧（1→8）
PD L	5 4 4 5　3 4 5 4 6 4　3 5 7 4　3 7　2 3	3 2　3 2 2　5 7　3 2　4 4 5　4 5 4 5
PD B	5 4 4 5　3 4 5 4 6 4　5 7 4　7　2 3　2 3	3 2　5 7　5 3 5 6　3 8 7 3　5
BI	2/4　3/4　2/4　4/4　4/4　4/4	3/4　4/3　2/3　4/4　2/3　4/4　2/4
龈缘-CEJ		
PLI		
动度		
溢脓	2:1	1:1
角化龈宽		
FI	7:2　6:2/3	6:2/2

B：颊侧；L：舌侧；PD：探诊深度；BI：出血指数；CEJ：釉牙骨质界；PLI：菌斑指数；FI：根分叉病变

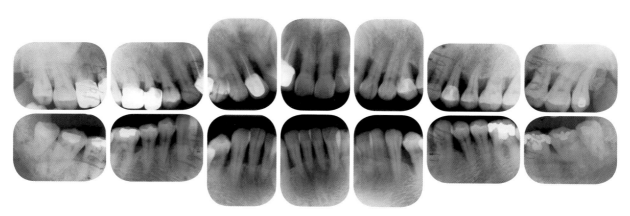

图2 初诊全口根尖片

2. 围绕15、16的病情分析及相应治疗计划

经牙周、修复和牙体牙髓三科会诊，拟在保留患牙的原则下，制订控制炎症、恢复功能和定期维护的治疗计划。

2.1　去除局部刺激因素，控制牙周炎症

（1）修复科摘除不良修复体，去除影响牙周健康的不良刺激物，暴露牙齿预备体。

（2）牙周基础治疗：采用规范化的牙周基础治疗控制全口牙周炎症，利于后续牙周和牙体牙髓治疗。

2.2　根管治疗，消除根尖周感染

针对15、16合并慢性根尖周炎，且15牙颈部有明显继发龋，拟先行根管治疗消除牙髓及根尖周感染。

2.3　牙冠延长术，重建生物学宽度

通过牙冠延长术暴露旧肩台，同时重建生物学宽度，避免因侵犯生物学宽度导致的牙周组织炎症。

2.4　桩核冠修复，恢复牙齿完整结构

应用桩核冠修复患牙，恢复咀嚼功能。

2.5　牙周定期维护，维持长期口腔健康稳定

通过专业的定期复查和维护治疗，患者恰当运用患牙行使功能，保证再修复牙和全口牙的长期牙周健康与功能。

3. 治疗过程及定期维护复查

3.1　摘除不良修复体并进行牙周基础治疗

修复科摘除不良修复体，牙周科进行完善的基础治疗，包括对患者进行口腔卫生指导、洁治、刮治及根面平整，控制牙周炎症，为后期治疗创造条件。

3.2　15、16根管治疗

牙体牙髓科彻底清除15、16根管内的感染物质完成规范的根管治疗，封闭根管与各种根尖周组织的交通互联。

3.3　15、16牙冠延长术（图3~图5）

（1）术前检查：口腔卫生良好，15、16 PD为2~4mm，BI为2-3，松动0~Ⅰ度，近远中邻面冠边缘位于龈缘根方0.5~2.0mm（图3）。

（2）术区局麻下（1.7mL盐酸阿替卡因肾上腺素注射液，必兰，法国），距龈缘0.5~2.5mm处行内斜切口，去除上皮领圈，翻全厚瓣，暴露骨面，彻底清除肉芽组织。

（3）使用系列球钻和金刚砂钻去骨，使15、16旧肩台到嵴顶满足至少4mm的距离，修整颊侧肥厚增生的牙槽骨并成形，加深根间沟。

（4）修整龈瓣，间断缝合；上牙周塞治剂（图4）。

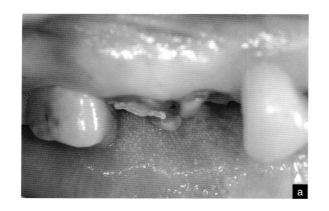
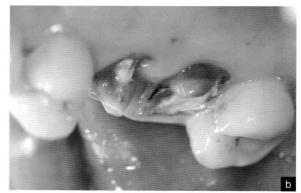

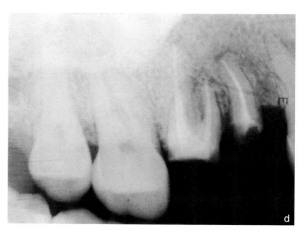

附着龈宽度	6		5			4.5			3	
龈缘位于龈下距离			0.5			3				
			0.5		2	0	2			
BI	3		2			3			3	
	3		3			2			2	
B PD	4 4 3	3 2 3	3 2	4 3 2 3						
L	4 3 3	3 2	4 2 2 3	3 2 4						
	7		6			5			4	

图3 15、16术前检查情况

a 颊侧像；b 腭侧像；c 术前局部牙周检查；d 根尖片

（5）术后护理：

①每天3次漱口水轻轻含漱浸润创口，漱口后不再清水漱；抗生素服用7天；当天局部口外冷敷，局部有肿胀正常。缝合处缝线略有刺激。

②避免过热饮食；尽量冷软饮食。

③48小时内口内唾液带血丝正常，勿使劲吐或反复漱口。

④避免大笑或过度唇运动。

⑤术区不刷牙，其他位置第二天开始刷牙。

⑥避免烟酒、辣、咸等刺激。

（6）术后1周复查，拆除缝线，15、16断端位于龈缘冠方0~1mm，达到手术预期目的（图5）。

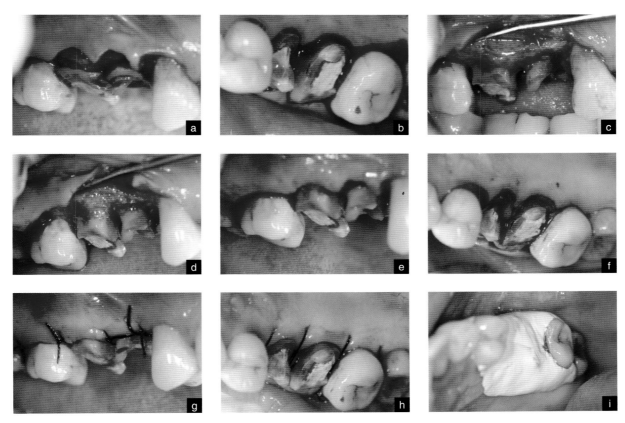

图4　15、16牙冠延长术手术过程

a 颊侧内斜切口；b 腭侧内斜切口；c 颊侧骨切除使15、16旧肩台边缘到嵴顶的距离≥4mm，颊侧骨成形，修整肥厚增生的牙槽骨并加深根尖沟；d 修整颊侧骨棱；e 缝合前颊侧复位；f 缝合前腭侧复位；g 缝合后颊侧；h 缝合后腭侧；i 牙周塞治剂保护创面

3.4　15、16桩核冠修复（图6）

15、16牙冠延长术后1个月，牙龈形态稳定后进行桩核冠的永久修复（图6）。

3.5　效果追踪复查（图7和图8）

患者口腔卫生良好，每6~12个月进行1次牙周维护。

至今随访观察15年，临床和影像学检查显示15、16及全口牙周状况较稳定，最近一次复查（术后14年）PD≥4mm的位点所占比例为28.64%；BOP阳性率为48%；牙槽骨无明显进一步吸收。患者自觉功能良好，疗效满意（图7和图8）。26、27邻面存在6~9mm深牙周袋，探诊出血明显，需进一步牙周基础治疗，酌情手术。

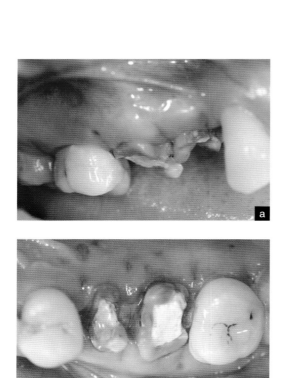
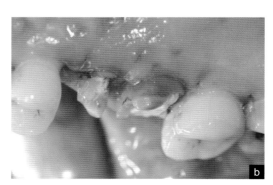
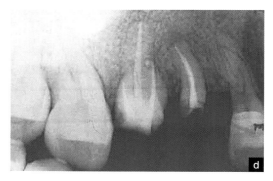

图5 15、16牙冠延长术后1周情况
a 颊侧像；b 腭侧像；c 殆面像；d 根尖片

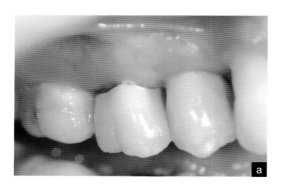
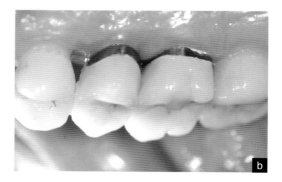
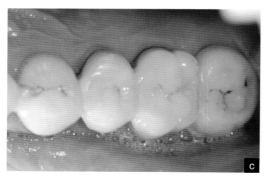
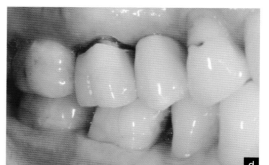

图6 15、16修复后即刻效果
a 颊侧像；b 腭侧像；c 殆面像；d 咬合像

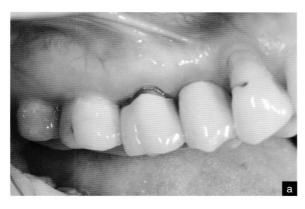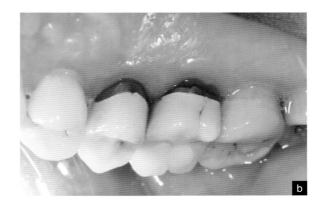
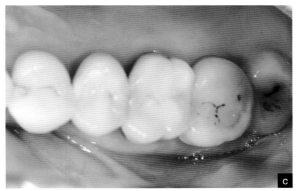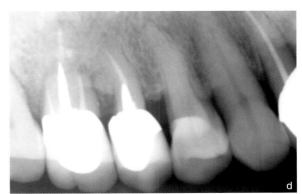

图7　15、16术后14年（2019年1月）复查临床照片及根尖片
a 颊侧像；b 腭侧像；c 𬌗面像；d 根尖片

4. 讨论与分析

4.1　残根残冠的修复方法

不良修复体常常破坏牙周健康组织，引发颈部龋等问题，影响牙齿健康、功能和美观。修复体拆除后的残根残冠究竟保留后再修复，还是拔除后种植，是口腔医生面临的抉择。随着种植技术的快速发展，越来越多的医生选择拔除条件

欠佳的残根残冠并种植修复。然而，种植修复不但费用昂贵、技术要求较高，加之种植体周围病高发，而且牙周病患者出现种植体失败风险比牙周健康者高数倍。相较于种植牙，预防和控制牙周病，保留天然牙相对较为容易，而且针对残根残冠的桩核冠修复费用较低、技术成熟、成功率高，因此，合理保留残根残冠并进行再修复是符合我国国情的临床处理方法之一。

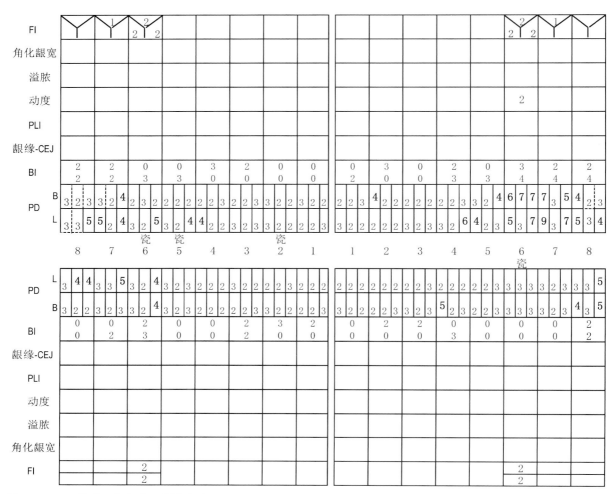

图8 15、16术后14年复查牙周检查表

4.2　牙冠延长术的手术适应证和操作要点

针对本病例，根据保留修复的条件对患牙进行了系统评估，包括：①根管治疗的转归；②在颌骨内三维形态和位置；③患牙及邻牙牙槽骨高度；④松动度；⑤周围附着龈量；⑥冠根比；⑦修复的空间；⑧咬合关系；⑨有无限制手术操作的解剖结构。综合考虑后确定其具备保留修复治疗的基本条件，可作为桩核冠修复的基牙，并按照计划开展治疗过程。

在根管治疗和牙周基础治疗结束后，针对患牙实施的牙冠延长术，是整个再修复准备过程中承上启下的关键步骤。由于原有不良修复体侵犯了患牙的生物学宽度，手术基于牙周生物学宽度的基本原理，去除部分牙槽骨，暴露健康的牙齿结构，恢复2mm生物学宽度和创造1mm龈沟距离，术后使牙根断缘到牙槽嵴顶间的距离要求至少满足3mm，为后续的再修复创造了条件。本病例的患牙包括了第一磨牙和第二前磨牙，由于一方面是残根，另一方面还存在一定的牙槽骨吸收，因此，牙冠延长术中牙槽骨切除和成形是一个挑战，即不但要创造再修复的条件，而且应努力谨慎去骨、维持牙槽骨的有效支持，以保证基本的冠根比条件，以利于承担未来修复后的咀嚼功能。值得一提的是，根分叉区域的牙槽骨移行处理也是手术的关键细节之一，由于手术过程处理得当，牙槽骨移行和表面牙龈覆盖符合生理外形，第一磨牙根分叉区在随后的14年复查中始终保持良好的清洁。因此，临床上针对术前牙齿断缘位于龈缘根方过深或伴有特殊解剖结构限制的患牙，术前必须对其进行科学全面的评估，同时需要对手术范围和具体细节特别加以关注，以获

得最佳的治疗效果。

4.3　残根残冠再修复的效果评价及牙周健康的长期维护

临床上再修复治疗的残根残冠条件普遍较差，为保证最终临床效果，各学科应综合考虑，一步一个脚印规避风险。如在根管治疗过程中，精准操作，减少不必要的牙体组织去除，并完成严密的三维充填。在设计桩核冠时，首先，要使患牙咬合时应力能够均匀分布，减少应力集中和非垂直向分力；其次，要选取弹性模量稍高的材料进行桩核冠制作，以增加患牙的抗折能力；再次，利用如降低牙尖斜度、减径等手段，适当减小咬合力量，避免因咬合力量过大导致的折裂；最后，以保护牙周组织健康为原则，采用有利于牙齿自洁和牙周组织健康的修复体外形，如本病例采用龈上边缘、建立合理的接触区和外展隙，避免冠边缘周围形成菌斑滞留。另外，作为基牙的残根残冠，对牙周支持要求更高，应定期进行牙周维护复查和支持治疗，包括对全口牙周炎症的控制和修复体的维护，及时纠正患者的不良咀嚼习惯，定期进行临床咬合检查和X线片拍摄，确保患牙的恰当使用。本病例正是遵循上述原则，方能获得当前长期良效，保持了牙列完整和功能行使。

应该说，本病例经过多学科共同合作，成功地保留了患牙、维护了牙列完整。在患者认真控制口腔卫生的前提下，经过14年定期牙周维护治疗，患者全口PD≥4mm的位点所占比例从初诊时的47%降为21.9%，BOP阳性率由100%降为65.6%，牙槽骨无明显进行性吸收，表明患者的全口牙周炎症得到较好的控制，远期疗效稳定，

患牙至今仍在口内稳定地行使功能，患者对疗效十分满意。

综上所述，多学科联合会诊、个性化的治疗设计、长期的牙周维护、修复体的正常使用及患者良好的依从性，是本病例保证长期疗效的条件，也是类似病例患牙保留修复的前提条件。值得指出的是，作为专业的牙周科医生制订治疗方案时不能仅局限于患牙局部区域，而应将患者的全口牙列健康和患牙的保留治疗相结合，以获得口腔健康功能的长期效果。

基金资助：北京市科学技术委员会首都临床特色应用研究基金（z131107002213174）。

特别说明：本病例主体内容与治疗过程图片均引自中国实用口腔科杂志, 2018, 11(10): 583–587。

专家点评

北京大学口腔医学院·口腔医院牙周科欧阳翔英教授：

精美的修复体可以恢复牙齿的结构、功能和美观，同时还要符合健康的要求。而有缺陷的修复体问题各有不同，其中危害牙周组织健康的临床最为常见的问题有修复体边缘不密合、边缘位置过深侵犯生物学宽度等，表现为修复体周围的牙龈红肿、出血，严重者还会导致牙槽骨等牙周支持组织的丧失。对这些问题修复体，要通过详细的检查做出诊断，然后有针对性地处理，往往需要多学科合作。

控制牙周炎症的基础治疗仍然是最基本的，对于侵犯了生物学宽度问题的解决往往需要牙冠延长术。该病例详细介绍了针对问题修复体的检查、诊断、治疗设计和处理的过程与方法，并详细介绍了牙冠延长术的适应证、操作过程和方法要点，并且展示了针对问题修复体多学科联合治疗后追踪14年的良好效果。

参考文献

[1]Zitzmann NU, Berglundh T. Definition and prevalence of peri–implant diseases[J]. J Clin Periodontol, 2008, 35(S8): 286–291.

[2]Sousa V, Mardas N, Farias B, et al. A systematic review of implant outcomes in treated periodontitis patients [J]. Clin Oral Implants Res, 2016, 27(7): 787–844.

[3]Goga R, Purton DG. The use of endodontically treated teeth as abutments for crowns, fixed partial dentures, or removable partial dentures : a literature review[J]. Quintessence Int, 2007, 38(2): e106–e111.

[4]欧阳翔英. 有助于残根修复的牙冠延长术[J]. 中华口腔医学杂志, 2004, 39(3): 205–207.

[5]Olsson M, Lindhe J, Marinello CP, et al. On the relationship between crown form and clinical features of the gingival in adolescents[J]. J Clin Periodontol, 1993, 20(8): 570–577.

[6]孟焕新. 临床牙周病学[M]. 2版. 北京: 北京大学医学出版社, 2014: 367–369.

[7]Tang W, Wu Y, Smales RJ. Identifying and reducing risks for potential fractures in endodontically treated teeth[J]. J Endod, 2010, 36(4): 609–617.

[8]Bonfante G, Kaizer OB, Pegoraro LF, et al. Fracture strength of teeth with flared root canals restored with glass fibre posts[J]. Int Dent J, 2011, 57(3): 153–160.

[9]Mc Laren JD, Mc Laren CI, Yaman P, et al. The effect of post type and length on the fracture resistance of endodontically treated teeth[J]. J Prosthet Dent, 2009, 101(3): 174–182.

[10]Mehta SB, Millar BJ. A comparison of the survival of fibre posts cemented with two different composite resin systems[J]. Br Dent J, 2008, 205(11): E23.

[11]甄敏, 胡文杰, 张豪, 等. 改良牙冠延长术后1至6年疗效观察[J]. 中华口腔医学杂志, 2012, 47(4): 203–207.

[12]王翠, 胡文杰, 张豪. 上前牙牙冠延长术结合冠修复后牙周健康状况分析[J]. 中国实用口腔杂志, 2017, 10(1): 20–25.

[13]靳昕欣, 甄敏, 胡文杰, 等. 牙冠延长术结合桩核冠修复保留不良修复体拆除后残根残冠长期疗效观察（附1例14年随访报告）[J]. 中国实用口腔科杂志, 2018, 11(10): 583–587.

PRACTICAL
PERIODONTICS &
IMPLANT DENTISTRY
TREATMENT
STRATEGIES AND
TECHNIQUES

3 运用改良牙冠延长术及种植术处理美学区外伤所致残根残冠（附1例5年诊治随访观察报告）

USING MODIFIED CROWN LENGTHENING AND IMPLANTATION TO MANAGE RESIDUAL CROWNS CAUSED BY TRAUMA IN THE ESTHETIC REGIONS（WITH A 5-YEAR FOLLOW-UP CASE REPORT）

贾雪婷　甄　敏　胡文杰　刘云松

【摘要】

残根残冠的保留与拔除是临床医生常常面临的问题。当断端深达骨嵴顶附近时，极有可能累及结合上皮和结缔组织附着，从而需要临床医生综合考虑生物学、功能和美学方面因素。本文完整展示了美学区2颗相邻外伤牙的病情分析和治疗措施。针对腭侧刃状断端位于骨嵴顶根方2mm的右上侧切牙，采用改良牙冠延长术以最小的生物学代价保留天然牙；针对残根短小且全部位于牙槽骨内的右上中切牙，选用拔除后种植修复的方法恢复其功能，并避免传统修复设计中对邻牙的损伤。追踪复查时，患者满意度良好，患牙牙周健康、功能稳定、外形美观。本病例为美学区复杂牙折的"拔"与"留"治疗决策提供了一定的依据。

【关键词】

牙折断；牙冠延长术；牙种植；美学

涉及前牙美学区的残根残冠是临床处置的难题，其治疗目的不但要恢复健康、重建功能，还需同时改善美观。本文完整展示了1例针对前牙美学区病例的病情分析、多学科参与治疗设计、具体实施步骤和修复后效果的全过程，并分析了面临复杂病情如何拟定个性化的治疗决策和规划简捷的实施流程，对不同牙周手术的治疗效果进行了初步探讨。

1. 病例资料

基本情况：男，31岁。

主诉：右上前牙外伤折断1个月。

现病史：1个月前右上前牙外伤折断，于北京大学口腔医院牙体牙髓科行右上前牙根管治疗后，要求后续牙周手术并修复。平时偶有刷牙出血，漱口可止。

既往史：无特殊。

全身状况：体健，无过敏史。

主诉牙临床检查：12冠根折，腭侧断端初步探查位于龈下3mm，牙龈轻度红肿、质较韧，探诊深度（PD）为2~3mm，松动Ⅰ度，叩痛

（–），口内未见11牙冠，牙槽嵴丰满度欠佳，上唇系带附着低。

主诉牙影像学检查：根尖片示，12牙根稍弯曲，骨内根长尚可，根管少量超填，硬骨板清晰，根周膜连续；11残根影像，断端约平齐骨嵴顶。锥形束CT（CBCT）未发现明显根裂影像（图1）。

全口临床检查：全口口腔卫生一般，软垢少量，牙石（++）。牙龈轻度红肿、质韧，出血指数为1~2，个别后牙邻面PD为4~5mm，探及釉牙骨质界（图2）。前牙深覆𬌗、深覆盖。

诊断：12冠根折；11根折；慢性牙周炎（广泛型Ⅱ期B级牙周炎）；错𬌗畸形。

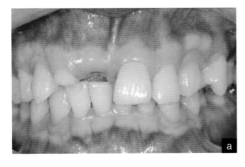
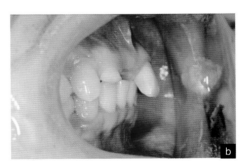
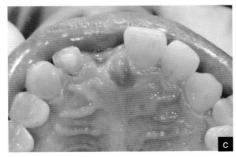
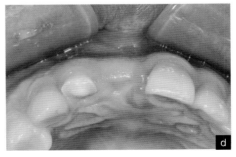
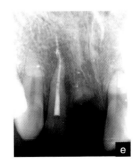

图1　12、11初诊时（2013年4月）临床照片及根尖片
a 前牙咬合唇面像；b 前牙咬合侧面像；c 腭面像；d 𬌗面像；e 初诊根尖片

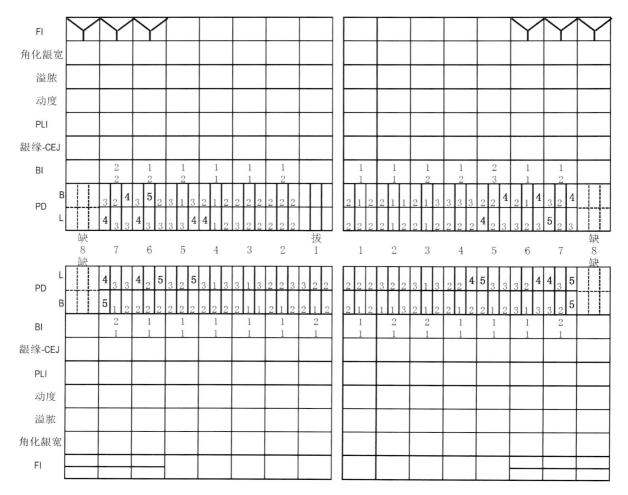

图2 初诊洁治后1周牙周检查表
B：颊侧；L：舌侧；PD：探诊深度；BI：出血指数；CEJ：釉牙骨质界；PLI：菌斑指数；FI：根分叉病变

2. 围绕外伤牙的病情分析、治疗目标及计划

2.1 控制炎症

牙周基础治疗恢复全口牙周组织健康。

2.2 外伤前牙区存在的主要问题

与正畸医生及修复医生会诊，针对外伤前牙存在的主要问题，共识如下：

（1）12腭侧断端深达骨嵴顶，侵犯生物学宽度，但骨内根长尚可。治疗需考虑在恢复生物学宽度的前提下尽量保留支持骨组织和协调的冠根比，保证患牙长期牙周健康和行使功能。

（2）11残根短小且位于骨内，不宜保留，应拔除后早期种植修复，并结合牙周骨增量技术以保持牙槽嵴轮廓，兼顾美观。

（3）上唇系带附着近龈缘，对牙周健康不利，应修整上唇系带。

（4）前牙深覆𬌗、深覆盖，左侧第一前磨牙锁𬌗，使后续修复体的健康和功能存在风险。

2.3　可供选择的治疗方案

与正畸医生及修复医生联合制订可供选择的治疗方案如下：

（1）拔除24并全口正畸治疗，微创拔除11+早期种植辅以引导骨再生技术（guided bone regeneration，GBR），必要时12牙冠延长术，唇系带成形。

（2）仅下颌正畸治疗，一定程度改善覆𬌗覆盖关系后微创拔除11+早期种植辅以GBR，12改良牙冠延长术，唇系带成形。

（3）不进行正畸治疗，微创拔除11+早期种植辅以GBR，12改良牙冠延长术，唇系带成形，修复同期进行下前牙大量调𬌗，以改善覆𬌗覆盖关系。

患者综合考虑后选择不正畸的方案。

3. 治疗过程及临床效果观察

3.1　拔牙前牙周治疗

全口牙周基础治疗，恢复牙周健康并创造手术条件。

3.2　12改良牙冠延长术+11微创拔牙术（图3和图4）

（1）术中翻瓣检查发现12腭侧断端呈刃状并位于骨嵴顶根方2mm（图3a）。

（2）腭侧去骨3mm，暴露断端后修整骨外形（图3b和图4a）。

（3）系列金刚砂钻（运大齿科）移形右上侧切牙根面（图3c，图4b～d），使得骨嵴顶冠方至少3mm内根面改形消除断缘并光滑（图3d）。

（4）同期微创拔除11残根并行唇系带成形术（图3e～i）。

（5）术后嘱用0.12%复方氯己定溶液含漱2周。

3.3　11早期种植一期手术+GBR（图5）

（1）11微创拔牙后4周行早期种植一期手术。术前根据研究模型及CBCT影像进行分析。术中测得11拔牙窝深6mm（图5b）。

（2）在11缺牙区中央定点，先锋钻序列备洞，期间收集自体骨屑备用，最终植入Straumann BL 4.8mm×8.0mm RC种植体（Straumann公司，瑞士）（图5c）。

（3）种植体唇腭侧暴露0.5mm，近中位于骨嵴顶根方2mm，远中位于骨嵴顶根方3mm，种植体的远中面、唇面与骨壁存在间隙，初期稳定性好。

（4）接入覆盖螺丝1枚（图5d），并在种植体与骨壁的间隙内及唇侧骨板的唇侧面均植入混合了自体骨屑的Bio-Oss®骨粉（0.5g，直径0.25～1.0mm小颗粒，Geistlich公司，瑞士）（图5e），覆盖Bio-Gide®膜（25mm×25mm，Geistlich公司，瑞士）（图5f），唇侧瓣做骨膜松弛切口后严密缝合（图5g、h）。

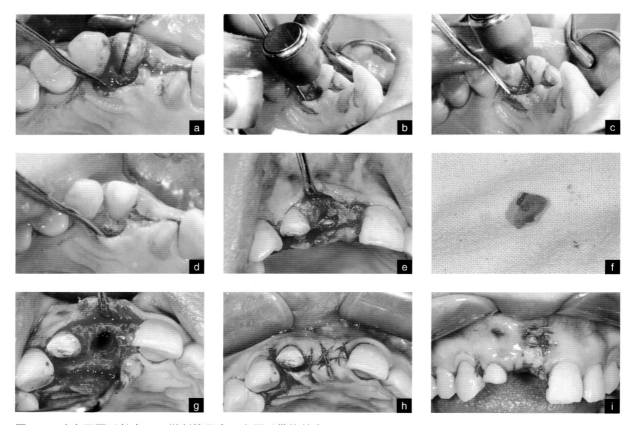

图3 12改良牙冠延长术、11微创拔牙术、上唇系带修整术

a 12断端位于骨嵴顶根方2mm；b 12少量去骨；c 12根面改形；d 12去骨及根面改形后；e 11残根；f 拔除的11残根；g 11拔牙窝；h 缝合后𬌗面像；i 缝合后唇面像

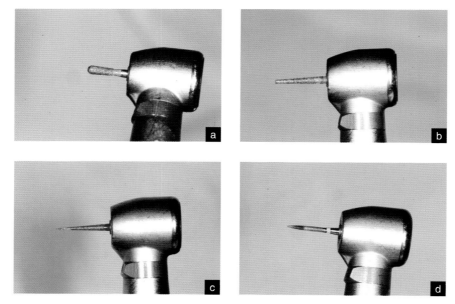

图4 a~d 改良牙冠延长术去骨及根面改形金刚砂钻

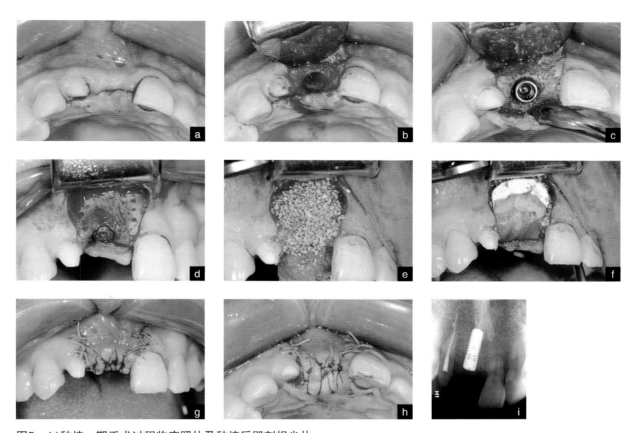

图5　11种植一期手术过程临床照片及种植后即刻根尖片

a 切口设计；b 翻瓣后骨外形；c 植入种植体；d 植骨区准备；e 植骨；f 放屏障膜；g 缝合后唇面像；h 缝合后殆面像；i 植入后即刻根尖片

（5）术后嘱服用阿莫西林胶囊7天，每天3次，每次0.5g；复方氯己定含漱4周，每天2次，每次10mL。术后3周临时单端桥修复以恢复美观。

3.4　11种植二期手术（图6）

11种植一期术后6个月行二期手术。

3.5　12、11永久修复

11种植二期术后6周，12、11永久修复。

3.6　随访复查及疗效评价

3.6.1　临床效果评价

修复后规律复查，牙周及种植体周健康，功

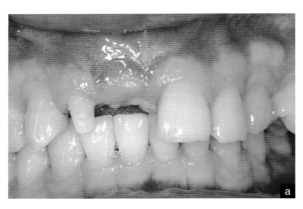
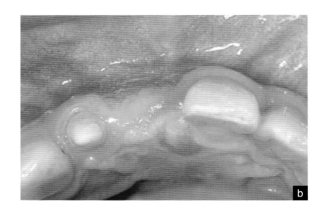
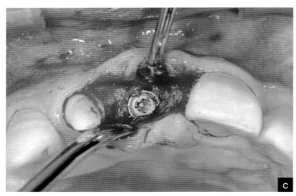
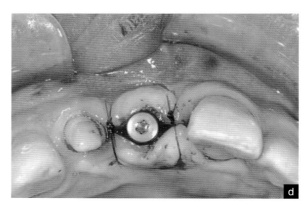

图6　11种植体种植二期手术过程

a 二期术前唇面像；b 二期术前殆面像；c 暴露覆盖螺丝；d 更换为愈合基台并缝合

能正常，美学效果良好（图7a~f）。

　　12改良牙冠延长术后61个月（约5年），11种植术后61个月、永久修复后52个月复查（图8a~f）。患者无不适，咀嚼功能正常，对美观效果满意。口腔卫生尚可，12及中切牙牙龈色粉、质韧，牙间乳头充盈，11唇侧牙槽嵴轮廓较邻牙欠丰满，BI为0，PD为1~2mm（图9），均不松动，咬合轻接触。

3.6.2　影像学效果评价

　　根尖片示12骨硬板清晰，根周膜连续，11种植体周围骨高度稳定（图7g和图8g）。

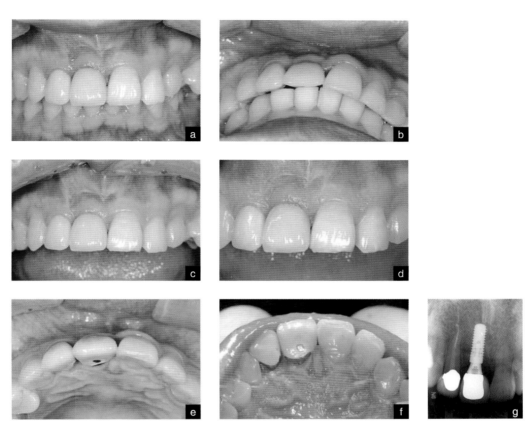

图7　术后13个月（修复后4个月）复查，牙周健康，外形较美观
a 前牙区唇面像；b 前牙区𬌗面像；c 上前牙唇面像；d 11、12牙周健康、外形较美观；e 11唇侧轮廓稍有塌陷；f 上前牙腭面像；g 复查根尖片

4. 讨论与分析

4.1　残根残冠"拔"与"留"的考虑

残根残冠的保留与拔除是临床医生常常面临的问题，尽管牙种植技术日益普及，但自然牙的保留仍有其重要意义。

首先，自然牙根具有牙周膜神经感知能力和再生改建能力，可以对外界的刺激特别是咬合力刺激形成良好的反射保护。其次，失牙后牙槽骨不可避免地发生改建吸收，由于颊侧骨板主要由束状骨组成，此处的吸收塌陷更为明显。随着骨板的吸收，软组织随之塌陷，当这一塌陷发生在美学区时，会严重影响拔牙后任何修复设计的美观效果。

关于如何制定拔牙或保留的决策，Greens-tein认为美学区的拔牙或保留需要权衡多种因素，尤其应着重考虑美学效果，例如若牙冠延长术会改

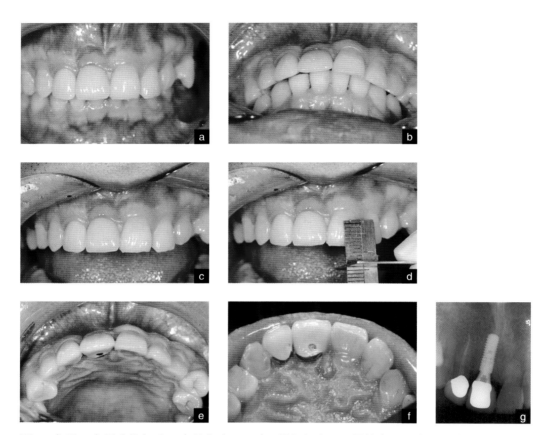

图8 术后61个月（修复后52个月）（2018年2月）复查，牙周健康，天然牙及种植体周围骨高度稳定，功能正常，美学效果良好，患者满意

a 前牙区唇面像；b 前牙区殆面像；c 上前牙唇面像；d 11、12牙周健康、外形较美观；e 11唇侧轮廓稳定；f 上前牙腭面像；g 复查根尖片

变牙龈正常的外形，最好还是选择拔牙后修复的方法。2010年Zitzmann提出符合下列要求的患牙可以考虑保留：①该牙无广泛病变；②该牙有重要的保留意义；③该牙存在于完整牙列中；④此处牙龈外形的保留至关重要。2013年Ovaydi-Mandel认为保留与拔除的决策应基于个性化分析，综合考虑患者的全身健康、经济状况、心理需求、牙所在位置的重要意义等因素。

4.2 改良牙冠延长术保留残根的优势

本病例中12劈裂位于腭侧，且深达骨嵴顶根方2mm，若采用常规牙冠延长术依靠骨切除来重建生物学宽度会造成大量医源性骨丧失和"黑三角"的出现，而胡文杰等学者提出的改良牙冠延长术是通过少量去骨联合根面改形的方法，最大限度保留支持骨高度，有利于患牙的功能和美观。多项研究已表明该方法临床疗效较好。

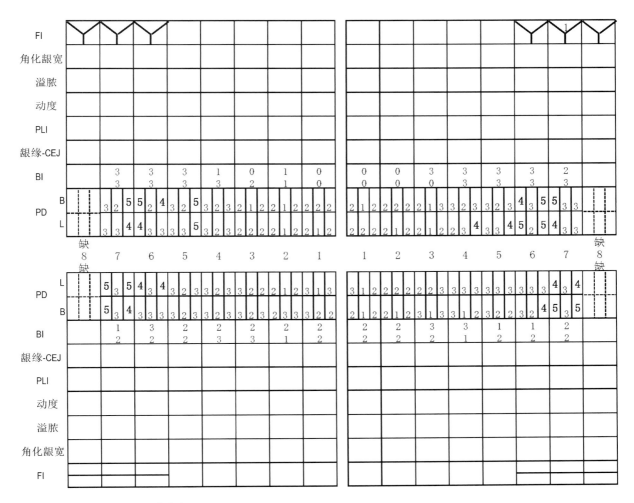

图9　5年后诊疗随访牙周检查表

本病例中采用该法较常规牙冠延长术少去除12腭侧约3mm支持骨高度，唇侧不做骨切除，同时邻面及邻牙的去骨量大大减小，即以最小的生物学代价保留自然牙，达到牙周健康、功能稳定、外形美观、患者满意的治疗目的。

4.3　种植及GBR对软硬组织三维轮廓的维持

本病例11残根短小且全部位于骨嵴顶根方，无保留意义，故选用拔除后种植修复的方法恢复其功能，并避免传统修复设计中对邻牙的损伤。

失牙后牙槽骨不可避免地发生改建吸收，那么能否通过即刻种植、拔牙窝内放入移植材料、屏障膜等来尽可能保存完整的牙槽嵴外形呢？以往研究已证明再生性手术能够有效减少拔牙后骨吸收，但同时也有多项随机对照临床试验表明，无论在拔牙窝内放入何种移植材料或覆盖游离龈，都不能完全阻止或弥补拔牙后软硬组织轮廓（尤其是颊侧轮廓）的塌陷。

本病例在微创拔牙前，该牙唇侧轮廓的丰满度已稍显不足，故种植一期手术时，术者不仅在种植体与骨壁的间隙中植入骨粉与自体骨屑的混合物，颊侧骨板的颊侧面也用骨粉及屏障膜增厚，以期增加唇侧丰满度。术后追踪复查，牙间乳头基本充盈，唇侧丰满度较前基本稳定但仍不够理想。这与既往研究结论相符合，即拔牙后无论在拔牙窝内放入何种移植材料，甚至颊侧骨板植骨增厚，都不能完全阻止或弥补改建后软硬组织轮廓的塌陷。这提示美学区种植的复杂性，今后若能结合软组织移植有助于恢复理想的牙龈外形。

综上所述，本文通过展示针对美学区残根残冠的病情分析、治疗设计、实施步骤，初步探讨了面对复杂牙折的情况下，如何针对性地运用不同手段，达到恢复健康、重建功能、改善美观的目的。

基金资助：首都临床特色应用研究专项基金（Z131107002213174）、国家自然科学基金（61876005）。

特别说明：本病例主体内容与治疗过程图片均引自北京大学学报(医学版), 2015, 47(5): 878–882。

专家点评

北京大学口腔医学院·口腔医院牙周科欧阳翔英教授：

面对成人患者前牙外伤导致的冠根折，临床医生需要做出"拔"与"留"的抉择，该病例很好地诠释了"拔"与"留"的抉择思考，并给出了两种不同的决策会遇到的问题和相应的解决方案。在条件允许情况下或通过医生的努力创造了条件，尽可能地保留天然牙是十分必要的，在功能、美学方面具有优势，在对咬合形成生理反馈刺激方面更是发挥着无可替代的作用。该病例通过改良牙冠延长术，创造了保留天然牙的条件，成功地保留了一颗冠根折较深的患牙，这是该病例的突出特点，且在5年诊疗随访时，与邻牙拔除后种植修复体相比，显示出了优势。

改良牙冠延长术是国外学者在病例报告中首先报道的方法。有些需要较大量骨切除才能满足生物学宽度的病例，在骨切除后带来疗效不稳定的问题，改良牙冠延长术的提出，可以通过修改牙齿断面外形，从而减少骨切除量，改善这些患牙的预后。胡文杰教授过去10年对该方法进行了基础和临床应用研究，证实该方法的运用可以维持较长期的效果。该病例是应用改良牙冠延长术获得较长期疗效的实例。

参考文献

[1]Greenstein G, Cavallaro J, Tarnow D. When to save or extract a tooth in the esthetic zone: a commentary[J]. Compend Contin Educ Dent, 2008, 29(3): 136–145.

[2]Zitzmann NU, Krastl G, Hecker H, et al. Strategic considerations in treatment planning: deciding when to treat, extract, or replace a questionable tooth[J]. J Prosthet Dent, 2010, 104(2): 80–91.

[3]Beertsen W, McCulloch CA, Sodek J. The periodontal ligament: a unique, multifunctional connective tissue[J]. Periodontol 2000, 1997, 13: 20–40.

[4]Meyer G, Fanghänel J, Proff P. Morphofunctional aspects of dental implants[J]. Ann Anat, 2012, 194(2): 190–194.

[5]Araújo MG, Lindhe J. Dimensional ridge alterations following tooth extraction. An experimental study in the dog[J]. J Clin Periodontol, 2005, 32(2): 212–218.

[6]Schropp L, Wenzel A, Kostopoulos L, et al. Bone healing and soft tissue contour changes following single–tooth extraction: a clinical and radiographic 12–month prospective study[J]. Int J Periodontics Restorative Dent, 2003, 23(4): 313–323.

[7]Botticelli D, Berglundh T, Lindhe J. Hard–tissue alterations following immediate implant placement in extraction sites[J]. J Clin Periodontol, 2004, 31(10): 820–828.

[8]Araújo MG, Sukekava F, Wennström JL, et al. Ridge alterations following implant placement in fresh extraction sockets: an experimental study in the dog[J]. J Clin Periodontol, 2005, 32(6): 645–652.

[9]Cardaropoli G, Araújo M, Hayacibara R, et al. Healing of extraction sockets and surgically produced–augmented and non–augmented–defects in the alveolar ridge. An experimental study in the dog[J]. J Clin Periodontol, 2005, 32(5): 435–440.

[10]Fickl S, Zuhr O, Wachtel H, et al. Dimensional changes of the alveolar ridge contour after different socket preservation techniques[J]. J Clin Periodontol, 2008, 35(10): 906–913.

[11]Fickl S, Zuhr O, Wachtel H, et al. Hard tissue alterations after socket preservation with additional buccal overbuilding: a study in the beagle dog[J]. J Clin Periodontol, 2009, 36(10): 898–904.

[12]Thalmair T, Fickl S, Schneider D, et al. Dimensional alterations of extraction sites after different alveolar ridge preservation techniques – a volumetric study[J]. J Clin Periodontol, 2013, 40(7): 721–727.

[13]Araújo MG, da Silva JC, de Mendonça AF, et al. Ridge alterations following grafting of fresh extraction sockets in man. A randomized clinical trial[J]. Clin Oral Implants Res, 2014,12.

[14]Ovaydi–Mandel A, Petrov SD, Drew HJ. Novel decision tree algorithms for the treatment planning of compromised teeth[J]. Quintessence Int, 2013, 44(1): 75–84.

[15]Gargiulo MF, Wentz FM, Orban B. Dimensions and relations of the dentogingival junction in humans[J]. J Periodontol, 1961, 32(3): 261–267.

[16]胡文杰, 李连生, 张豪.牙根改形结合少量去骨：一种改良的牙冠延长术[J]. 北京大学学报(医学版)，2008, 40(1): 83–87.

[17]Melker DJ, Richardson CR. Root reshaping: an integral component of periodontal surgery[J]. Int J Periodontics Restorative Dent, 2001, 21(3): 296–304.

[18]da Cruz MK, Martos J, Silveira LF, et al. Odontoplasty associated with clinical crown lengthening in management of extensive crown destruction[J]. J Conserv Dent, 2012, 15(1): 56–60.

[19]甄敏, 胡文杰, 张豪, 等. 改良牙冠延长术术后1至6年疗效观察[J]. 中华口腔医学杂志, 2012, 47(4): 203–207.

[20]Troiano G, Zhurakivska K, Lo Muzio L, et al. Combination of bone graft and resorbable membrane for alveolar ridge preservation: A systematic review, meta–analysis, and trial sequential analysis[J]. J Periodontol. 2018;89(1):46–57.

[21]Araújo MG, Silva CO, Souza AB, et al. Socket healing with and without immediate implant placement[J]. Periodontol 2000. 2019;79(1):168–177.

[22]Avila–Ortiz G, Chambrone L, Vignoletti F. Effect of alveolar ridge preservation interventions following tooth extraction: A systematic review and meta–analysis[J]. J Clin Periodontol, 2019,46 Suppl 21:195–223.

第 **2** 章

挽救重度牙周炎患牙
RESCUE TEETH WITH SEVERE PERIODONTITIS

扫码关注后
输入TS12
观看孟焕新教授
对本章点评视频

PRACTICAL
PERIODONTICS &
IMPLANT DENTISTRY
TREATMENT
STRATEGIES AND
TECHNIQUES

1 牙周-正畸-种植修复多学科综合治疗重度牙周炎的临床效果观察（附1例5年诊治随访观察报告）

COMBINED PERIODONTAL-ORTHODONTAL-IMPLANTAL-PROSTHODONTIC TREATMENT
FOR SEVERE PERIODONTITIS（WITH A 5-YEAR FOLLOW-UP CASE REPORT）

王　翠　张浩筠　胡文杰　施　捷

【摘要】

牙周炎作为一种发生于牙周支持组织的炎症性破坏性疾病，发展到晚期可引起牙齿松动、移位甚或脱落，对患者口腔功能和美观造成不同程度的损害，影响患者的全身健康及口腔健康相关的生活质量。针对合并错𬌗畸形、牙列缺损的重度牙周炎病例，需要在全面完善的口腔检查基础之上制订周密完善的系统治疗计划，积极实施包括牙周、正畸、修复等在内的多学科综合治疗，从而达到控制炎症、恢复健康、重建功能和改善美观的治疗目标。

本文展示了1例重度慢性牙周炎（广泛型IV期C级牙周炎）病例的多学科综合诊治过程，通过对患者实施规范有序的牙周系统治疗，包括完善的牙周基础治疗和恰当的牙周手术治疗，控制牙周炎症、保留预后较差患牙，获得了健康稳定的牙周状况。在此前提下，通过正畸治疗，纠正不良咬合关系及因牙周炎导致的牙齿移位，消除咬合创伤，建立有利于牙周健康稳定的咬合关系，同时结合种植修复治疗重建完整牙列，最终达到了恢复健康、重建功能及改善美观的治疗目标。基于该病例，本文重点探讨了重度牙周炎的多学科诊疗策略，总结本病例在临床处理中的关键点，以期为重度牙周炎的临床诊治提供一定的经验。

【关键词】

牙周系统治疗；引导组织再生术；骨成形术；多学科综合治疗

　　牙周炎是一种由菌斑微生物所引起的牙周支持组织的慢性感染性疾病，可导致牙周支持组织炎症和破坏，如牙周袋形成、进行性附着丧失及牙槽骨吸收，在进展的晚期常常会引起牙齿松动、移位甚或牙齿丧失等，是我国成年人牙齿丧失的首位原因。我国牙周病发病率高，35岁以上人群牙周疾病的患病率高达82.6%～89.0%，其中重症患者占总人数的5%～20%，且其发生率及严重程度随年龄增高而增加。针对同时伴有咬合关系不佳以及牙列缺损的重度牙周炎病例，如何运用多种治疗手段在控制牙周炎症、恢复牙周组织健康并保持长期稳定的基础上，建立正常的生理性咬合接触关系，并在一定程度上改善美观、重建完整牙列、恢复牙齿正常功能是口腔医生经常遇到的挑战。

本文介绍并讨论了1例重度慢性牙周炎（广泛型Ⅳ期C级牙周炎）病例经牙周系统治疗、正畸治疗和种植修复治疗在内的多学科综合诊疗过程，最终患者获得了健康的牙周状况、有利于牙周组织维护和健康的生理性咬合关系、一定程度上的美观改善、完整的牙列及其口腔功能。在5年的随访观察中，患者牙周状况健康稳定，对治疗效果满意，为重度牙周炎患者的多学科临床诊疗提供了一定的经验。

1. 病例资料

基本情况：男，37岁。

主诉：刷牙出血数年。

现病史：患者数年来偶有刷牙出血、量少、可自行止住，自觉上前牙牙缝逐渐变大，右上后牙松动伴有牙龈退缩，否认余牙松动、移位、咬合不适等病史。每年进行1次定期洁治，未行牙周系统治疗。每天刷牙2~3次，每次3~4分钟，不使用牙线、间隙刷等邻面清洁工具。否认吸烟史。

既往史：无特殊。

全身状况：体健，否认药物过敏史。

全口临床检查：口腔卫生状况差，菌斑、软垢少量，龈下牙石（+++）。牙龈色暗红、形态圆钝、质软，出血指数3~4。全口牙齿探诊深度（PD）普遍5~7mm，个别后牙邻面PD可达9~10mm。全口牙齿均可探及临床附着丧失，磨牙根分叉病变（FI）0~Ⅱ度，多数牙Ⅰ~Ⅱ度松动。11、21近中邻面PD达7~9mm，松动Ⅰ度，11、21牙间隙3mm，前伸𬌗干扰。14颊侧牙龈退缩3~5mm，PD 8~10mm，松动Ⅲ度，14与44、45正锁𬌗。34 PD 7mm，松动Ⅱ度以上，叩痛（-），电活力测试同对照牙44。24、25与34-36正锁𬌗，正中𬌗早接触、侧方𬌗干扰；13-23与33-43深覆𬌗；45烤瓷冠修复；18、28、38、48口内未见（图1和图2）。

全口影像学检查：全口根尖片示，14近远中牙槽骨吸收达根尖，16、26近中牙槽骨垂直型吸收达近颊根根尖，11、12近中牙槽骨混合型吸收占根长的2/3，34近远中牙槽骨弧形吸收近根尖，35-37以及44-47可见牙槽骨水平型吸收达根长的1/2~2/3，余牙牙槽骨普遍吸收约达根长的1/2。35可见冠部修复体高密度影像及根管恰填影像（图3）。

诊断：重度慢性牙周炎（广泛型Ⅳ期C级牙周炎）；错𬌗畸形。

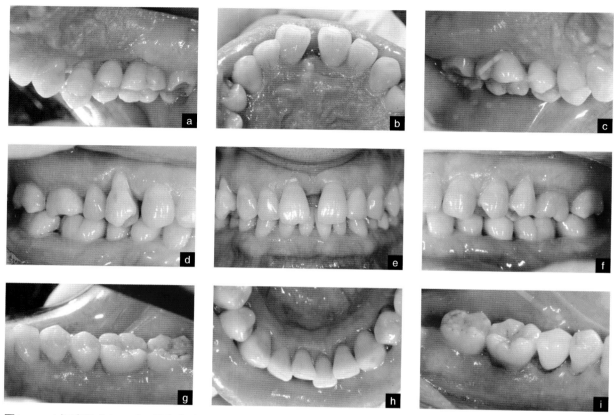

图1　a~i初诊时（2015年6月）临床照片

2. 危险因素分析、预后判断及治疗计划

2.1　危险因素分析

采用牙周风险评估系统（periodontal risk assessment，PRA）评估患者属于高复发危险度（图4）。

2.2　预后判断

2.2.1　个别患牙预后分析

根据牙槽骨吸收程度、PD、附着丧失（CAL）、松动度、FI等情况，进行全口牙齿个别牙预后判断。①预后无望：14近远中牙槽骨吸收至根尖，PD为8~10mm，CAL＞50%，松动Ⅲ度，炎症难以控制。②预后存疑：34近远中牙槽骨吸收近根尖，CAL＞50%，松动Ⅱ度以上，炎症控制困难。③预后较差：16、26近中牙槽骨垂直型吸收至近中颊根根尖，伴近中Ⅱ度FI，CAL达50%，不松动；11、12近中牙槽骨混合型吸收达根长的2/3，CAL达50%，松动Ⅰ度；35-37和44-47均可见中重度的牙槽骨吸收，PD普遍6~9mm，CAL达50%，36、37、46伴Ⅰ~Ⅱ度FI。④预后良好：余牙普遍轻中度牙槽骨吸收，CAL＜25%

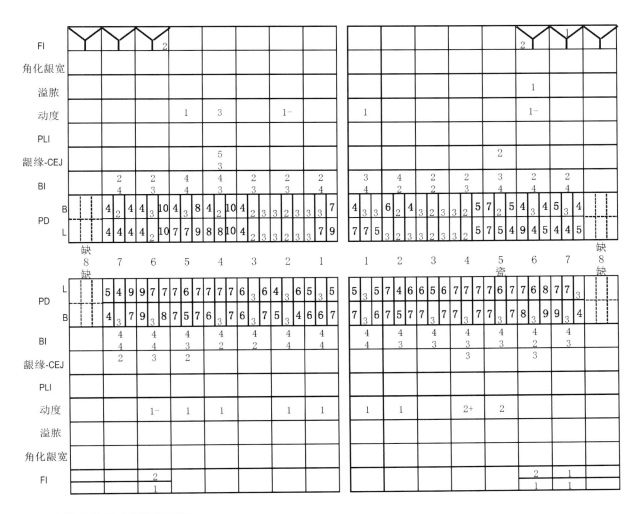

图2　初诊洁治后1周牙周检查表
B：颊侧；L：舌侧；PD：探诊深度；BI：出血指数；CEJ：釉牙骨质界；PLI：菌斑指数；FI：根分叉病变

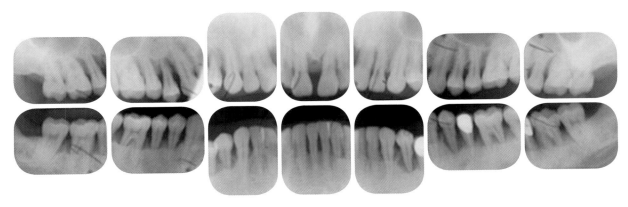

图3　初诊时全口根尖片

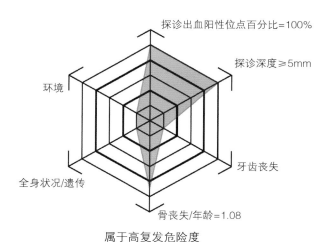

图4　初诊时牙周风险评估图

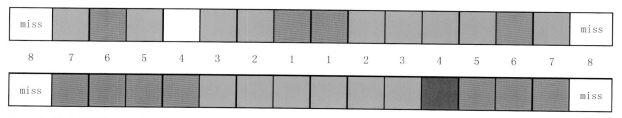

探诊出血阳性位点百分比＝100%
探诊深度≥5mm
环境
牙齿丧失
全身状况/遗传
骨丧失/年龄=1.08
属于高复发危险度

（图5）。

2.2.2　整体预后

下后牙、上前牙和第一磨牙存在中重度牙槽骨吸收，CAL程度较重，个别患牙松动，余牙普遍轻中度骨吸收，整体预后欠佳。

2.3　治疗计划

2.3.1　牙周基础治疗，控制炎症

①口腔卫生宣教（oral hygiene instruction，OHI）：Bass刷牙法，正确使用邻面清洁工具；②洁治、刮治+根面平整（scaling and root planning，SRP）；③14外科拔除，34试保留；④SRP后6～8周再评估。

2.3.2　采用牙周手术，纠正软硬组织缺陷

影像学检查示11、21、16、26近中存在垂直型牙槽骨吸收，34-36、44-47牙槽骨形态欠佳，考虑牙周手术纠正软硬组织形态，根据硬组织缺陷的具体情况，酌情考虑骨成形术、植骨术或引导组织再生术（guided tissue regeneration，GTR）。

2.3.3　正畸治疗，创建有利于牙周组织健康与稳定的咬合关系

正畸调整咬合关系，纠正后牙锁𬌗，消除𬌗创伤，同时关闭前牙间隙，改善美观。

图5　初诊时个别患牙预后评估表
绿色：预后良好（Fair）；橙色：预后较差（Poor）；红色：预后存疑（Questionable）；白色：预后无望（Hopeless）；miss：缺失

2.3.4　修复治疗，重建功能

结合正畸方案，确定修复计划：正畸关闭14间隙或正畸调整至14达到理想修复间隙后行种植修复。

2.3.5　牙周支持治疗，长期维护疗效

每3~6个月定期牙周维护，行预防性洁治及必要的刮治及根面平整，保持长期牙周健康。

3. 牙周治疗过程及效果

3.1　牙周基础治疗

2015年7月完成牙周基础治疗，治疗后8周进行再评估时，患者口腔卫生状况良好，牙龈炎症缓解，但个别后牙舌（腭）侧牙龈仍呈暗红色，探诊后出血（bleeding on probing，BOP）阳性位点百分比下降至76.8%，全口PD普遍较前降低，但11、21以及双侧后牙区仍存在多处PD≥5mm伴有BOP阳性的位点（图6和图7）。

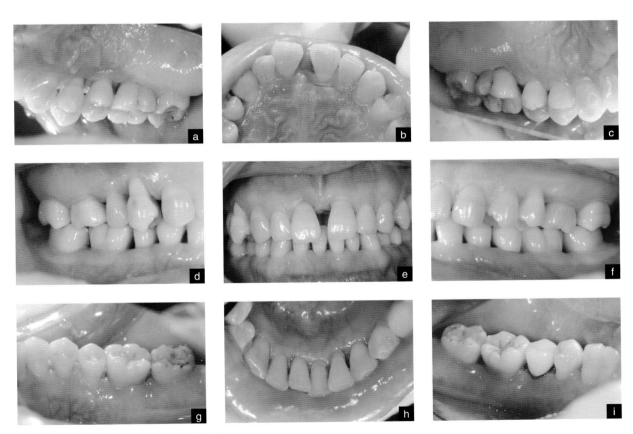

图6　a~i牙周基础治疗后8周临床照片

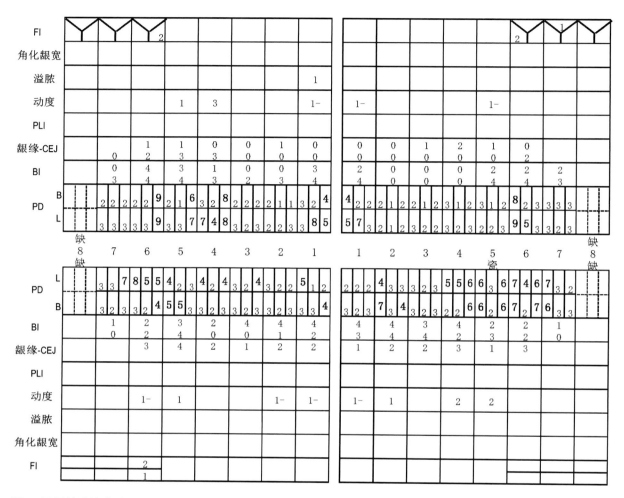

图7　牙周基础治疗后8周牙周检查表

3.2　牙周手术治疗

牙周基础治疗后8周再评估时，仍存在PD≥5mm、BOP阳性位点且同时伴有软硬组织缺陷，遂行牙周手术以进一步消除深牙周袋，纠正软硬组织缺陷。

3.2.1　21、16、34-36植骨+GTR术（图8~图10）

（1）术区局麻下（1.7mL盐酸阿替卡因肾上腺素注射液，必兰，法国）自12远中轴角至22近中轴角行沟内切口，11、21之间行保留龈乳头切口，翻双侧全厚瓣后彻底清创。

（2）术中可见21近中及腭侧三壁骨下袋，深约4mm，宽2~3mm（图8a、b）；于21近中植入Bio-Oss®骨粉（0.25g，Geistlich公司，瑞士）（图8c），表面覆盖Bio-Gide®膜（13mm×25mm，Geistlich公司，瑞士）（图8d）。

（3）修整龈瓣并复位，11、21之间采用4-0不可吸收线改良水平褥式缝合，其余位点间

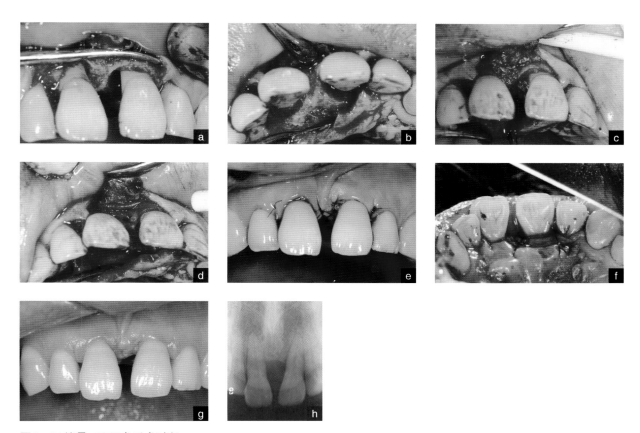

图8 21植骨+GTR术手术过程

a、b 翻瓣后可见21近中及腭侧三壁骨下袋，深约4mm，宽2～3mm；c 21近中骨袋内植入Bio-Oss®骨粉；d 覆盖 Bio-Gide®膜；e、f 龈瓣复位，严密缝合；g 术后2周复查，术区愈合良好；h 术后2个月根尖片示骨充填良好

断缝合严密关闭创口（图8e、f）。

（4）术后冰袋冷敷，0.12%复方氯己定漱口水含漱2周，口服阿莫西林1周，术后2周左右拆线（图8g）。术后2个月根尖片示骨充填良好（图8h）。

（5）14近中轴角至17远中轴角行沟内切口，翻双侧全厚瓣后彻底清创；术中可见14周围牙槽骨吸收近根尖，16近中三壁骨下袋（深约5mm、宽约3mm），近中Ⅱ度FI（图9a、b）。14予以拔除，拔牙窝骨壁缺损，予以自然愈合。

16近中行植骨+GTR术（图9c～g），手术操作及术后处理同前。术后2个月根尖片示骨充填良好（图9h）。

（6）自32远中轴角至37远中轴角行沟内切口，翻双侧全厚瓣后彻底清创；术中可见34近中三壁骨下袋，宽约2mm、深约4mm；35近远中、36近中二壁骨下袋，宽约2mm、深4～5mm；36颊侧Ⅰ度FI，舌侧浅Ⅱ度FI（图10a、b）。34-36行植骨+GTR术（图10c～h），手术操作及术后处理同前。术后2周

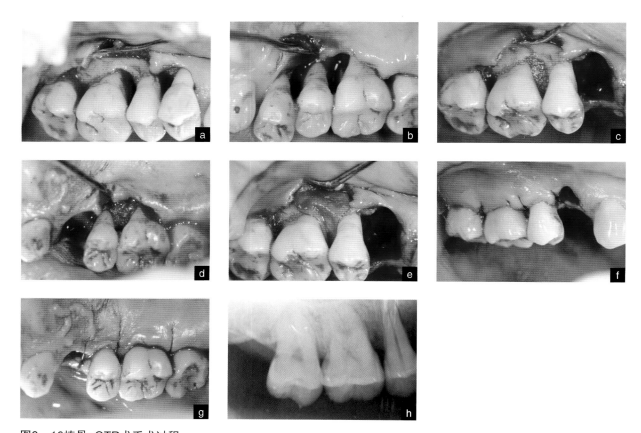

图9　16植骨+GTR术手术过程

a、b 翻瓣后可见16近中三壁骨下袋（深约5mm、宽约3mm），14周围牙槽骨吸收近根尖；c、d 14拔除，16近中骨袋内植入Bio-Oss®骨粉；e 覆盖Bio-Gide®膜；f、g 龈瓣复位，严密缝合；h 术后2个月根尖片示骨充填良好

根尖片示骨充填良好（图10i、j）。

3.2.2　44-47、42-33翻瓣+骨成形术（图11和图12）

（1）自44远中轴角至47远中轴角颊腭侧龈缘根方0.5～1.0mm做内斜切口，翻双侧全厚瓣。

（2）彻底清创后见45-47颊侧骨板吸收，嵴顶呈平台状，47近中凹陷型骨吸收，46颊侧Ⅰ度

FI（图11a）。

（3）涡轮修整颊侧骨板形态，使骨面移行同时形成根间纵沟（图11b）；修整龈瓣，复位缝合（图11c）。其余手术过程及术后处理同前。

（4）自33近中轴角至42近中轴角颊、舌侧龈缘根方0.5～1.0mm做内斜切口，翻瓣后可见42、41之间凹陷型骨吸收，41-32牙槽骨水平

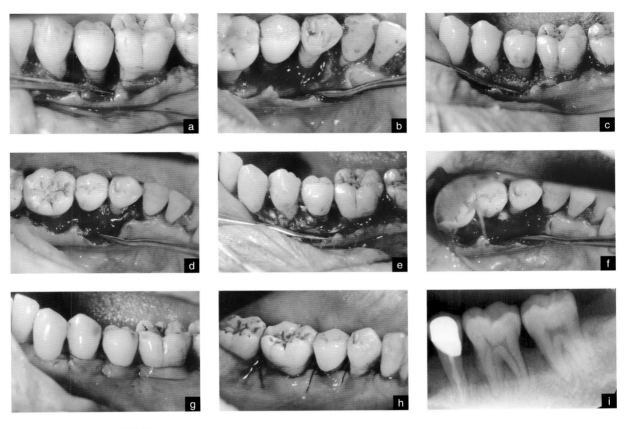

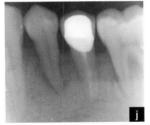

图10 34-36植骨+GTR术手术过程
a、b 翻瓣后34近中三壁骨下袋（宽约2mm、深约4mm），35近远中、36近中二壁骨下袋（宽约2mm、深4~5mm），36颊侧Ⅰ度Fl，舌侧浅Ⅱ度Fl；c、d 34近中、35近远中、36近中骨袋内植入Bio-Oss®骨粉；e、f 覆盖Bio-Gide®膜；g、h 龈瓣复位，严密缝合；i、j 术后2周根尖片示骨充填良好

型吸收至根中1/2，牙槽嵴顶增厚呈平台状（图12a）；涡轮钻修整42-32颊侧牙槽嵴顶（图12b）；修整龈瓣，复位缝合（图12c）。其余手术过程及术后处理同前。

3.2.3 26 GTR术（图13）

（1）自24远中轴角至27远中轴角行沟内切

口，翻瓣清创后可见26近中三壁骨下袋，袋底与上颌窦底穿通，穿孔孔径大小约3mm，近中Ⅱ度Fl（图13a）。

（2）进一步清创后，于袋底部及冠方放置Bio-Gide®膜，缝合关闭创口（图13b、c）。

（3）其余手术过程及术后处理同前。

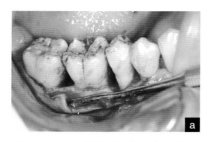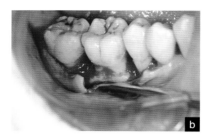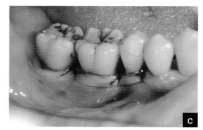

图11　44-47翻瓣+骨成形术过程

a 翻瓣后可见45-47颊侧骨板吸收，嵴顶呈平台状，47近中凹陷型骨吸收，46颊侧Ⅰ度FI；b 涡轮钻修整骨形态，使之平滑移行并形成根间纵沟；c 修整龈瓣，复位缝合

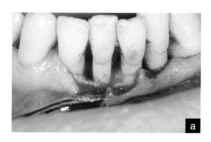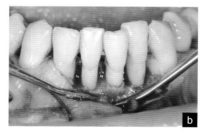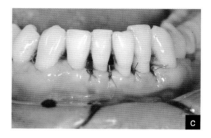

图12　42-33翻瓣+骨成形术过程

a 翻瓣后可见41-32牙槽骨水平型吸收至根中1/2，牙槽嵴顶增厚呈平台状；b 涡轮钻修整骨形态，使之平滑移行并形成根间纵沟；c 修整龈瓣，复位缝合

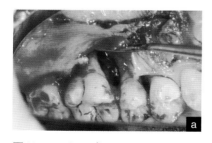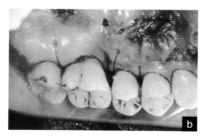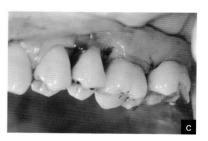

图13　26 GTR术

a 翻瓣后可见26近中三壁骨下袋，袋底与上颌窦底穿通，大小约3mm，近中Ⅱ度FI；b、c 清创后，于袋底部放置Bio-Gide®膜，缝合关闭创口

3.2.4 牙周术后再评估

于最后一次手术后3个月进行随访复查，强化OHI及预防性洁治。术后6个月进行再评估，患者口腔卫生状况良好，牙龈色粉质韧；BOP阳性位点百分比下降至22%，26、35-37、46PD为2~5mm，余牙PD普遍2~3mm；全口根尖片显示16、21、34-36植骨+GTR位点骨充填良好，其余牙的牙槽嵴顶影像清晰连续（图14~图16）。此时患者牙周炎症得以控制，牙周炎复发风险降至中度（图17），可进行正畸治疗。

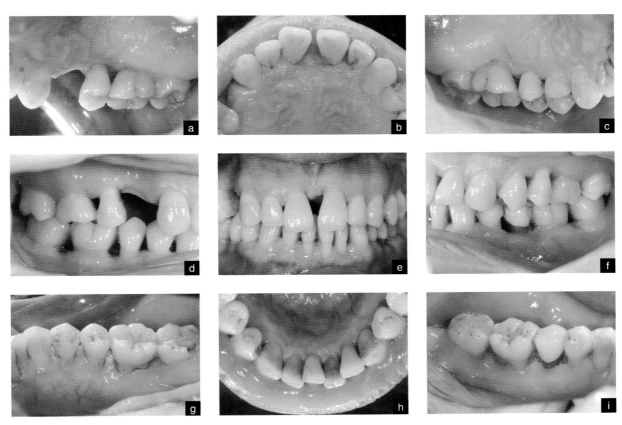

图14 a~i 牙周基础治疗及手术治疗后6个月复查临床照片

上颌（Maxillary）

项目	缺8	7	6	5	缺4	3	2	1 ‖ 1	2	3	4	5瓷	6	7	缺8
FI			1					‖					1/2 1	1		
角化龈宽								‖								
溢脓								‖								
动度				1			1	1 ‖ 1				1-			
PLI								‖								
龈缘-CEJ			2/2	3/3			0/0	0/0 3/2 ‖ 0/0	0/0	0/0	1/0	2/1	2/3	0	
BI			0/0	0/1			0/0	0/2 ‖ 0/3	0/0	0/0	2/0	2/0	1/3	0/0	
PD B		2 2 2	3 2 3	2 2 3		2 1 2	2 1 2	2 1 3 ‖ 3 1 2	2 2 1	3 3 1	3 3 1	2 **5**	2 2 2	2 2	
PD L		3 2 2	3 2 3	3 3 2		2 1 2	2 2 2	2 2 3 ‖ 3 2 2	2 2 2	2 2 3	3 2 3	2 **5**	2 2 3	2 3	

下颌（Mandibular）

项目	缺8	7	6	5	4	3	2	1 ‖ 1	2	3	4	5	6	7	缺8
PD L		3 2 3	**4** 2 3	2 2 3	3 2 2	2 1 2	1 2 2	1 2 ‖ 2 1 2	2 1 2	2 2 3	3 2 3	2 3 **4**	3 3 **4**	2 2	
PD B		3 2 2	3 2 3	3 1	3 3	2 3 3	2 1 2	1 2 ‖ 2 1 2	2 1 3	3 1 2	3 3 2	**4 4**	3 3	3 2 3	
BI		1/1	2/2	1/1	2/0	1/2	1/2	1/1 ‖ 1/1	2/2	1/2	2/1	2/1	1/1	1/2	
龈缘-CEJ			4/1	5/3	3/0	0/0	0/0	2/3 ‖ 2/4	5/4	2/0	3/0	3/2	4/0		
PLI								‖							
动度				1			1	1 ‖ 1	1		1-	1			
溢脓								‖								
角化龈宽								‖								
FI			2/1					‖						2/1	

图15 牙周基础治疗及手术治疗后6个月牙周检查表

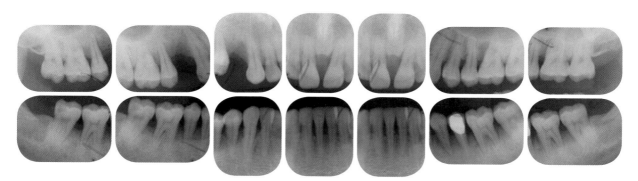

图16 牙周基础治疗及手术治疗后6个月全口根尖片

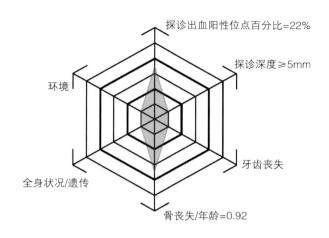

探诊出血阳性位点百分比=22%

探诊深度≥5mm

环境

牙齿丧失

全身状况/遗传

骨丧失/年龄=0.92

属于中复发危险度

图17　牙周基础治疗及手术治疗后6个月牙周风险评估图

3.3　正畸治疗

患者于2016年8月（牙周基础治疗和手术治疗后8个月）开始进行正畸治疗，期间每3～6个月进行定期维护，牙周炎症控制稳定（图18）。2019年11月结束正畸治疗，此时患者后牙锁𬌗关系得到纠正，上前牙间隙关闭，美观有所改善。

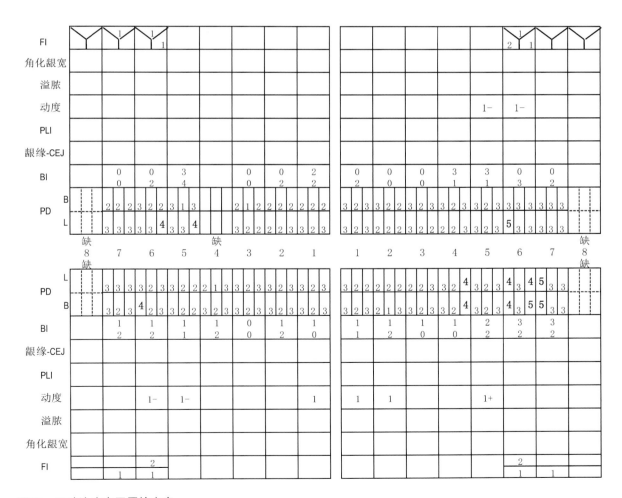

图18　正畸治疗中牙周检查表

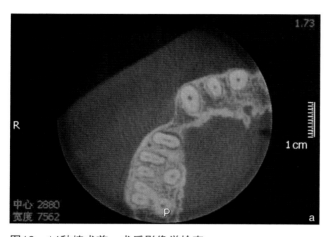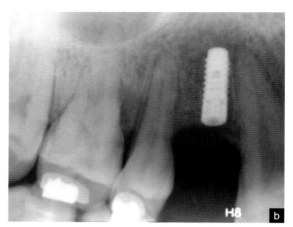

图19　14种植术前、术后影像学检查
a 术前CBCT示14颊侧骨板塌陷，近远中距6mm；b 术后即刻根尖片示植入位置合适

3.4　种植修复

正畸治疗开始后2年，正畸医生确定14缺牙区已达到理想的修复间隙且上颌牙齿位置不再调整后，于2018年12月行种植+同期引导骨再生术（guided bone regeneration，GBR）。

术前检查示，14处牙槽骨中度吸收，近远中间隙9mm，修复空间足够；CBCT示骨高度充足，颊侧骨板塌陷，近远中距6mm（图19a）。

术区局麻下（1.7mL盐酸阿替卡因肾上腺素注射液，必兰，法国），于14牙槽嵴处做水平切口，15远中轴角处做垂直切口，翻开双侧全厚瓣。球钻定点，扩孔钻扩孔，直径2.2～2.8mm逐级备洞，深度为10mm，术区骨质为Ⅱ～Ⅲ类。颈部成形及攻丝后植入Straumann BL

3.3mm×10mm RC种植体（Straumann公司，瑞士），颊侧及远中平齐骨嵴水平，舌侧位于嵴顶根方2mm，扭矩约为35N·cm，初期稳定性良好，放置愈合螺丝。术中收集自体骨，与Bio-Oss®骨粉混合置于14颊侧凹陷区及舌侧骨缺损处，表面覆盖Bio-Gide®膜，修整龈瓣并复位，水平切口处采用5-0不可吸收线间断、水平褥式严密缝合，垂直切口处采用5-0可吸收线间断缝合关闭创口。术后即刻根尖片示植入位置合适（图19b），术后处理同前。

3.5　定期牙周维护

牙周手术后3个月、6个月、12个月复查结果显示牙周健康稳定，随后每6个月定期复查并进行牙周维护治疗，包括个性化OHI、预防性洁

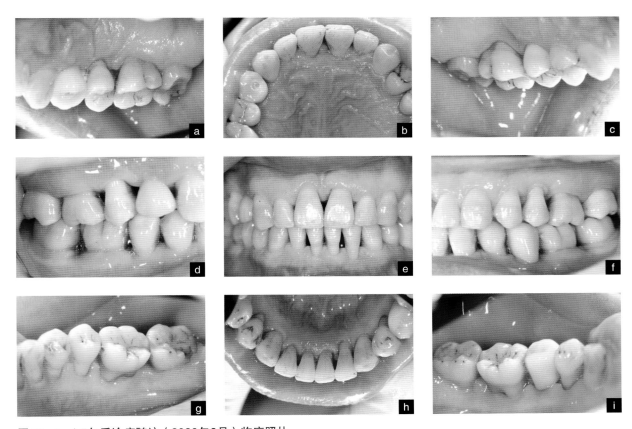

图20 a~i 5年后诊疗随访（2020年6月）临床照片

治以及PD≥4mm位点的SRP等措施。2020年6
月复查时，患者口腔卫生较好，牙龈色粉质韧；
全口PD普遍2~3mm，后牙个别位点4~5mm，
PD≥5mm的位点占比降至1.8%；全口根尖片示

再生手术位点植骨材料稳定，种植体骨结合良
好，牙槽嵴顶影像清晰连续，未见明显骨丧失。
牙周状况维持稳定，治疗效果显著（图20~图
22）。

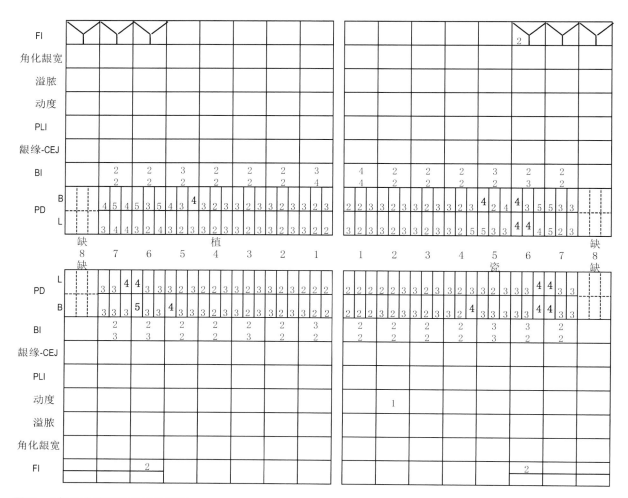

图21 5年后诊疗随访牙周检查表

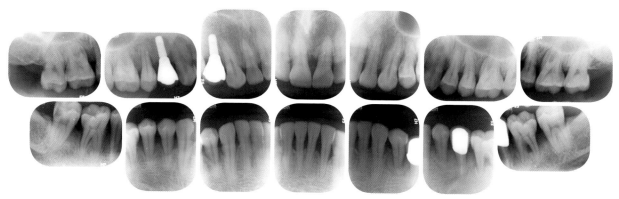

图22 5年后诊疗随访全口根尖片

4. 讨论与分析

本病例患者在初诊时存在广泛的深牙周袋、重度牙槽骨吸收、多颗后牙咬合关系紊乱并有明显的咬合创伤，诊断为慢性牙周炎（广泛型Ⅳ期C级牙周炎）合并错𬌗畸形。经过完善的牙周基础治疗和恰当的牙周手术治疗，保留了1颗预后存疑患牙的同时使全口牙周炎症得以控制，患者重获牙周健康并保持长期稳定。通过正畸治疗，纠正因牙周炎导致的牙齿移位、消除咬合创伤，建立了有利于牙周健康稳定的咬合关系。最后，结合种植修复治疗恢复完整的牙列及相应的口腔功能，最终达到了消除炎症、恢复健康、重建功能及改善美观的治疗目标，获得医患双方均较满意的治疗效果。从本病例中可以得到如下启示。

4.1　完善系统的牙周治疗可有效控制炎症、恢复牙周健康，从而创造有利于正畸及种植修复的良好条件

既往临床研究表明，针对存在广泛重度牙槽骨破坏的牙周炎，通过系统的牙周治疗可以有效消除牙周炎症、终止疾病进展、恢复健康稳定的牙周组织状态而消除牙周炎症、控制感染是重度牙周炎患者进行正畸治疗的前提条件，也是获得种植治疗成功的关键性因素。

虽然正畸力本身并不会导致牙周组织炎症，但正畸力与未经治疗的牙周炎症共同作用会加重、加速牙周支持组织破坏吸收，同时菌斑感染也会使牙周膜的重建受阻。因此，在施加正畸力之前，必须进行牙周基础治疗以及必要的牙周手术治疗控制菌斑及牙周炎症。此外，正畸治疗过程中的牙周健康稳定依赖于患者良好的菌斑控制

和定期的牙周维护。口腔正畸矫治器不利于口腔清洁，易导致菌斑堆积，引起牙龈炎症，从而促进牙周支持组织的破坏。因此在正畸治疗中，需加强患者的菌斑控制，增加患者定期牙周评估与维护的频率。牙周评估与维护的间隔时间因人而异，主要取决于牙周疾病危险因素的评估状况及牙齿移动的方向。在正畸过程中对牙周状况进行全面评估（包括牙周袋深度、BOP、牙齿松动度、牙龈退缩量及牙槽骨水平等），并根据情况进行及时的处理。针对正畸压入的患牙，应缩短定期洁治及刮治的间隔期，以期控制菌斑获得新附着。

值得一提的是，研究显示种植区邻近患牙周围的牙周致病菌更易在种植体周围定植，从而导致种植体周围感染，当种植治疗前口内余留牙PD > 5mm的牙周袋会显著增加罹患种植体周围炎的风险。因此，未经控制的牙周炎患者具有更高的种植体周围病的发生率及更低的种植成功率和种植体存留率。现有临床研究证据表明，重度牙周炎经完善的牙周治疗控制感染后，其种植成功率与牙周健康者无显著性差异。然而，有关重度牙周炎患者种植治疗前牙周炎症控制的标准尚无共识性结论。De Boever等在其研究中指出，种植治疗前牙周炎症控制的标准需要满足以下条件：PLI百分比<20%，全口BOP阳性位点百分比<25%，余留牙PD≤5mm。

本病例患者经完善的牙周基础治疗后，牙龈炎症缓解、全口牙周PD及BOP阳性位点百分比均降低，牙周炎症得到初步改善。然而，单纯牙周基础治疗无法消除因牙周炎所造成的不良软硬组织形态及其伴发的深牙周袋，继而易引起疾病的复发。针对该患者16、21、34–36周围存在的骨

下缺损，在翻瓣彻底清创的基础上，通过植骨术联合GTR术，进一步消除深牙周袋，同时争取了一定程度的牙周组织再生。对于44–47、33–42等伴有不良软硬组织形态者，通过骨成形术重建符合生理外形的牙周软硬组织形态，从而有利于菌斑控制，降低牙周炎症复发的风险。在后续定期随访中，BOP阳性位点百分比为22%，全口牙周PD普遍3～4mm，仅个别后牙邻面位点达5mm；影像学检查示经再生治疗的患牙周围骨高度较治疗前增高，44表现为明显的骨再生，全口牙齿牙槽嵴顶清晰稳定，未出现牙槽骨的进一步破坏吸收，表明牙周炎症得到良好的控制，牙周组织健康稳定，为后续正畸及种植治疗的成功奠定了坚实的基础。

4.2 针对重度牙周炎患者的正畸治疗时机选择是关键

牙周组织的改建及修复发生在牙周治疗结束后的2～6个月，在此观察期内，除密切关注牙周炎症相关指标变化以外，还需加强患者口腔卫生宣教，评估患者菌斑控制水平。一般建议在牙周治疗结束后继续观察6个月，并再次评估牙周状况，包括患者菌斑控制水平、牙周软组织炎症状况（如牙龈颜色、形态、质地及BOP情况）、牙周骨组织健康状况（如牙槽骨高度、密度及牙槽嵴顶水平等）。既往大多数学者认为，菌斑百分比<20%、BOP阳性位点百分比<15%，且全口

牙周PD≤3mm、牙槽骨高度占根长的1/2以上者方可进行正畸治疗。然而需要指出的是，我国成年人牙周病发病率较高，重度者占比大，将患者全口牙周PD控制在3mm以内存在较大难度。因此，针对PD为4～5mm者，若多次随访复查时探诊后不出血，也可进行正畸加力，此种情况下，除针对患者加强OHI，使其保持良好的菌斑控制水平外，还应增加患者牙周维护的频率（至少每3个月1次）。

在重度牙周炎的复杂病例中，往往需要进行GTR术，以降低牙周袋的深度、消除牙周炎症，创造有利于正畸治疗的软硬组织条件。相关病例研究指出，正畸前GTR术可获得较好的临床效果。然而，另有一些研究则建议如若正畸方案所拟定的牙齿移动将会创造更有利于牙周组织再生的条件时，则可先进行正畸治疗改善骨下袋形态以获得更佳的牙周组织再生效果。因此，有关GTR术与正畸治疗的时机问题仍需更多的临床研究探索与证实。

本病例患者就诊时即已发生重度的牙槽骨破坏，经完善的牙周治疗后，BOP阳性位点百分比降至较低水平，虽个别后牙邻面位点达5mm，但基于患者菌斑控制良好，同时给予患者每3个月1次的定期牙周维护，在正畸治疗过程中，牙周组织炎症状况始终控制在相对稳定的水平，没有发生继发性的牙周组织炎症及破坏。

4.3　预后存疑的患牙经多学科综合治疗消除炎症及咬合创伤后可长期保存并行使功能

咬合创伤是牙周病的重要局部促进因素。单纯性的咬合创伤对牙周组织造成的损伤是可逆的，但如果同时伴有菌斑的刺激及牙周炎症的存在，创伤性咬合力会加速牙周组织破坏，导致深牙周袋形成伴或不伴有垂直型骨吸收。因此，针对存在咬合创伤的患牙，在牙周炎症基本控制的情况下，进行咬合调整以消除咬合创伤，这是治疗计划中需要额外关注的问题。研究表明，对于存在创伤性𬌗的牙周病患者，若只消除创伤性𬌗而不对牙周病进行治疗，牙周组织将继续破坏且不能修复；但若同时消除菌斑和创伤性𬌗，则牙槽骨会出现修复现象。一些临床病例研究表明，在生物限值内的正畸力作用于控制良好的牙周炎患牙不会引起进一步的骨破坏，相反，正畸治疗可改善恶化的牙周状态甚至有可能会保留患牙。因此，在牙周及正畸治疗阶段均应注意检查患牙的咬合关系，去除咬合干扰，以促进牙周支持组织的修复。

本病例患者初诊时34存在7mm的深牙周袋，松动Ⅲ度，与对颌牙为对刃关系且存在明显的咬合高点，电活力测试同对照牙，影像学检查示弧形骨吸收近根尖水平，针对该患牙，在牙周基础治疗从一定程度控制牙周炎症的基础上进行咬合调整，减轻患牙咬合负担，同时行GTR术，在术后4年随访时34牙周PD降至3～4mm，探诊后不出血，影像学表现为明显的骨再生，这提示：对于伴有明显咬合创伤、预后存疑的患牙，通过系统的牙周治疗，结合调𬌗及正畸治疗改善咬合关系、消除咬合干扰后，治疗效果良好，针对此类患牙应尽可能采取相应治疗措施来保存自然牙。

综上所述，本病例经牙周系统治疗后，牙周临床指标明显改善，炎症得到良好的控制，牙周组织恢复健康并在随访期内维持稳定的效果。在此基础之上经正畸治疗，纠正不良的咬合关系、消除咬合创伤、关闭前牙间隙，创造有利于牙周组织健康的咬合条件，并从一定程度上改善美观，之后通过种植修复治疗重建完整牙列及功能，最终达到了医患双方均较满意的治疗效果，为重度牙周炎复杂病例的多学科综合诊疗积累了一定的临床经验。

基金资助：国家自然科学基金（61876005）、北京大学临床科学家计划专项（BMU2019LCKXJ010）。

特别说明：本病例主体内容与治疗过程图片均引自中国实用口腔科杂志, 2020, 13(09): 529–538, 545。

专家点评

北京大学口腔医学院·口腔医院牙周科孟焕新教授：

我国是牙周病大国，第四次全国口腔健康流行病学调查结果显示中国成人牙周炎患病率超过50%，随年龄增长患病率增高，35～44岁组牙周炎患病率为52.8%，55～64岁组高达69.3%，65～74岁组为64.6%；而重度牙周炎（国际新分类 Ⅲ、Ⅳ期）在3组人群中分别达到10.6%、37.3%和43.5%，由此可见轻中度牙周炎如果得不到及时治疗则可能发展成重度牙周炎。本病例的展示为读者提供了规范化诊治重度牙周炎的范本。这是一例重度慢性牙周炎伴错𬌗畸形的患者，患者主诉刷牙出血多年、上前牙牙缝逐渐增大，这两个主诉都是牙周炎患者的常见症状。一些上前牙间隙增大的患者往往先去正畸科就诊寻求把牙排整齐而不知牙周炎是导致牙移位的罪魁祸首，倘若正畸医生缺乏牙周病的知识不先行牙周治疗而直接进行正畸则会加重牙周病变，即便牙排齐了也容易复发。

本病例的牙周主治医生在胡文杰教授指导下通过详细的问诊和全面检查的基础之上，制订了周密的个性化系统治疗计划，与正畸医生共同合作，积极实施了牙周、正畸、种植修复等多学科的综合治疗，获得良好的疗效。其良好疗效的获得，与医患双方在综合治疗过程中始终认真清除菌斑、定期复查、有效控制炎症密不可分。

参考文献

[1]孟焕新. 临床牙周病学[M]. 2版. 北京: 北京大学医学出版社, 2014.

[2]孟焕新. 2018年牙周病和植体周病国际新分类简介[J]. 中华口腔医学杂志, 2019, 54(2): 73–78.

[3]王兴. 第四次全国口腔健康流行病学调查报告[M]. 北京: 人民卫生出版社, 2018: 106–113.

[4]Lang NP, Tonetti MS. Periodontal risk assessment(PRA)for patients in supportive periodontal therapy(SPT)[J]. Oral HealthPrev Dent, 2003, 1(1): 7–16.

[5]McGuire MK, Nunn ME. Prognosis versus actual outcome. II.The effectiveness of clinical parameters in developing an accurate prognosis[J]. J Periodontol, 1996, 67(7): 658–665.

[6]McGuire MK, Nunn ME. Prognosis versus actual outcome. III.The effectiveness of clinical parameters in accurately predicting tooth survival[J]. J Periodontol, 1996, 67(7): 666–674.

[7]Badersten A, Nilveus R, Egelberg J. Effect of nonsurgical periodontal therapy. I. Moderately advanced periodontitis[J]. J Clin Periodontol, 2010, 8(1): 57–72.

[8]Badersten A, Nilveus R, Egelberg J. Effect of nonsurgical periodontal therapy. II. Severely advanced periodontitis[J]. J ClinPeriodontol, 1984, 11(1): 63–76.

[9]Nygaardtby P, Bakke V, Nesdal O, et al. Periodontal healing following reconstructive surgery: effect of guided tissue regeneration using a bioresorbable barrier device when combined with autogenous bone grafting. A randomized controlled clinical trial[J]. J Clin Periodontol, 2010, 35(1): 37–43.

[10]Gkantids N, Christou P, Topouzelis N. The orthodontic–periodontic interrelationship in integrated treatment challenges: a systematic review[J]. J Oral Rehabil, 2010, 37(5): 377–390.

[11]Heitz–Mayfield LJ, Huynh–Ba G. History of treated periodontitis and smoking as risks for implant therapy[J]. Int J Oral Maxillofac Implants, 2009, 24(Suppl): 39–68.

[12]Reichert C, Hagner M, Jepsen S, et al. Interfaces between orthodontic and periodontal treatment[J]. J Orofac Orthop, 2011, 72(3): 165–186.

[13]Boke F, Gazioglu C, Akkaya S, et al. Relationship between orthodontic treatment and gingival health: A retrospective study[J]. Eur J Dent, 2014, 8(3): 373–380.

[14]Renvert S, Quirynen M. Risk indicators for peri–implantitis. A narrative review[J]. Clin Oral Implants Res, 2015, 26(Suppl 11): 15–44.

[15]Schou S, Holmstrup P, Worthington HV, et al. Outcome of implant therapy in patients with previous tooth loss due to periodontitis[J]. Clin Oral Implants Res, 2006, 17(Suppl 2): 104–123.

[16]De Boever AL, Quirynen M, Coucke W, et al. Clinical and radiographic study of implant treatment outcome in periodontally susceptible and non–susceptible patients: a prospective long–term study[J]. Clin Oral Implants Res, 2009, 20(12): 1341–1350.

[17]Derton N, Derton R, Perini A, et al. Orthodontic treatment in periodontal patients: a case report with 7 years follow–up[J]. Int Orthod, 2011, 9(1): 92–109.

[18]Re S, Corrente G, Abundo R, et al. Orthodontic treatment inperiodontally compromised patients: 12–year report[J]. Int J Periodontics Restorative Dent, 2000, 20(1): 31–39.

[19]Ghezzi C, Masiero S, Silvestri M. Orthodontic treatment of periodontally involved teeth after tissue regeneration[J]. Int J Periodontics Restorative Dent, 2008, 28(6): 559–567.

[20]Nakatsu S, Yoshinaga Y, Kuramoto A, et al. Occlusal trauma accelerates attachment loss at the onset of experimental periodontitis in rats[J]. J Periodontal Res, 2014, 49(3): 314–322.

[21]Harrel SK, Nunn ME. The effect of occlusal discrepancies on periodontitis. II. Relationship of occlusal treatment to the pro gression of periodontal disease[J]. J Periodontol, 2001, 72(4): 495–505.

[22]王翠, 张浩筠, 胡文杰, 等. 牙周–正畸–种植修复多学科综合治疗重度牙周炎的临床效果观察（附1例5年随访报告）[J]. 中国实用口腔科杂志, 2020, 13(9): 529–538, 545.

2 运用牙周特色治疗改善重度牙周炎的临床效果（附1例6年诊治随访观察报告）

CLINICAL EFFICACY OF PERIODONTAL THERAPY ON SEVERE PERIODONTITIS（WITH A 6-YEAR FOLLOW-UP CASE REPORT）

张浩筠　王　翠　胡文杰

【摘要】

牙周炎是牙齿丧失最常见的原因之一，不仅严重影响患者的口腔健康，也是多种全身性疾病的危险因素。完善详细的牙周检查以及系统规范的治疗计划是消除牙周炎症、控制疾病进展、恢复口腔功能和美观的关键。在诊疗过程中，如何尽最大可能保留存在牙周组织严重破坏的天然牙并维持其功能是口腔医生面临的难点和挑战。本文展示了1例重度慢性牙周炎（广泛型Ⅳ期C级牙周炎）病例的综合诊疗过程，通过对患者实施完善的牙周基础治疗和恰当的牙周手术治疗，控制了牙周炎症进展，并采用可摘局部义齿修复缺失牙，恢复完整牙列及口腔功能，同时定期进行牙周维护治疗，纵向观察6年，获得良好的治疗效果。基于此病例，本文重点探讨了重度牙周炎患牙的治疗决策，重度牙周炎诊疗中基础治疗和手术治疗的临床效果以及菌斑控制对长期维护治疗效果的作用，总结了本例临床处理中的不足，为重度牙周炎的治疗积累了经验。

【关键词】

牙周基础治疗；牙周手术；引导组织再生术；患者依从性；菌斑控制

牙周炎作为最常见的口腔疾病之一，常常会引起牙周组织破坏，重者会导致牙齿松动、移位甚至丧失，严重影响患者的口腔和全身健康。根据第四次全国口腔健康流行病学调查结果，我国35岁以上人群牙周疾病患病率达82.6%～89%，而在全球范围内牙周病的患病率为20%～50%，其中重度牙周炎的患病率高达10%。

针对重度牙周炎病例，如何消除牙周炎症、遏制疾病进展，在尽可能保存天然牙的前提下，恢复口腔健康及功能并维持长久疗效，是医患双方共同关注的重要问题。

本文介绍了1例重度慢性牙周炎（广泛型Ⅳ期C级牙周炎）病例的系统治疗过程，通过完善的牙周基础治疗和手术治疗（包括牙周翻瓣术、骨成形术、引导组织再生术等）控制牙周炎症、改善牙周支持状况，在此基础上采用修复治疗，恢复牙列完整性，重建口腔功能，最终取得了良好的治疗效果。在6年的定期随访观察中，患者牙周状况健康稳定，对治疗效果满意，为复杂牙周病的临床诊疗提供了经验。

1. 病例资料

基本情况：女，32岁。

主诉：全口牙齿松动伴有咬合痛1年。

现病史：数年来患者刷牙出血，量少，可自行止血。1年前开始出现全口牙齿松动，以上颌后牙区为重，并伴有咬合痛。自觉上前牙出现移

位，2周前曾于外院进行洁治。

既往史：否认修复、正畸治疗史。

全身状况：体健，无过敏史。

全口临床检查：全口口腔卫生状况差，菌斑指数（PLI）为1~2，牙石（+++），牙龈色暗红，形态圆钝、质软，全口牙龈普遍退缩0~3mm（图1），全口牙探诊深度（PD）普遍5~8mm，个别后牙位点可达10mm，多数磨牙根分叉病变（FI）Ⅰ~Ⅱ度，全口牙齿普遍松动Ⅰ~Ⅱ度，详见初诊牙周检查表（图2）。

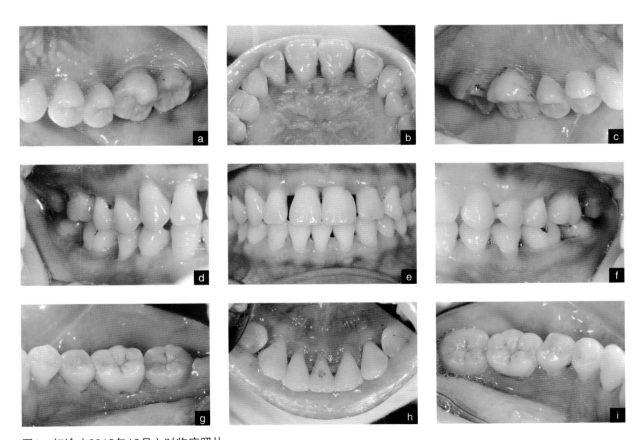

图1　初诊（2013年10月）时临床照片
a~c 依次为右上后牙、上前牙、左上后牙腭侧像；d~f 依次为右侧后牙、上下前牙、左侧后牙唇（颊）侧像；g~i 依次为右下后牙、下前牙、左下后牙舌侧像

上颌（右侧 8—1）：

	8	7	6	5	4	3	2	1
FI		2	1 2	1				
角化龈宽								
溢脓							1	
动度		1	2	2	1+	1	2	2
PLI								
龈缘-CEJ	缺		2/4	2	0	2	2	2
BI		4/4	4/4	4	4/4	4	4/4	4/4
PD B		5 4 6	7 7 8	4 5 5	8₂7	6 4 7	6₂6	7₂6
PD L		6 6 7	6 6 7	6 5 5	5₂7	₃5 8	6 4 6	6 5 6

上颌（左侧 1—8）：

	1	2	3	4	5	6	7	8
PD B		5₃7 7	₂₃7 4	4 6₂₃	3₂₃ 2	6 8 6	6 6 7 7	缺
PD L		5 5 6	6₂₃ 5	3 5 5	3 4 5	5 6 6	6 7 7 5 6	
BI		4/4	4/4	4	4/4	4	4/4	4/4
龈缘-CEJ	2					2/2	2/3	
溢脓			1				1	1
动度	2	2	1	1-	1-		2	2-
FI						2	2	1 2

下颌（右侧 8—1）：

	8	7	6	5	4	3	2	1
PD L	缺	8 7 8	10 6 7	7 5 6	6 5 7	4₂5	4₂4	5 3 5
PD B	缺	7 6 7	7 6 10	7 5 5	5₂6	3₂5	5₂6	5₂6
BI		4/4	4/4	4	4/4	4	4/4	4/4
龈缘-CEJ		3/3	2/2	3/2	0	2	2	
PLI								
动度		1	2	2-	2-		1	1+
溢脓								
角化龈宽								
FI		2/1	3/3					

下颌（左侧 1—8）：

	1	2	3	4	5	6	7	8
PD L		4₂₃ 4	₂₃6	₃5 6	5 7 7	5 8 6	6 6 8	缺
PD B		7₂₃ 3	₂₃7	7 8₃	7 7₃	7 7 7	₃7	缺
BI		4/4	4/4	4	4/4	4	4/4	4/4
龈缘-CEJ	1/1	0	3	3/2	4			
PLI								
动度		1		1	1+	1		
溢脓								
角化龈宽								
FI						2/1	2	

图2 初诊洁治后1周牙周检查表
B：颊侧；L：舌侧；PD：探诊深度；BI：出血指数；CEJ：釉牙骨质界；PLI：菌斑指数；FI：根分叉病变

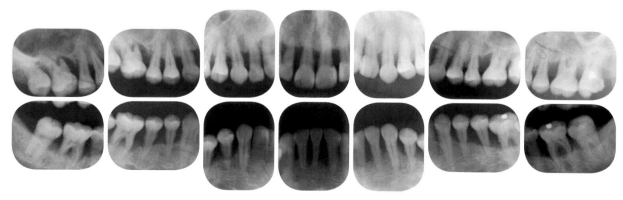

图3 初诊时全口根尖片

16牙冠未见龋坏，PD为6～8mm，叩痛（－），Ⅱ度松动，FIⅠ～Ⅱ，电活力测试无反应。

12-22可见扇形移位，存在1～2mm散隙，前伸殆干扰。

27远中咬合面可见继发龋坏，冷测同对照牙。

双侧第一磨牙均为安氏Ⅲ类关系，18、28、38、48口内未见（图1和图2）。

全口影像学检查：全口根尖片示（图3）13-23和42-32牙槽骨吸收占根长的2/3，11可见牙周膜间隙增宽；16近中牙槽骨垂直型吸收达近中颊根根尖；26、36近远中牙槽骨水平型吸收达根长的1/2，根分叉区可见透射影；46牙槽骨混合型吸收达根长的1/2，根分叉区可见透射影，近中根周围牙周膜间隙增宽；余牙牙槽骨普遍吸收达根长的1/2左右。27冠部远中咬合面高密度影像，未见根管充填影像，根尖周未见低密度影。

诊断：侵袭性牙周炎（广泛型Ⅳ期C级牙周炎）；16牙周-牙髓联合病变（牙周来源）；27远中继发龋；安氏Ⅲ类错殆畸形。

2. 危险因素分析、预后判断及治疗计划

2.1　危险因素分析

根据Lang和Tonetti建立的牙周风险评估系统进行分析（图4），该患者的探诊出血（BOP）为100%，PD≥5mm的位点占69%，骨丧失与年龄比为1.25，均属于高复发危险度。无牙齿丧失、全身状况良好、无遗传因素、无吸烟、对口腔治疗的依从性良好等属于低复发危险度。总体

属于高复发危险度。

2.2　预后判断

2.2.1　个别患牙预后

根据McGuire等提出的预后判断标准，该患者口内患牙预后存在4种状况。①预后无望：16、26患牙，16近中根牙槽骨吸收至根尖，牙髓活力测试无反应，出现牙周-牙髓联合病变，Ⅱ度松动，FI：Ⅰ～Ⅱ度，炎症难以控制。②预后存疑：26、36、46患牙，附着丧失＞50%，牙槽骨吸收达根长的1/2，伴有Ⅱ度根分叉病变，松动Ⅰ～Ⅱ度。③预后较差：17、15-22、25、27、37、35、32、41、42、44、45、47患牙，附着丧失普遍达50%，牙槽骨轻中度吸收，个别位点重度吸收，磨牙伴Ⅰ～Ⅱ度根分叉病变，Ⅰ度松动。④余牙轻中度骨吸收，附着丧失＜25%，属于预后良好（图5）。

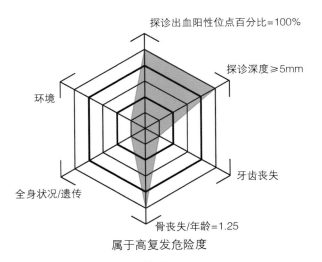

图4　初诊时牙周风险评估图

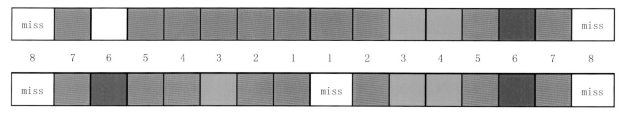

miss															miss
8	7	6	5	4	3	2	1	1	2	3	4	5	6	7	8
miss							miss								miss

图5　初诊时的个别牙预后评估表
绿色：预后良好（Fair）；橙色：预后较差（Poor）；红色：预后存疑（Questionable）；白色：预后无望（Hopeless）；miss：缺失

2.2.2　整体预后

患者全口牙齿普遍存在程度较重的附着丧失，牙槽骨吸收达根长的1/2，多牙松动，整体预后欠佳。

2.3　治疗计划

2.3.1　牙周基础治疗控制炎症，终止疾病进展

①口腔卫生宣教（oral hygiene instruc-tion，OHI）：Bass刷牙法，牙线、间隙刷清洁邻面；②洁治、刮治+根面平整（scaling and root planning，SRP）；③12-22酌情调𬌗；④16外科拔除；⑤27远中咬合面继发龋坏，牙体牙髓治疗；⑥SRP后6~8周再评估。

2.3.2　纠正软硬组织形态缺陷，促进牙周组织再生

24-27、34-37主要为凹陷型骨吸收，酌情考虑翻瓣联合骨成形术，纠正硬组织缺陷。46存在骨内缺损，酌情考虑引导组织再生术（GTR）结合植骨术（bone graft procedures，BGP）治疗。

2.3.3　恢复口腔功能，改善美观问题

正畸调整咬合关系、恢复咬合稳定性，关闭前牙间隙、纠正上前牙扇形移位、重建前牙区美观（患者拒绝接受正畸治疗）；16拔除后修复治疗恢复牙列完整性。

2.3.4　牙周支持治疗，保证长期疗效

每3~6个月定期牙周维护，预防性洁治及必要的刮治，维持长久的牙周健康。

3. 牙周治疗过程及效果

3.1　牙周基础治疗

患者经两轮洁治、刮治和根面平整，拔除16，16拔牙窝仅残存远中一侧骨壁，不符合同期位点保存的适应证，予自然愈合。于第二轮基础治疗后8周进行再评估，此时口腔卫生状况良好，牙龈炎症缓解，个别位点牙龈仍呈暗红色（图6）。

BOP阳性百分比下降至76.9%。PD≥5mm的位点占比下降至22%，主要存在于左侧上下后牙区和右侧下后牙区（图7），全口根尖片可见不

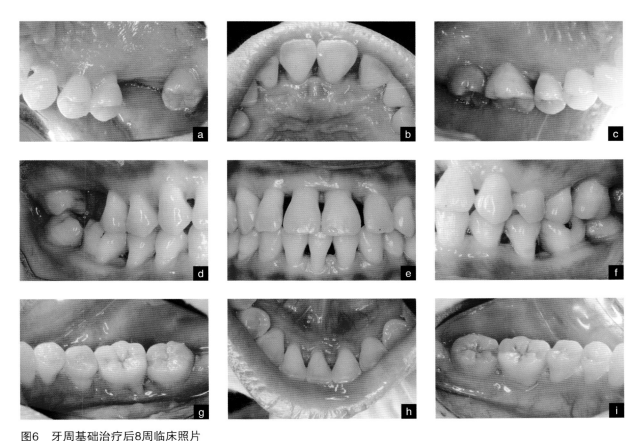

图6 牙周基础治疗后8周临床照片
a~c 依次为右上后牙、上前牙、左上后牙腭侧像；d~f 依次为右侧后牙、上下前牙、左侧后牙唇（颊）侧像；g~i 依次为右下后牙、下前牙、左下后牙舌侧像

规则骨轮廓，后续行牙周手术治疗进一步消除牙周炎症，同时纠正软硬组织缺陷。

3.2　牙周手术治疗

3.2.1　24-27牙周翻瓣+骨成形术（图8）

（1）术区局麻下（1.7mL盐酸阿替卡因肾上腺素注射液，必兰，法国），左上区段自24远中轴角至27远中轴角颊、腭侧龈缘根方0.5~1.0mm做内斜切口，27远中轴角处行纵切口。

（2）翻双侧全厚瓣，彻底清创后见24-27颊侧牙槽嵴顶吸收不规则，呈平台状，26近中及颊侧、27颊侧存在宽1~2mm、深1~2mm骨下袋，26近远中根分叉可探通（图8a、b）。

（3）涡轮钻修整骨形态，消除26-27处骨下袋，并修整24-25颊侧牙槽嵴顶，使骨面移行接近生理外形，重建根间纵沟（图8c）。

（4）修剪龈瓣，复位缝合（图8d），上牙

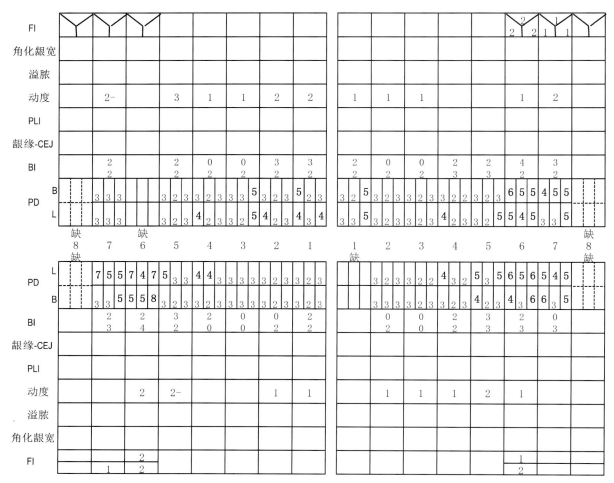

图7　牙周基础治疗后8周牙周检查表

周塞治剂。

术后0.12%复方氯己定漱口水含漱2周，口服阿莫西林（0.5g，3次/天）1周，术后2周左右拆线。

3.2.2　34-37牙周翻瓣+骨成形术（图9）

（1）左下区段自34近中轴角至37近中轴角颊、舌侧龈缘根方0.5～1.0mm做内斜切口，37远中轴角处做纵切口。

（2）翻瓣后可见34-37牙槽骨水平型吸收至根中的1/2，牙槽嵴顶增厚呈平台状，36颊侧Ⅰ度、舌侧浅Ⅱ度根分叉病变，颊侧颈部可见釉质突起延伸至根分叉区（图9a、b）。

（3）涡轮钻修整34-37颊侧牙槽嵴顶，并去除36颊侧颈部釉质突起（图9c、d）。

其余手术过程及术后处理同前。

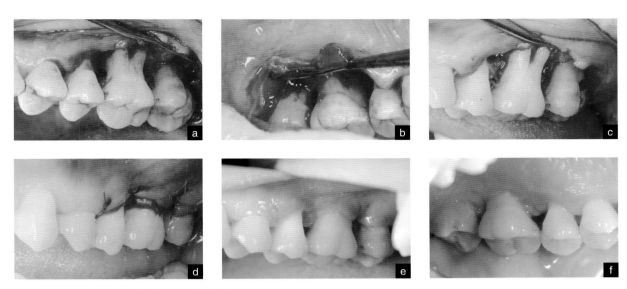

图8 24–27牙周翻瓣+骨成形术手术过程

a 翻瓣后可见26颊侧和近中、27颊侧存在深1～2mm、宽1～2mm的骨下袋；b 翻瓣后可见26腭侧不规则骨轮廓，近远中根分叉暴露于术区；c 骨凿、涡轮钻修整骨面形态形成近似生理外形；d 龈瓣复位，严密缝合；e、f 术后10天复查，可见颊、腭侧牙龈愈合良好

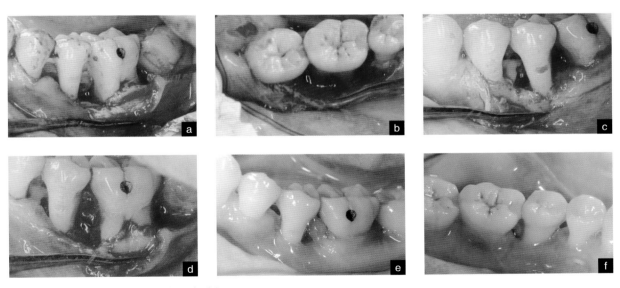

图9 34–37牙周翻瓣+骨成形术手术过程

a 翻瓣后可见34-37牙槽骨水平型吸收至根中的1/2，牙槽嵴顶增厚呈平台状，36颊侧存在宽1～2mm骨棱，且可见颈部釉质突起（cervical enamel projection，CEP）；b 翻瓣后见36舌侧深1～2mm、宽2mm的骨下袋；c、d 骨凿、涡轮钻修整骨面形态，使35-37处颊侧牙槽嵴顶恢复生理外形；e、f 术后10天复查情况，35颊舌侧存在2～3mm牙龈退缩

3.2.3　46GTR+植骨术（图10）

（1）44-47必兰局麻下（1.7mL盐酸阿替卡因肾上腺素注射液，必兰，法国），自44颊舌侧近中至47颊舌侧近中行沟内切口，44颊侧近中轴角行纵切口。

（2）双侧翻全厚瓣至嵴顶根方，暴露根面及骨面，彻底清创后使用生理盐水冲洗，46近远中可见深3mm、宽3mm的三壁骨下袋，颊侧颈部可见釉质突起，根分叉病变Ⅲ度，44-47颊侧骨嵴顶处增厚（图10a）。

（3）涡轮钻修整44-47处骨嵴顶，恢复生理外形。

（4）46行隧道成形术，涡轮钻修整46根分叉区牙槽嵴，使其平滑移行，并去除46颊侧颈部釉质突起（图10b）。

（5）将Bio-Oss®骨粉（0.25g，Geistlich

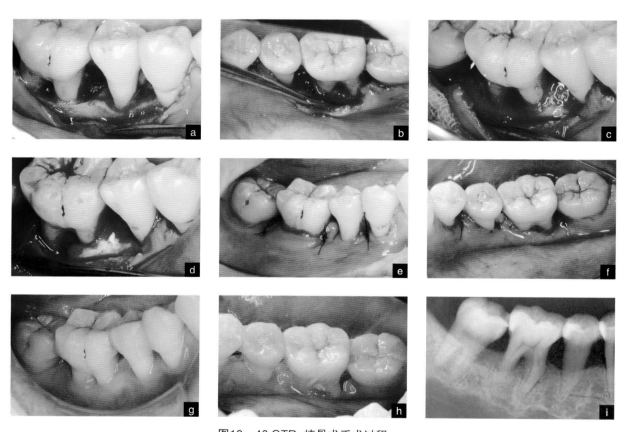

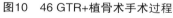

图10　46 GTR+植骨术手术过程

a 翻瓣后见46近远中深3mm、宽3mm的三壁骨下袋，颊侧根分叉完全暴露于术区，颈部可见釉质突起，44-47处牙槽嵴顶增厚；b 翻瓣后可见舌侧根分叉完全暴露于术区；c 修整44-45牙槽嵴及46根分叉区骨嵴形态和根面形态后，46近远中骨袋内植入Bio-Oss®骨粉；d 覆盖Bio-Gide®膜；e、f 46颊侧龈瓣复位于牙槽嵴顶处，并严密缝合；g、h 术后6周复查，手术部位愈合良好；i 术后2周根尖片；j 术后3个月根尖片公司，瑞士）置于46近远中邻面骨缺损处，表面覆盖Bio-Gide®膜（25mm×25mm，Geistlich公司，瑞士）（图10c、d）。

（6）修整龈瓣并复位，4-0不可吸收线于46近远中行改良垂直褥式缝合，44、45之间行间断缝合，上牙周塞治剂（图10e、f）。

（7）术后即刻使用Super-Bond在45-47处行临时松牙固定。

（8）术后护理同前。术后2周根尖片检查显示植骨材料充填良好（图10i），术后6周复查，手术部位愈合良好（图10g、h），术后3个月复查可见46近中骨水平增加（图10j）。

3.3　修复阶段

患者16拔牙术后CBCT检查示牙槽骨重度吸收，上颌窦下方缺牙区可用骨量1～3mm，骨间隔影像不连续（图11），告知患者种植修复难度大，患者拒绝接受种植治疗，16行可摘局部义齿修复。

拔牙后CBCT显示16近中牙槽窝底与上颌窦间骨板影像不连续，上颌窦下方可用骨量1～3mm，可见上颌窦内黏膜增厚。

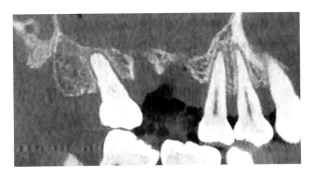

图11　16拔除术后CBCT影像

3.4　牙周维护治疗

牙周手术后3个月、6个月、12个月复查结果显示牙周健康稳定，随后每6个月定期复查并进行牙周维护治疗，包括个性化OHI、预防性洁治以及PD≥4mm位点的刮治及根面平整等措施。

6年后复查时，患者口腔卫生较好，牙龈色粉质韧，上颌前牙区及下颌前后牙可见牙龈退缩（图12）。全口PD普遍2～3mm，后牙个别位点4～5mm（图13）。根尖片检查示再生手术位点植骨材料稳定，其余位点牙槽嵴顶影像清晰连续，未见明显骨丧失（图14）。患者PD≥5mm的位点占比降至1%，骨丧失明显改善，再评估时复发危险度降至中度（图15），治疗效果显著。

4. 讨论与分析

4.1　积极控制牙周炎症是终止疾病进展、改善口腔功能的基石

根据第四次全国口腔健康流行病学调查结果，我国成人中近90%患有牙周疾病，35～44岁、55～64岁、65～74岁年龄组的牙石检出率均在90%以上，3个年龄组的深牙周袋（≥6mm）检出率分别为6.9%、15.1%和14.7%。重度牙周炎不仅会导致牙齿松动甚至丧失，严重影响患者口腔健康，还与多种系统性疾病有关，如糖尿病、心血管疾病、自身免疫性疾病等。积极控制牙周炎症、终止疾病进展、恢复牙周健康及功能有利于口腔健康和全身健康，良好的治疗计划实施建立在全面系统的牙周检查和牙周状况严重程度分析、综合危险因素评估、正确诊断及预后判断的基础之上。完善的牙周基础治疗可以控制绝

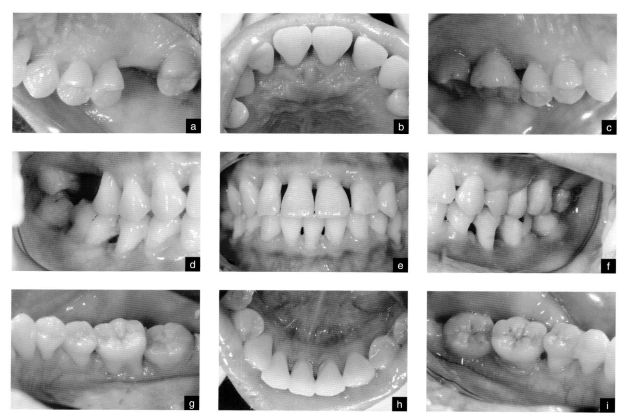

图12　6年诊疗随访（2019年10月）临床照片
a~c 依次为右上后牙、上前牙、左上后牙腭侧像；d~f 依次为右侧后牙、上下前牙、左侧后牙唇（颊）侧像；g~i 依次为右下后牙、下前牙、左下后牙舌侧像

大多数的牙周炎症，在重度牙周炎的病例中，也可获得良好的治疗效果，表现为牙周袋变浅、探诊出血减少、患牙松动度降低。但牙周基础治疗也存在其局限性，无法改变因牙周组织破坏造成的各种软硬组织缺损，不能彻底消除炎症，增加了菌斑控制的难度，不利于长期疗效的维持。此时往往需要选择恰当的牙周手术进一步降低牙周袋的深度，纠正软硬组织的不良形态，同时争取一定程度的牙周组织再生。

　　本例患者在初诊时诊断为重度慢性牙周炎（广泛型Ⅳ期C级牙周炎），牙周破坏程度重，经牙周基础治疗后各项临床指标得到改善，大部分牙周组织恢复健康状态，但后牙区仍存在多处PD≥5mm伴BOP且存在软硬组织形态欠佳的位点，不利于菌斑控制，通过包含牙周翻瓣术、骨成形术、隧道成形术、GTR等在内牙周手术治疗，PD进一步降低、BOP阳性位点明显减少、软硬组织形态改善，同时46也获得了一定程度的牙周组织再生，整体治疗效果良好。

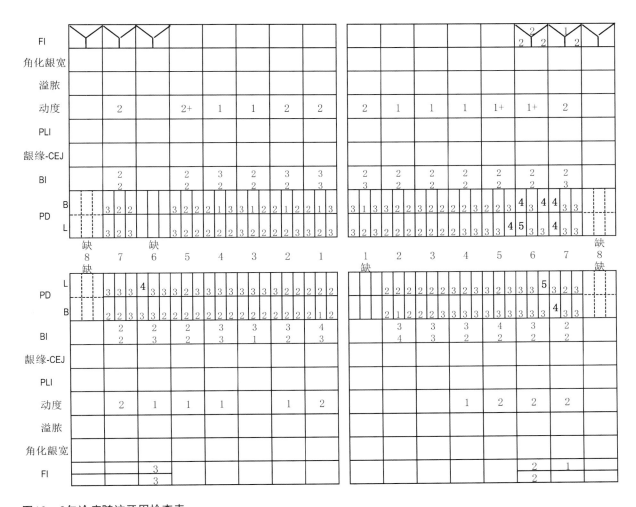

图13　6年诊疗随访牙周检查表

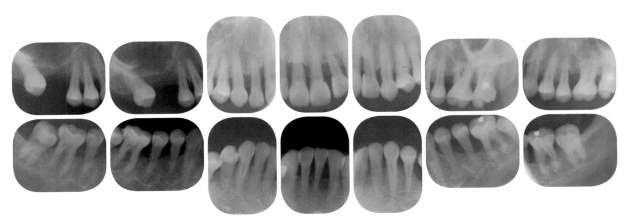

图14　6年诊疗随访全口根尖片

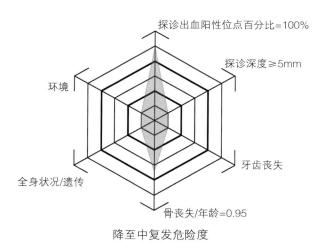

图15 6年诊疗随访牙周风险评估图

4.2 重度牙周炎患牙的拔除或保存是难题

重度牙周炎患牙的拔除或保存一直以来都是牙周临床医生面临的难题。随着种植治疗的推广流行，越来越多的牙周医生更加倾向于选择拔除预后较差的患牙后进行种植修复。然而，种植治疗除了有其适应证以外，同样存在着失败的风险。既往临床研究表明，系统的牙周治疗及定期的牙周维护可使相当一部分初诊时判断为预后欠佳的患牙存留较长时间并行使一定的功能。Ramfjord等统计了重度牙周炎患者在牙周系统治疗后10年内的失牙情况，该研究共纳入2604颗重度牙周炎患牙，最终失牙53颗，其中56.6%是因牙周炎症进展而拔除。Lovdal等进行了一项为期5年的临床观察研究，发现经规范的牙周基础治疗和口腔卫生维护后，最终失牙数显著低于研究开始时判断为保留无望的患牙数，在口腔卫生情况

好的患者中尤其如此。因此，医患共同实施菌斑控制，持续地消除炎症，并尽可能保留更多天然牙仍应是口腔医生坚持的基本原则。

本病例中16、26在初诊时评估为预后无望，36、46预后存疑。由于16除存在重度的牙周破坏外还伴有牙髓病变，炎症控制的难度极大，最终决定拔除后修复。余牙经系统的牙周基础治疗和手术治疗之后，牙周情况明显好转，炎症得以控制，长期随访中疗效稳定。该病例提示，重度牙周破坏的患牙可通过多种牙周治疗手段尝试保留，多数患牙可获得良好的治疗效果，且可以降低治疗成本，提升患者的基本口腔功能和满意度。然而，对于炎症程度重且炎症控制困难的患牙，确无保留价值的应尽早拔除，有利于消除病灶，避免对邻牙的不利影响和进一步的牙槽骨吸收，同时应考虑在拔牙同期增加软硬组织的量，如行位点保存术，以提高未来修复治疗的成功率和美学效果。该患者16拔除后拔牙窝仅残余远中一侧骨壁且近中位点存在小的上颌窦黏膜穿孔，不是同期位点保存的适应证，因此考虑采取拔牙窝自然愈合。

4.3 争取一定程度的牙周组织再生是改善牙周支持的理想目标

牙周再生治疗的目的在于使已被破坏的牙周组织得到重建，恢复其结构和功能。研究表明，在菌斑控制良好的Ⅲ期、Ⅳ期牙周炎患者中，再生治疗可增加牙周组织破坏严重患牙的临床附着水平及其存留时间。重度牙周炎患牙在接受牙周再生治疗后，于口内存留时间超过10年的概率高达88%。患者全身性因素（如系统性疾病、吸烟等），菌斑控制水平，骨缺损形态、深度、宽度

以及手术技术等多种因素都会影响牙周再生治疗的效果。需要指出的是，牙周组织破坏较重的患牙往往伴有牙齿松动，在植骨术后是否会影响植骨材料的稳定性是值得考虑的重要问题。研究表明，患牙术前的松动度越大，特别是伴有Ⅱ度及以上松动度的患牙，经再生治疗获得的临床附着量越少。Schulz等的研究指出，牙周再生手术前进行松动牙固定可提升牙周再生治疗的效果。固定松动的患牙可增加手术部位的稳定性，避免植骨材料丧失，有益于创口愈合，并可提高患者的舒适度。

本例患者的46牙周破坏程度重、术前存在Ⅱ度松动，在术中翻瓣清创后可见近中骨下袋形成，通过GTR联合植骨术及术后即刻松牙临时固定，在后续随访复查中可见临床附着增加，牙齿动度下降，影像学检查可见骨丧失减少。稳定松动的患牙有助于提升患者感受和再生治疗效果，与本例类似的患牙可考虑在牙周再生手术前或术后即刻行松牙固定。

4.4 良好的自我菌斑控制以及定期牙周维护是维持牙周健康稳定的有效手段

规范系统的牙周治疗可以消除牙周组织炎症，阻止进一步的附着丧失和骨丧失，然而牙周治疗并非一劳永逸，如何长久地维护牙周组织健康是牙周医生和患者共同面临的难题。长期控制牙周炎症既需要医生定期为患者彻底清除龈上和龈下菌斑，也需要患者进行仔细的自我口腔卫生维护。事实证明，菌斑控制不理想的患者中，牙周炎的进展速度显著更快，牙周治疗后发生附着丧失也是不可避免的。既往研究发现，与定期进行牙周支持治疗的患者相比，未定期接受牙周支持治疗的患者附着丧失增加的风险高50倍，失牙风险高5.6倍。对牙周定期维护治疗依从性较高的患者，其长期随访的PLI、BOP、失牙数明显较低，牙周疾病进展和复发的风险更低。临床实践中，多数患者能够积极完成初期牙周治疗，但在后续的1~2年内即放弃定期维护，仅有约30%的患者能长期坚持牙周维护治疗。因此，在各个治疗阶段均需要医患双方沟通与交流，临床医生在治疗过程中需要不断强化患者的口腔保健意识，督促其进行良好的自我菌斑控制及规律的牙周定期维护，以利长期维持牙周健康。

本例患者的自我菌斑控制良好，能坚持定期接受牙周支持治疗，系统治疗后的6年中，牙周状况维持稳定，无进一步的附着丧失、骨丧失及失牙，获得了医患双方均较为满意的长期治疗效果。

4.5 本病例的不足之处

该病例仍存在一些缺憾：患者上前牙存在扇形移位以及散在间隙，美观状况欠佳，同时上下前牙深覆𬌗、磨牙安氏Ⅲ类错𬌗、咬合关系不佳，治疗设计考虑在牙周炎症控制后通过正畸治疗关闭上前牙间隙、纠正扇形移位的同时改善咬合状况，从而为牙周健康的长期稳定提供帮助。但由于患者拒绝接受正畸治疗未能实现上述目标。此外，针对牙周炎病例的治疗应是涵盖口腔其他问题的全局统筹。该患者27存在继发龋坏，但因患者无症状而未行规范的牙体牙髓专科诊治，未来有可能出现牙髓和/或根尖周感染。虽有如上缺憾，但本病例经牙周系统治疗后，临床指标明显改善，炎症得以控制，初诊时预后判断欠佳的患牙得以保存，牙周组织恢复健康并在随访期内维持稳定的效果，同时通过可摘局部义齿修复恢复了牙列完整性，重建口腔功能，患者对治疗效果满意。

综上所述，针对重度牙周炎病例的治疗，医生应在全面牙周检查和准确预后判断的基础上，根据患者和患牙的具体情况，制订行之有效的综合治疗方案，循序渐进地施行规范的基础治疗和恰当的牙周手术治疗，从而控制牙周炎症，恢复牙周健康。在控制炎症、积极保留天然牙的同时，还应关注恢复口腔功能，改善患者美观。此外，督促患者进行积极牙周治疗后的定期牙周维护以及良好的自我菌斑控制，方能长期维持牙周健康稳定。本病例为重度牙周炎的综合治疗积累了一定的临床经验。

基金资助：国家自然科学基金（6187600 5）、北京大学临床科学家计划专项（BMU 2019LCKXJ010）。

特别说明：本病例主体内容与治疗过程图片均引自中国实用口腔科杂志, 2020, 13(09): 514–522。

专家点评

北京大学口腔医学院·口腔医院牙周科孟焕新教授：

重度牙周炎是牙周专科门诊中最常见的病种。据统计，近期在北京大学口腔医院牙周科就诊的患者根据新分类，重度慢性牙周炎占慢性牙周炎的72.7%，重度侵袭性牙周炎患者则占侵袭性牙周炎的92.5%。重度牙周炎患者的治疗要比轻中度牙周炎复杂得多，难度也大，治疗方案的制订一定要在全面的牙周专科检查、危险因素评估和针对患牙的预后判断之后进行。

牙周非手术治疗是牙周治疗必不可少的第一阶段，非手术治疗完成后要进行再评估方可进入牙周手术阶段。本病例的牙周手术治疗很有特色，体现了个性化治疗，即针对不同牙和不同病变采用了翻瓣、骨成形、植骨术、GTR、去除根分叉病变区的釉突等术式，均获得良好的效果。

值得一提的是，拔除不能保留的患牙也是牙周治疗的一部分，姑息保留反复感染的无望患牙，将会影响邻牙的牙周组织健康。另外，应该看到缺牙和存在错殆的重度牙周炎患者，并非都有条件接受后续的种植修复和正畸治疗，施行活动义齿修复也是一种可选择的经典修复方式。

参考文献

[1]冯希平. 中国居民口腔健康状况—第四次中国口腔健康流行病学调查报告[A].见: 中华口腔医学会口腔预防医学专业委员会.2018年中华口腔医学会第十八次口腔预防医学学术年会论文汇编[C], 西安, 2018:13–14.

[2]Nazir MA. Prevalence of periodontal disease, its association with systemic diseases and prevention[J]. Int J Health Sci (Qassim), 2017, 11(2): 72–80.

[3]Frencken JE, Sharma P, Stenhouse L, et al. Global epidemiology of dental caries and severe periodontitis – a comprehensive review[J]. J Clin Periodontol, 2017, 44 Suppl 18: S94–S105.

[4]孟焕新. 临床牙周病学[M]. 2版. 北京: 北京大学医学出版社, 2014.

[5]孟焕新. 2018年牙周病和植体周病国际新分类简介[J]. 中华口腔医学杂志, 2019, 54(2): 73–78.

[6]Lang NP, Tonetti MS. Periodontal risk assessment (PRA) for patients in supportive periodontal therapy (SPT)[J]. Oral Health Prev Dent, 2003, 1(1): 7–16.

[7]McGuire MK, Nunn ME. Prognosis versus actual outcome. II. The effectiveness of clinical parameters in developing an accurate prognosis[J]. J Periodontol, 1996, 67(7): 658–665.

[8]McGuire MK, Nunn ME. Prognosis versus actual outcome. III. The effectiveness of clinical parameters in accurately predicting tooth survival[J]. J Periodontol, 1996, 67(7): 666–674.

[9]Genco RJ, Sanz M. Clinical and public health implications of periodontal and systemic diseases: An overview[J]. Periodontol 2000, 2020, 83(1): 7–13.

[10]Newman MG, Takei HH, Klokkevold PR, et al. Newman and Carranza's clinical periodontology[M]. 13th ed. Philadelphia,PA: Elsevier, 2019: 2210–2228.

[11]胡文杰. 重视和规范牙周基础治疗的必要性[J]. 中华口腔医学杂志, 2008, 43(5): 286–289.

[12]Ramfjord SP, Knowles JW, Nissle RR, et al. Longitudinal study of periodontal therapy[J]. J Periodontol, 1973, 44(2): 66–77.

[13]Levin L, Halperin–Sternfeld M. Tooth preservation or implant placement: a systematic review of long–term tooth and implant survival rates[J]. J Am Dent Assoc, 2013, 144(10): 1119–1133.

[14]Chace R, Low SB. Survival characteristics of periodontally–involved teeth: a 40–year study[J]. J Periodontol, 1993, 64(8): 701–705.

[15]Lovdal A, Arno A, Schei O, et al. Combined effect of subgingival scaling and controlled oral hygiene on the incidence of gingivitis[J]. Acta Odontol Scand, 1961, 19: 537–555.

[16]毕小成, 危伊萍, 胡文杰, 等. 罹患重度牙周病变磨牙拔牙后位点保存与自然愈合后种植治疗效果对比研究[J]. 中国实用口腔科杂志, 2017, 10(10): 598–604.

[17]Cortellini P, Stalpers G, Mollo A, et al. Periodontal regeneration versus extraction and dental implant or prosthetic replacement of teeth severely compromised by attachment loss to the apex: A randomized controlled clinical trial reporting 10–year outcomes, survival analysis and mean cumulative cost of recurrence[J]. J Clin Periodontol, 2020, 47(6): 768–776.

[18]Cortellini P, Tonetti MS, Lang NP, et al. The simplified papilla preservation flap in the regenerative treatment of deep intrabony defects: clinical outcomes and postoperative morbidity[J]. J Periodontol, 2001, 72(12): 1702–1712.

[19]Schulz A, Hilgers RD, Niedermeier W. The effect of splinting of teeth in combination with reconstructive periodontal surgery in humans[J]. Clin Oral Investig, 2000, 4(2): 98–105.

[20]Ramfjord SP, Nissle RR, Shick RA, et al. Subgingival curettage versus surgical elimination of periodontal pockets[J]. J Periodontol, 1968, 39(3): 167–175.

[21]Ramfjord SP, Knowles JW, Nissle RR, et al. Results following three modalities of periodontal therapy[J]. J Periodontol, 1975, 46(9): 522–526.

[22]Papapanou PN, Wennstrom JL, Grondahl K. A 10–year retrospective study of periodontal disease progression[J]. J Clin Periodontol, 1989, 16(7): 403–411.

[23]Checchi L, Montevecchi M, Gatto MR, et al. Retrospective study of tooth loss in 92 treated periodontal patients[J]. J Clin Periodontol, 2002, 29(7): 651–656.

[24]Cortellini P, Pini–Prato G, Tonetti M. Periodontal regeneration of human infrabony defects (V). Effect of oral hygiene on long–term stability[J]. J Clin Periodontol, 1994, 21(9): 606–610.

[25]Echeverria JJ, Echeverria A, Caffesse RG. Adherence to supportive periodontal treatment[J]. Periodontol 2000, 2019, 79(1): 200–209.

[26]张浩筠, 王翠, 胡文杰. 运用牙周特色治疗改善重度牙周炎的临床效果（附1例6年诊治随访观察报告）[J]. 中国实用口腔科杂志, 2020, 13(9): 514–522.

第3章

改善牙周美学

IMPROVE ESTHETICS IN PERIODONTICS

扫码关注后
输入TS13
观看刘洪臣教授
对本章点评视频

PRACTICAL
PERIODONTICS &
IMPLANT DENTISTRY
TREATMENT
STRATEGIES AND
TECHNIQUES

1 前牙美学修复：改善露龈笑（附1例10年诊治随访观察报告）

ESTHETIC RESTORATION TO MANAGE GUMMY SMILE（WITH A 10-YEAR FOLLOW-UP CASE REPORT）

王 翠　胡文杰　张 豪　彭 东

【摘要】

随着国人生活水平及口腔保健意识的提高，越来越多的医生和患者开始关注口腔美学的效果，使得前牙美学修复成为近年来口腔医学界关注的焦点问题之一。前牙美学效果的体现不仅局限于牙冠颜色、形态及部分排列的改善，而且需要着眼于改善唇、齿、龈关系及微笑曲线和前牙咬合关系等更为宏观的目标，这一目标的实现往往依赖于包括修复、正畸、牙周、牙体牙髓等口腔多学科合作。本文展示了1例前牙修复病例的病情分析、治疗设计、实施过程和疗效观察，并对前牙美学修复中涉及牙周方面的问题（牙冠延长术、冠根比和龈乳头缺陷等）进行了讨论，为临床解决此类问题提供了一定的经验。

【关键词】

前牙美学；生物学宽度；露龈笑；多学科治疗

前牙美学修复是近年来口腔医学的热点领域之一。前牙美学效果的体现已不仅仅局限于关注牙冠颜色、形态以及部分排列的改善，而且需要着眼改善唇、齿、龈关系及微笑曲线和前牙咬合关系等更为宏观的目标。因此，只有建立在正确评价口腔状况基础上的全面治疗设计和合理方法选择，才能达到前牙美学修复的最终目标：健康、功能、舒适、美观。所有这一切都依赖于口腔诸学科（包括修复、正畸、牙周、牙体牙髓等）的合作。本文完整展示了1例前牙修复病例的病情分析、治疗设计、实施过程和疗效观察，并对前牙美学修复中涉及牙周方面的3个问题［牙冠延长术、冠根比和龈乳头缺陷（"黑三角"问题）］进行了讨论。

1. 病例资料

基本情况：女，35岁。

主诉：要求改善前牙美观及露龈笑。

现病史：数年前前牙曾行复合树脂贴面修复，现要求通过修复改善前牙美观，同时改善露龈笑。偶有刷牙时出血，曾因牙周炎进行洁治，每天刷牙2次，每次1~3分钟。

既往史：树脂贴面修复治疗。

全身状况：患者健康状况良好，无过敏史，无长期服用药物史，否认吸烟史。

主诉牙临床检查：12-22下垂，深覆𬌗、深覆盖，复合树脂贴面修复，表面粗糙，外形欠佳，牙颈部缩窄显著。呈现露龈笑；32-42切端重度磨耗、临床冠短，牙龈不协调；牙龈均轻度红肿、质地松软、边缘圆钝，牙周探诊深度3~5mm，存在附着丧失（图1和图3）。

主诉牙影像学检查：根尖片显示12-22牙槽骨吸收为根长的1/2，未见根管充填影像；32、42牙槽骨吸收占根长的1/3，未见根管充填影像；31、41牙槽骨吸收占根长的1/2，完善根管充填影像（图2）。

诊断：慢性牙周炎伴上前牙露龈笑；12-22不良修复体；32-42重度磨耗伴牙龈不协调；前牙深覆𬌗、深覆盖。

2. 治疗前病情分析及相应治疗计划

2.1 露龈笑

该患者龈联合到游离龈缘的距离过大，且上颌骨在矢状面过于突出，垂直向表现为鼻底到上中切牙切缘距离过大，表现为混合型露龈笑。根据患者要求在不考虑外科正颌手术和正畸治疗的前提下，通过实施上前牙美容牙冠延长术改善露龈笑。

2.2 12-22不良修复体及深覆𬌗、深覆盖

双侧中切牙和侧切牙有不良树脂贴面、表面粗糙，外形不佳表现在：上颌切牙的临床冠切缘过宽，宽度大于颈部达1/3，接触点偏向冠方，且长和宽的比例不协调。从正侧面观，上切牙存在明显唇倾和下垂，即深覆𬌗、深覆盖。上前牙治疗时不但要考虑通过修复体改善牙齿的外形，兼顾避免"黑三角"的出现，同时还要调整好覆𬌗、覆盖关系。

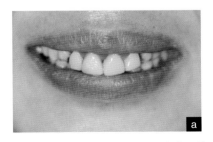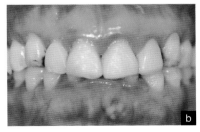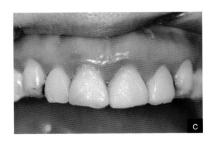

图1 初诊时（2005年1月）临床照片
a 治疗前前牙露龈笑；b 治疗前前牙深覆𬌗；c 治疗前牙龈不协调，附着龈过宽

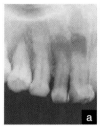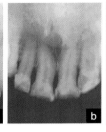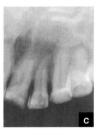

图2 初诊时根尖片

a 12、13术前根尖片；b 11、12术前根尖片；c 22、23术前根尖片

2.3 32-42残根或临床冠短，切端重度磨耗，牙龈不协调

考虑到31和41牙槽骨吸收较多，骨内根长度略短，下前牙牙冠延长术既要达到牙龈协调，又要充分考虑冠根比，并结合上前牙修复设计来改善覆𬌗、覆盖关系。

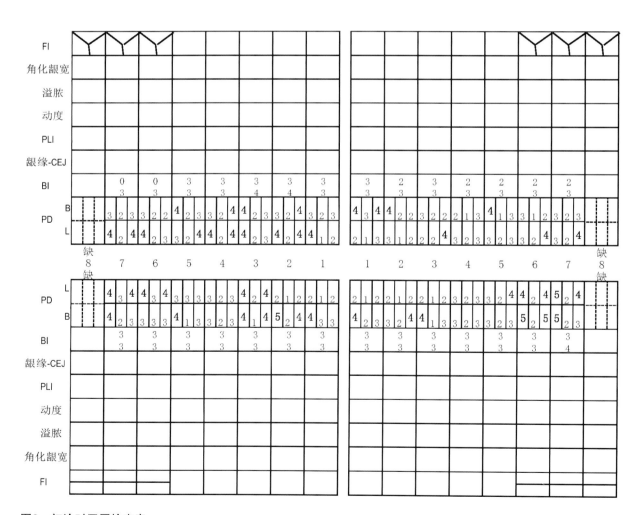

图3 初诊时牙周检查表

B：颊侧；L：舌侧；PD：探诊深度；BI：出血指数；CEJ：釉牙骨质界；PLI：菌斑指数；FI：根分叉病变

3. 治疗过程

修复、牙周、牙体牙髓三科联合会诊分析研究模型、测量根尖片、临床检查并确认患者要求后，制订综合治疗方案及步骤。

3.1 牙体牙髓治疗

去除12-22原有树脂贴面充填物，充分暴露原有牙冠外形。对上下中切牙和侧切牙实施完善的根管治疗，有利于修复时调整临床冠的外形和位置。患者术后1.5年的根尖片见图4。

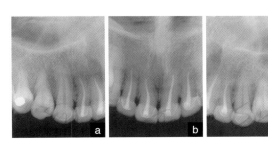

图4 患者术后1.5年的根尖片
a 12、13术后根尖片；b 11、12术后根尖片；c 22、23术后根尖片

3.2 牙周治疗

3.2.1 采用牙周基础治疗控制炎症

3.2.2 牙冠延长术

（1）炎症控制良好的基础上定点分析上颌龈缘线的理想位置，确定上下前牙牙龈切除量。通过术前制作模板，精确控制手术切口（图5）。

（2）结合根尖片对上下前牙颈部唇侧牙槽骨去骨成形（图6～图9），解除部分导致露龈笑的原因。

3.3 修复治疗

（1）初期修复：根据上前牙牙冠延长结果，12-22树脂临时冠修复时，牙体预备磨除切端一定长度，缩短临床冠，同时通过预备减小牙齿长轴唇倾度，改善覆𬌗、覆盖关系（图10）；上前牙通过临时修复体邻面接触点上移，诱导龈乳头成形（图11）。

（2）终期修复：通过6个月牙周状况检测、口腔卫生监控和临时修复体反复修改诱导龈乳头成形，最终完成上下前牙烤瓷全冠修复体制作（图12）。

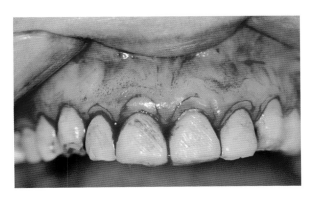

图5 通过术前模板确定手术切口位置

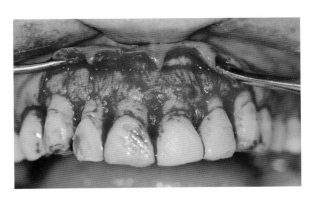

图6 翻瓣后见唇侧骨板肥厚、隆突

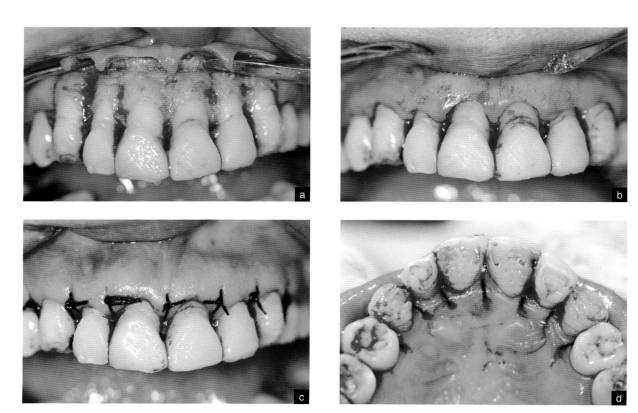

图7 上前牙颈部唇侧牙槽骨去骨成形
a 术后唇侧骨削薄、根间沟成形；b~d 瓣复位缝合

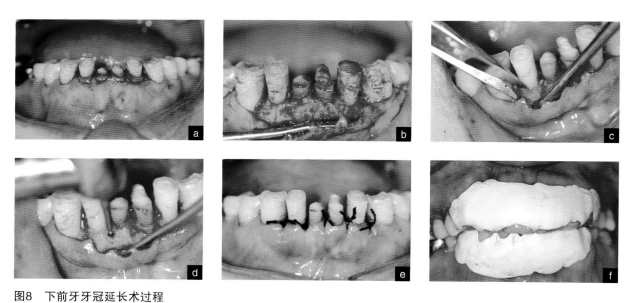

图8 下前牙牙冠延长术过程
a 确定手术切口位置；b 翻瓣后可见颊侧骨膨隆；c、d 修整龈瓣，涡轮钻修整骨面；e 严密缝合；f 上下颌敷牙周塞治剂

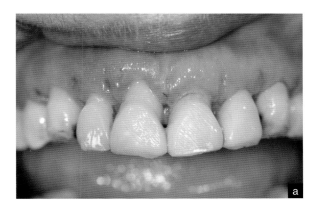
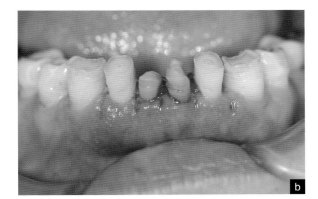
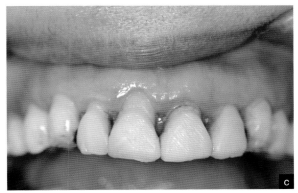
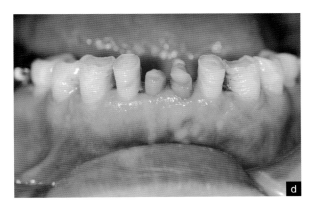

图9　a～d 上下前牙术后1周拆线情况及1个月后恢复情况

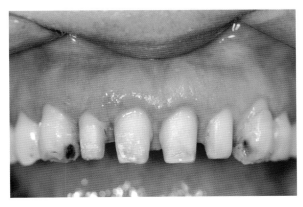

图10　牙体预备效果

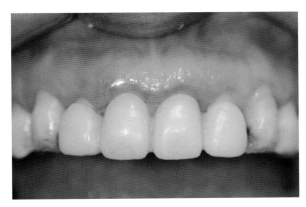

图11　临时修复体诱导龈乳头成形

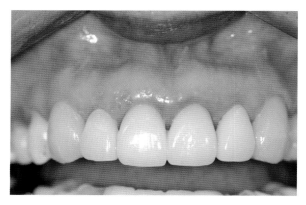

图12　上前牙烤瓷全冠永久修复

3.4　治疗效果

（1）露龈笑及深覆𬌗、深覆盖关系改善，牙龈外形协调（图13）。

（2）上下前牙牙冠长宽比例协调，形态美观。上下前牙牙龈协调，龈乳头诱导成形，避免了修复后"黑三角"的出现。

（3）疗效追踪观察：在口腔医生指导下，患者坚持采用正确的口腔卫生方法（包括刷牙、牙线）维护口腔健康，10年后复查治疗效果稳定（图14～图17）。

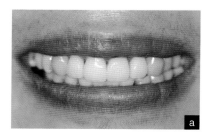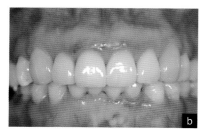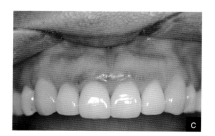

图13　最终修复完成后效果
a 露龈笑改善；b 治疗后深覆𬌗改善；c 治疗后牙龈协调

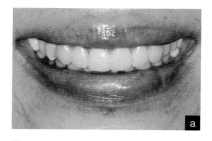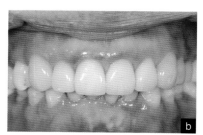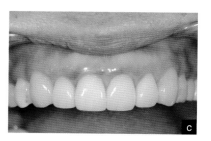

图14　a～c 10年后诊疗随访时（2015年1月）露龈笑、深覆𬌗、深覆盖改善，牙龈健康状况维持稳定

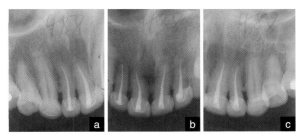 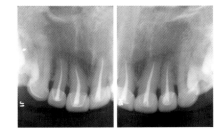

图15 a~c 5年后诊疗随访时上颌前牙根尖片　　　图16 10年后诊疗随访时上颌前牙根尖片

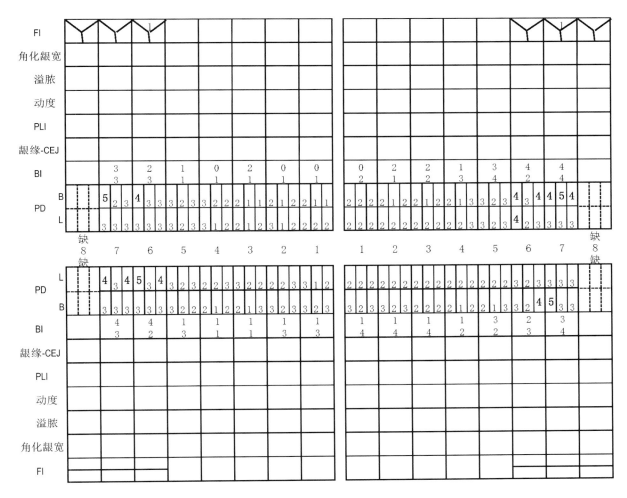

图17 10年后诊疗随访牙周检查表

4. 讨论与分析

近年来，美观因素已经不同程度影响着口腔疾病的治疗。口腔患者不但需要得到有确切健康结果的治疗，而且对于更加美观和谐的修复体追求和期望正在逐渐增加。微笑是唇、齿龈三者健康、美、和谐的统一。本例患者在就诊时提出要求重新修复改善前牙美观的同时，希望改善露龈笑，这也反映出患者对前牙美学修复的要求不断提高。

4.1 患者露龈笑的原因分析及治疗选择

改善露龈笑是患者主要要求之一。根据Monaco等在2004年以病因病理标准并结合临床治疗方案对露龈笑的分类，该患者既有膜龈联合到游离龈的距离过大，又存在上颌骨前突，属于牙龈和骨性原因兼备的混合型露龈笑。对此一般采用外科正颌手术和牙齿正畸治疗的方法加以解决，然后通过前牙修复实现治疗目的。根据患者愿望，经过治疗前的影像学检查和模型分析后认为露龈笑的原因为：①上颌骨相对较前突，并且上前牙唇侧骨板肥厚，上前牙的临床冠相对偏唇侧；②上前牙附着龈较宽、较厚，使得治疗前的上前牙有下垂趋势，在微笑时上颌牙齿以及牙龈暴露明显。通过牙冠延长术可以消除部分上述"露龈"的因素，使得上颌前牙龈缘的位置较手术前内收和上移，结合手术后的牙冠改形等修复治疗可以明显改善露龈笑。在患者知情同意的情况下，本病例通过实施上前牙美学牙冠延长术结合前牙修复来改善露龈笑，取得十分理想的效果，说明在牙槽突范围内的牙周手术结合修复技术也是解决露龈笑的有效手段之一。

4.2 应用牙冠延长术改善露龈笑时应保持合适的冠根比

牙冠延长术必须考虑如何保持术牙合适的冠根比。冠根比并非仅仅是临床牙冠和牙根的长度比值，其核心是牙周支持组织是否能够提供足够的三维附着以承担临床牙冠所承受的力量。因此，分析患牙冠根比的合适度需要充分考虑咬合关系、牙齿倾斜度等影响牙齿受力的因素，并结合患牙的牙周附着状况进行综合判断。本例患者上前牙术前因牙周炎等因素已有牙槽骨吸收，再行降低牙槽骨高度的牙冠延长术显然不利于获得牙周组织的三维附着。因此在术中对于垂直向骨高度的改变应尽量精确、保守，以保持附着的基本稳定。

同时在牙周手术后的修复中通过磨除一定距离上前牙切端部分，缩短临床冠长度，以最终保持相对合适的冠根比。结合牙体预备时调整牙长轴唇倾度，改善覆𬌗、覆盖关系，客观上改善临床冠的受力负荷，有利于牙周长期健康。在此类牙周、修复联合治疗的患者中，维护和保持相对合适的冠根比，以适应口腔内患牙的特定受力环境，是临床医生必须要考虑的问题。

4.3 解决前牙美学治疗中的龈乳头退缩问题

由于龈乳头退缩造成前牙龈外展隙出现空隙，形成了所谓的"黑三角"现象，这是影响前牙美学的一个重要因素。本病例采用了龈乳头的诱导成形技术，由于上颌切牙的临床冠切缘宽于颈部达1/3，接触点偏向冠方，且长宽的比例不协调。此外，由于患者原有牙周病的影响，术中发现邻间骨高度不足，加之牙冠延长术后牙颈部根向缩窄和上颌龈缘线上移，"黑三角"的出现似乎难免。但是文献中有报道，维持正常龈乳头的必要条件是牙齿之间的接触点和牙槽嵴顶之间的距离不超过5mm。本病例中采取术中尽量保留邻间骨高度，在术后的开始阶段虽然龈乳头缺陷，但是术后通过制作临时冠有意上移接触点，缩窄颈外展隙，引导龈乳头的再生。经过近6个月定期复查，不断调整临时冠边缘高度来刺激诱导龈乳头，达到预期的龈乳头成形目的，最终修复体不但改变了牙齿的长宽比例和外形色泽，同时缩窄了颈外展隙，从而避免了"黑三角"的出现，达到比较理想的修复效果。

综上所述，针对本病例患者存在的露龈笑、上颌前牙形态及宽长比例不佳、龈缘线不协调等美学缺陷问题，结合治疗前详细的病情分析制订合理的牙周-牙体牙髓-修复多学科治疗设计方案，通过上前牙美学牙冠延长术改善露龈笑及龈缘线不协调，结合临时冠修复诱导龈乳头重建避免"黑三角"的出现，然后采用永久冠修复改善牙齿形态及不良咬合关系，最终实现了前牙美学区的美观重建，为类似病例的临床诊治提供了一条可行治疗思路并提供了一定的经验支持。

基金资助：国家自然科学基金（6187600 5）、首都临床特色应用研究专项基金（Z131 107002213174）。

特别说明：本病例主体内容与治疗过程图片均引自中华口腔医学杂志, 2007, 42: 698-700。

专家点评

解放军总医院口腔医学中心刘洪臣教授：

露龈笑是影响口腔颌面部美观的临床常见问题，在许多严重的露龈笑患者不仅影响美观，对心理及社会适应性均会产生影响，患者常以美观的要求而就诊。该文报告了1例前牙露龈笑的美学修复诊疗的病例，涵盖了病情分析、治疗计划制订、治疗方法设计与实施的全过程，并进行了长达10年的随诊，获得理想的效果，文中特别强调了针对前牙露龈笑美学修复中涉及牙周问题的解决方案，对牙冠延长术式、冠根比调整以及龈乳头形态恢复等问题进行了探索，为临床露龈笑的治疗提供了个性化的经验。

前牙美学修复是口腔美学与美容的重要组成部分，不仅涉及牙冠的形态、颜色，牙齿排列和唇、齿、龈关系的改善，微笑曲线的匹配以及咬合关系调整等内容，还涉及口腔修复、正畸、牙周、牙体牙髓、牙槽外科等口腔各专业的内容，同时涵盖美学修养、色彩学、心理学、审美意识、艺术修养、人文等多学科领域。要求口腔医生学习掌握多方面知识，更需要多学科协作。多学科诊疗是临床医学未来的重要方向，该病例为前牙露龈笑美学修复的多学科诊疗提供了借鉴。

参考文献

[1]Jorgensen MG, Nowzari H. Aesthetic crown lengthening[J]. Periodontology 2000,2001,27:45–58.

[2]Almog DM, Meitner SW, Even–Hen N, et al. Use of interdisciplinary team approach in establishing esthetic restorative dentistry[J]. N YState DentJ,2005,71(5):44–47.

[3]Monaco A, Streni O, Marci MC, et al.Gummy smile: clinical parameters useful for diagnosis and therapeutically approach[J]. J Clin Pediatr Dent,2004,29(1):19–25.

[4]Grossmann Y, Sadan A. The prosthodontic concept of crown–to–root ratio:a review of the literature[J]. J Prosthet Dent, 2005, 93(6):559–562.

[5]Prato GP, Rotundo R, Cortellini P, et al. Interdental papilla management:A review and classification of the therapeutic approaches[J]. Int J Periodontics Restorative Dent, 2004, 24(3):246–255.

[6]Tarnow DP, Magner AW, Fletcher P. The effects of the distance from the contact point to the crest of bone on the precense or absence of the interproximal dental papilla[J]. J Periodontol, 1992, 63(12):995–999.

[7] Han TJ, Takei HH. Progress in gingival papilla reconstruction[J]. Periodontology 2000,1996,11:65–68.

[8] Blatz MB, Hurzeler MB, Strub JR. Reconstruction of the lost interproximal papilla: presentation of surgical and nonsurgical approaches[J]. Int J Periodontics Restorative Dent, 1999, 19(4):395–406.

[9]张创为, 杨刚, 王翠, 等. 牙周健康汉族青年上前牙龈乳头缺陷的影响因素分析[J]. 中国实用口腔科杂志, 2020, 13(07): 401–406.

[10]乐迪, 胡文杰, 张豪. 牙冠延长术结合修复治疗诱导上前牙龈乳头生长1例[J]. 北京大学学报(医学版), 2013, 45(02):312–315.

[11]Yang G, Cao J, Hu W, et al. Measurements of the gingival papillae architecture using cone–beam computed tomography in young Chinese adults[J]. PeerJ, 2020, 8: e10006.

PRACTICAL
PERIODONTICS &
IMPLANT DENTISTRY
TREATMENT
STRATEGIES AND
TECHNIQUES

2 牙周膜龈手术结合冠修复重建缺失龈乳头（附1例6年诊治随访观察报告）

RECONSTRUCTION OF LOST PAPILLA USING PERIODONTAL MUCOGINGIVAL SURGERY COMBINED WITH CROWN RESTORATION（WITH A 6-YEAR FOLLOW-UP CASE REPORT）

王浩杰　石宇彤　徐　涛　胡文杰　刘云松　卜　颖

【摘要】

　　口腔软组织美学及相关治疗在日常诊疗过程中备受关注。上前牙区龈乳头缺失导致的"黑三角"是临床常见的美学缺陷，其临床处置受局部解剖结构及病变破坏程度等多种因素影响，因此常需多学科共同治疗。本文通过1例应用牙周膜龈手术结合全冠修复，重建上前牙缺失龈乳头，并解决"黑三角"的美学治疗病例，为临床多学科治疗上前牙龈乳头缺失的美学问题提供经验。

【关键词】

　　黑三角；龈乳头；软组织移植；美学治疗

　　随着生活水平及治疗技术的提高，患者对美学治疗的需求也不断增加，前牙美学治疗已成为口腔医学的热点领域之一。其美学效果的体现不仅在于牙冠颜色和形态的改善，也应关注由游离龈、附着龈和龈乳头等软组织构成的"粉色美学"，以及唇、齿、龈的相互协调。上前牙龈乳头缺失导致的"黑三角"显著影响美观，相应的美学治疗常需依赖口腔多学科合作。

　　龈乳头是由其下方的牙槽骨及相互接触的邻牙所产生并支持的。由牙周病引起的支持骨丧失及接触丧失都会改变牙间组织的支持情况，导致龈乳头高度降低甚至缺失，形成"黑三角"。

　　"黑三角"不仅影响美观，造成食物嵌塞及患牙根面暴露，还可能影响患者发音。下方骨组织的支持能力是影响龈乳头充盈的重要因素，它体现在骨嵴顶与接触点的距离及根间距等方面。另外，牙周生物型、牙冠形态、邻间隙的形态以及牙间距等同样也会影响龈乳头的充盈状态。而与菌斑滞留相关的病损、创伤性的口腔卫生习惯、牙齿形态异常、不良修复体形态、邻间隙增宽以及邻牙缺失等均可导致龈乳头的缺陷。

　　龈乳头缺陷的重建包括非手术治疗和手术治疗方法。非手术方法主要有纠正创伤性的口腔卫生习惯、应用修复体改善牙冠外形及轮廓、正畸关闭牙间隙等。手术治疗主要为通过骨和/或软组织增量重建龈乳头。冠向复位瓣、上皮下结缔组织移植、带蒂瓣移植、信封瓣移植等多种牙周膜龈手术术式均可实现软组织增量，从而达到重建龈乳头的目的。其中结缔组织移植术因其供区创口小、愈合快，术后牙龈颜色与邻牙相近，美观效果良好而常应用于临床，对Miller Ⅲ类牙龈退缩可产生有限的根面覆盖。而其手术成功的关键在于移植区需有充足血供，带蒂移植物因血供直接来源于瓣的基部，而被认为是最具可预测性的移植物。

本文展示并分析了1例应用牙周膜龈手术结合全冠修复，重建缺失龈乳头，并解决前牙"黑三角"的美学治疗病例，为临床多学科治疗上前牙龈乳头缺失的美学问题提供经验。

1. 病例资料

基本情况：女，45岁。

主诉：上前牙出现"黑三角"影响美观5年。

现病史：要求牙周检查和治疗，并解决上前牙"黑三角"问题。患者无刷牙出血、明显口臭及牙齿松动等；2年前曾接受牙周系统治疗，双侧后牙曾行牙周翻瓣术，后定期进行牙周维护，每天刷牙3次，使用牙线及牙缝刷。

既往史：无特殊。

全身状况：体健，无过敏史及长期服用药物史，否认吸烟史。

主诉牙临床检查：微笑时为高位笑线。12、11、21牙冠呈尖圆形，Miller Ⅲ类牙龈退缩

1 ~ 3mm，龈乳头缺陷明显，邻面根颈部可见"黑三角"；前牙Ⅰ度深覆盖（图1）。

主诉牙影像学检查：X线片示12、11、21牙根长度尚可，牙槽骨水平型吸收约占根长的1/2，根尖周未见明显异常（图2）。

全口临床检查：口腔卫生尚好，菌斑软垢少，牙石（ + ~ ++ ）；个别牙龈轻度红肿，出血指数（BI）1 ~ 3，14-16、24-26牙龈退缩0 ~ 2mm；全口探诊深度（PD）3 ~ 5mm，可及附着丧失，个别磨牙根分叉病变（FI）Ⅰ ~ Ⅱ度，无牙齿松动；17、31缺失；双侧第一磨牙近中关系（图3）。

诊断：慢性牙周炎（广泛型Ⅲ期C级牙周炎）；12-21龈乳头缺陷；上颌牙列缺损；错𬌗畸形。

2. 围绕主诉牙12-21邻间"黑三角"的病情分析、治疗目标及相应计划

2.1　对12-21邻间"黑三角"的病情分析

患者既往的牙周炎症导致局部软硬组织缺损，同时牙冠外形不利于维持正常龈乳头形态，两方面因素共同影响，导致出现"黑三角"。参考根尖片，临床初步检查即可发现，患者12-21牙龈退缩，牙槽骨高度降低，11、21牙冠邻面根方接触点距牙槽嵴顶已超过7mm。同时患者牙冠呈尖圆形，近远中"拐点"更靠近牙长轴，使颈1/3处缩窄明显，难以维持良好的龈乳头高度和形态。

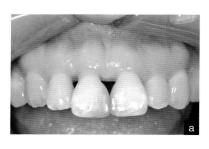
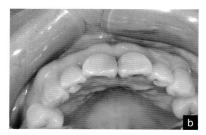
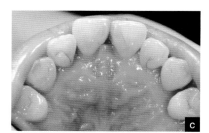
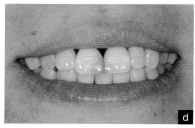
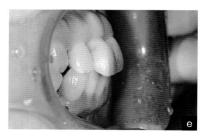

图1 初诊时（2013年5月）上前牙临床照片及微笑像

a 正面像；b 𬌗面像；c 腭侧像；d 微笑像，可见上前牙区存在"黑三角"；e 侧面像

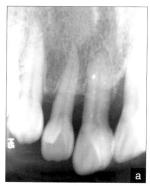
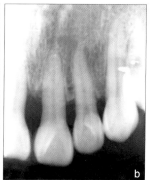

图2 a、b 初诊时上前牙根尖片

2.2 针对"黑三角"问题的治疗原则

通过病情分析，可明确其治疗原则：在纠正不当的口腔卫生习惯的前提下，一方面应增加局部软硬组织量，另一方面需改善患牙牙冠外形。

2.3 治疗方案

2.3.1 口腔卫生宣教，建立良好的口腔卫生习惯，牙周基础治疗控制炎症

改变患者口腔卫生习惯（停用牙缝刷改用牙线），全口牙周基础治疗（洁治、刮治及根面平整），为后续治疗提供有利条件。

2.3.2 牙周膜龈手术，增加局部软组织的量

牙周膜龈手术可获得"黑三角"处的局部软组织增量。因手术需充足血供，而龈乳头处血供有限，拟采用带蒂结缔组织移植，冠向复位龈瓣，增加软组织量，利于重建龈乳头。因骨增量需另开创口采集自体骨，增加手术难度及创伤，因此暂不予考虑。

2.3.3 改善牙冠外形，减少牙槽嵴顶距冠接触区的距离

约请正畸医生会诊，认为正畸片切法可取得

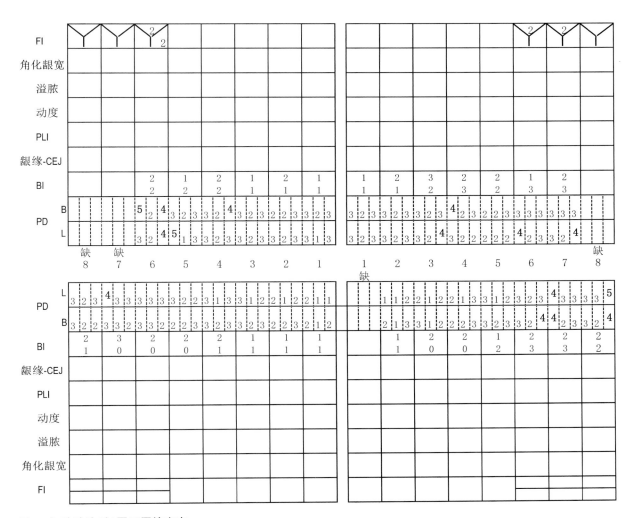

图3　初诊洁治后1周牙周检查表
B：颊侧；L：舌侧；PD：探诊深度；BI：出血指数；CEJ：釉牙骨质界；PLI：菌斑指数；FI：根分叉病变

的效果有限，不建议正畸治疗。全冠修复可调整冠外形为方圆形，牙冠接触点相继根向移动，诱导牙龈生长成形，有利于达到理想的美学效果。因患牙为活髓牙，建议修复前进行根管治疗。

综上所述，依据病情分析，对本例患者拟行牙周膜龈手术+全冠修复联合治疗前牙"黑三角"。

3. 治疗过程及临床效果观察

3.1 术前口腔卫生指导及牙周治疗

患者于2013年5—6月，完成牙周基础治疗（口腔卫生指导、洁治、刮治及根面平整），控制牙周炎症。

3.2 牙周膜龈手术增厚龈乳头（图4～图7）

（1）常规术前检查，局麻下（1.7mL盐酸阿替卡因肾上腺素注射液，必兰，法国），于12-22唇侧做沟内切口，腭侧做半月形切口，保留龈乳头，并将龈乳头自腭侧完整翻至唇侧（图4和图5）。

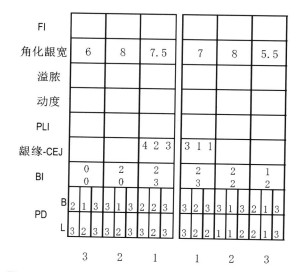

	3	2	1	1	2	3
FI						
角化龈宽	6	8	7.5	7	8	5.5
溢脓						
动度						
PLI						
龈缘-CEJ			4 2 3	3 1 1		
BI	0 0	2 0	2 3	2 3	2 2	1 2
PD B	2 1 3	3 1 3	2 2 3	3 2 3	3 1 3	2 1 3
PD L	3 2 3	3 2 3	2 2 3	3 2 3	2 1 1	2 1 3

图4 上前牙术前牙周检查表

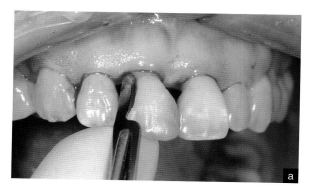
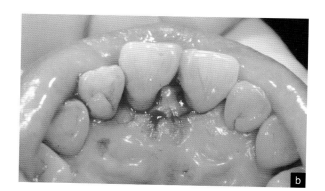
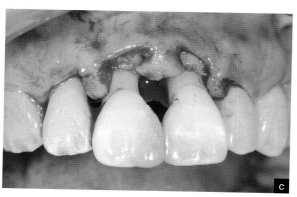
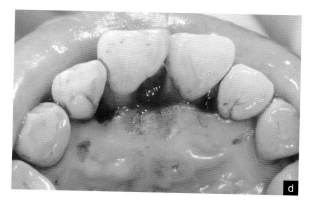

图5 牙周膜龈手术切口

a 12-22唇侧做沟内切口；b 腭侧做半月形切口，保留龈乳头；c 将龈乳头自腭侧完整翻至唇侧；d 切口腭侧观

（2）彻底清创，术中测量11、21根方接触点距骨嵴顶10mm。

（3）采用牙周显微器械，自22-26腭侧龈缘根方3mm相应处，沿牙列方向水平切口并近远中向延展至约25mm长，制备长25mm、宽10mm

的带蒂结缔组织瓣，蒂部与21、22腭侧软组织相连，自其游离端截取长约10mm、宽10mm的游离结缔组织备用（图6a、b）。

（4）通过11与21牙间隙将带蒂组织瓣自腭侧翻卷至唇侧，并固定于唇侧龈瓣根方组织面，

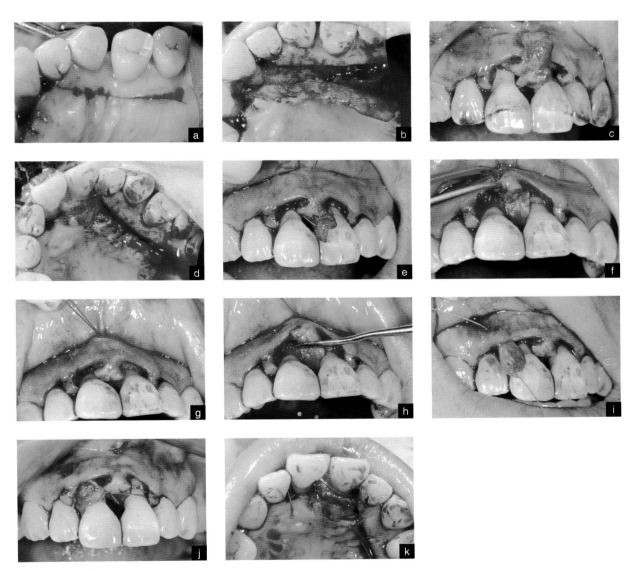

图6 软组织移植过程

a 自22-26腭侧龈缘根方3mm相应处做水平切口；b 制备带蒂结缔组织瓣，长约25mm、宽10mm，蒂部与21、22腭侧软组织相连；c 通过11、21牙间隙将带蒂组织瓣自腭侧翻卷至唇侧；d 通过11、21牙间隙将带蒂组织瓣自腭侧翻卷至唇侧（腭侧像）；e~h 将带蒂组织瓣固定于唇侧龈瓣组织面，增厚龈乳头；i 将截取的游离结缔组织置于11、12之间；j 固定组织瓣于11、12间龈乳头下方组织面；k 将截取的游离结缔组织瓣置于11、12之间并固定（腭侧像）

以增厚龈乳头（图6c~h）。

（5）将截取的游离结缔组织固定于12、11间龈乳头下方组织面（图6i~k）。

（6）用涡轮钻处理11、21根面，去除污染层，以0.9%生理盐水冲洗。

（7）松弛12-21唇侧龈瓣，冠向悬吊，并以流动树脂固定线结于11和21冠中1/3处（图7a、b）。

（8）12-22龈乳头处间断缝合，22-26腭侧供区锁扣式缝合（图7c）。

（9）术后上颌戴入压膜式𬌗垫，保护供区创口，压迫止血。

3.3 根管治疗预防牙髓感染

牙周手术后4周，完成11、21根管治疗（图8）。

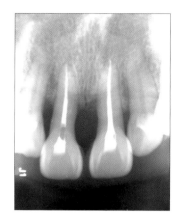

图8 11、21根管治疗后根尖片

3.4 临时冠修复诱导龈乳头塑形

术后6周软组织高度及厚度有所增加（图9），以此为基础开始进行11、21临时冠修复，期间调改临时冠外形诱导龈乳头塑形（图10）。

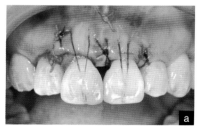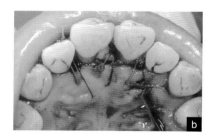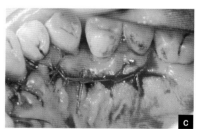

图7 术后缝合过程

a 松弛12-21唇侧龈瓣，冠向悬吊并以流动树脂固定线结于11和21冠中1/3处，12-22龈乳头间断缝合；b 腭侧观；c 供区锁扣式缝合

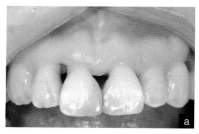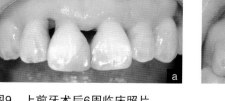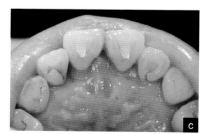

图9 上前牙术后6周临床照片

a 正面像；b 𬌗面像；c 腭侧像

3.5　永久冠修复改善牙冠外形，根向调整接触点

术后3个月完成最终全瓷冠修复，牙冠外形良好，呈方圆形，并根向调整牙冠接触点（图11）。

3.6　修复后5.5年效果追踪

完成永久修复后对患者进行定期随访。修复后2周即可见11、21间"黑三角"接近消失，邻间隙关闭效果基本达到；12、11间唇侧牙龈增厚，但仍有2～3mm高的龈乳头缺陷，继续观察其生长，并对患者进行定期牙周维护（图12）。

期间，针对12、11间龈乳头欠充满的问题，约请修复医生会诊，鉴于12自然牙邻面凸度不足，欲改善12、11间龈乳头充盈程度，可重行11、21冠修复，继续内收并调整冠外形，同时简单调改12自然牙的接触区。但患者对目前效果满意，暂无治疗意愿（图13和图14）。

修复后2年，11、21间龈乳头充盈良好，并维持稳定，12、11间龈乳头充盈程度持续改善，接近充满邻间隙，上前牙区唇侧外形轮廓丰满。患者微笑时，可见上前牙"黑三角"消失（图15）。

修复后5.5年复查（期间患者自行中断牙周维护3年），患者口腔卫生状况一般，菌斑软垢量中等，11、21及12、11间龈乳头高度基本维持、充盈良好，上前牙区唇侧软组织轮廓稳定丰满

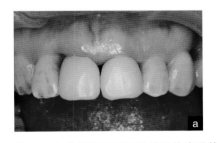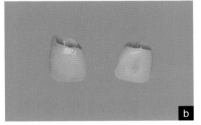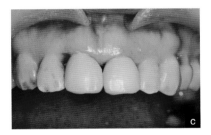

图10　上前牙临时冠调改前后临床照片
a 临时冠调改前；b 取下临时冠；c 临时冠调改后

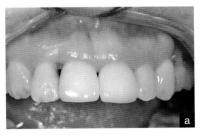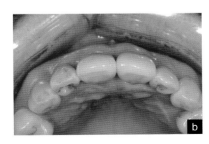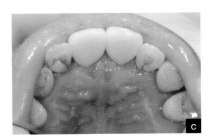

图11　上前牙永久修复即刻临床照片
a 正面像；b 𬌗面像；c 腭侧像

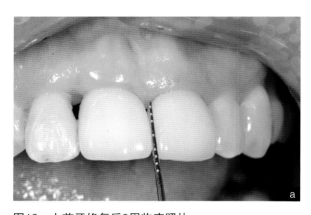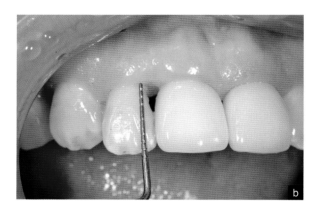

图12 上前牙修复后2周临床照片
a 11、21间"黑三角"接近消失；b 12、11间唇侧牙龈增厚，但仍存在2~3mm高的龈乳头缺陷

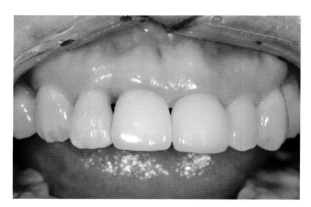

（图16和图17）。21唇侧龈缘稍红，经检查已排除粘接剂残留，与修复医生共同会诊，考虑冠唇面中央突度过大，易致颈部菌斑堆积，约请修复医生调改牙冠。

图13 上前牙修复后3个月临床照片

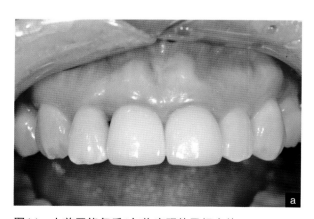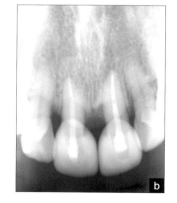

图14 上前牙修复后1年临床照片及根尖片
a 11、21间龈乳头充盈良好，12、11间龈乳头充盈程度改善，但尚未完全充满；b 根尖片

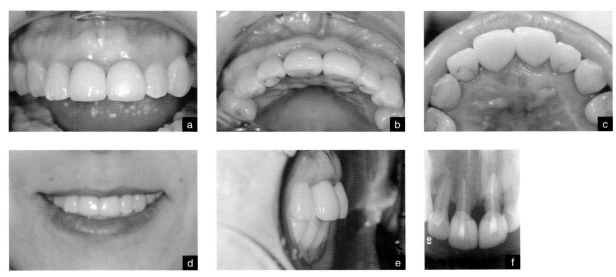

图15　上前牙修复后2年临床照片及根尖片
a 正面像；b 殆面像；c 腭侧像；d 微笑像；e 侧面像；f 根尖片

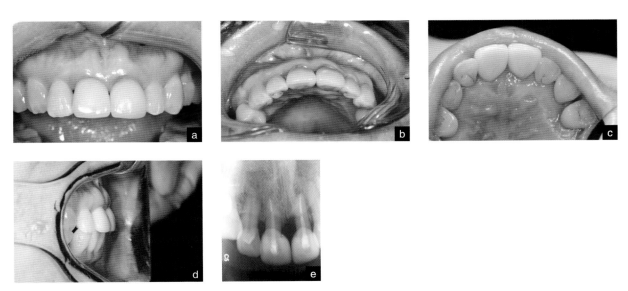

图16　上前牙修复后5.5年（2019年10月）临床照片及根尖片
a 正面像；b 殆面像；c 腭侧像；d 侧面像；e 根尖片

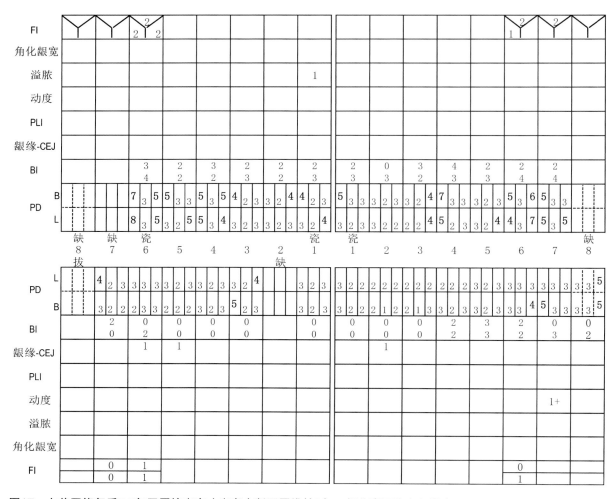

图17 上前牙修复后5.5年牙周检查表（患者中断牙周维护3年，部分磨牙位点复发）

4. 讨论与分析

近年来，越来越多的患者对口腔治疗的诉求不仅止于恢复健康与功能，也更注重美学效果的获得。前牙区的美学修复备受关注，它体现在唇、齿、龈的和谐统一。"黑三角"无疑是前牙区最常见的美学缺陷之一，也给前牙区美学治疗带来了挑战。

4.1 "黑三角"的成因分析

"黑三角"形成的实质是龈乳头未能充满。龈乳头是由其下方的牙槽骨及相互接触的邻牙所产生并支持的。由牙周病引起的支持骨丧失及接触丧失都会改变牙间组织的支持情况，导致龈乳头高度降低甚至缺失，形成"黑三角"。"黑三角"不仅影响美观，造成食物嵌塞及患牙根面暴露，还可能影响患者发音。影响龈乳头充盈的因素很多，一个主要因素是骨嵴顶至邻面根方接触点的距离。根据Tarnow等的研究，当此距离≤5mm时，98%的龈乳头可充满邻间隙，而当其达到7mm时，仅有27%的龈乳头可充盈良好。此外，牙冠形态也会影响龈乳头充盈。尖圆形的牙冠更易产生"黑三角"，而方圆形的牙冠由于其邻间骨嵴顶与根方接触点的距离更小，可以更好地维持龈乳头的高度和形态。另外，张豪和乐迪等研究发现，"拐点"的位置与牙龈顶点、接触点之间存在数量关系，这反映了牙冠近远中突度对龈乳头高度的影响。

本病例患者的"黑三角"主要与局部软硬组织量及牙冠外形相关。患者上颌切牙邻间牙槽骨因既往牙周炎症致骨高度降低，从而导致骨嵴顶至牙冠根方接触点的距离增大，约为10mm；且牙冠呈尖圆形，接触区位置近切端，牙冠颈1/3处近远中突度过小，"拐点"位置近牙长轴，导致龈乳头充盈不足。

4.2　"黑三角"的多学科治疗

欲解决前牙"黑三角"问题，不仅需处理局部软硬组织缺损，还应调整牙冠外形，单纯解决某一项均无法获得理想效果。而通过牙周手术重建龈乳头，不仅取决于软组织增量效果，还取决于其下方牙槽骨、邻面接触区是否存在及其位置。根据既往经验，在小面积受区内植骨时，因受区无法提供充足血供使得手术结果具有不可预测性；若应用带蒂结缔组织进行增量，则可能因缺少骨支持而只能达到减小三角间隙的效果；并且由于患者存在Miller Ⅲ类牙龈退缩，膜龈手术的预后较难预测。正畸和修复治疗可弥补牙周手术的局限性，通过不同程度调整牙冠外形，改变接触区位置，从而有助于重建龈乳头。因此龈乳头的重建常依赖于多学科的合作。

牙周软组织增量手术可达到重建龈乳头的目的。其中结缔组织移植术因其供区创口小、愈合快，术后牙龈颜色与邻牙相近，美观效果良好而常应用于临床，对Miller Ⅲ类牙龈退缩可产生有限的根面覆盖。而其手术成功的关键在于移植区需有充足血供，带蒂移植物因血供直接来源于瓣的基部，而被认为是最具可预测性的移植物。除此以外，移植物完全埋入龈瓣下方以及初期关闭受植区，均可为移植物提供最大化的血供环境。本病例在上中切牙间采用了带蒂结缔组织瓣，为移植物提供充足血供。同时受区采用保留龈乳头切口，并悬吊固定唇侧龈瓣，使之稳定而紧密并能完全覆盖移植物，保证了受植区的血供及稳定性，提高手术的成功率。

在软组织增量基础上，一定程度调整牙冠外形有利于龈乳头重建并维持其形态。通过制作全冠修复体对牙冠进行改形，可使接触区延长、接触点根向移动，减小颈部三角间隙，龈乳头得以"冠向移动"。本病例临床诊治中为患者设计方圆形的全冠修复体，根向移动接触点，缩小其与骨嵴顶间的距离，并降低了根颈部三角间隙的高度，同时方圆形牙冠近远中"拐点"远离牙长轴，颈部凸度增大，使三角间隙的宽度相对减小，缩小了"黑三角"的范围，利于龈乳头充满（图18）。

4.3　临床效果的原因分析

游离上皮下结缔组织移植及带蒂结缔组织移植术均可获得不同程度的龈乳头充盈效果，与术

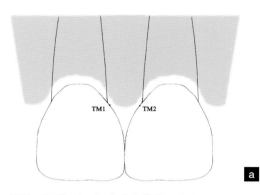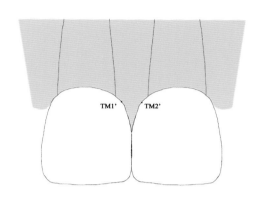

图18　冠外形调整利于龈乳头充满的示意图
a 尖圆形牙冠，根方接触点近切端，"拐点"（TM1、TM2）相对靠近牙长轴，牙颈部曲线凸度小；b 方圆形牙冠，根方接触点更近根方，"拐点"（TM1′、TM2′）相对远离牙长轴，牙颈部曲线凸度较大，利于龈乳头充满

区血供及软硬组织缺损程度等有关，但少有长期稳定性的观察结果。有学者认为，在治疗已获得良好效果的情况下，其长期维持不仅取决于各科医生的充分沟通协作，也与患者的配合相关。本病例通过各科医生协作的多学科综合治疗，修复5.5年后仍能观察到术区龈乳头高度基本维持稳定、软组织增量充足、唇侧外形丰满，且患者在定期维护过程中保持了良好的牙周健康状况。

12、11间及11、21间治疗效果有所差异，分析原因主要与所用移植物类型及12牙冠形态有关。前者应用不带蒂的游离结缔组织，且龈瓣未能完全覆盖移植物，受植区血供不如后者充分，因此术后效果欠佳。其次，由于12未进行修复治疗，牙冠形态仍为尖圆形，颈部凸度不足，且与11的根方接触点近切端，影响龈乳头充满。与修复医生会诊后，建议重新调整上中切牙修复体，同时简单调改12近中接触区，应可进一步改善

12、11间龈乳头的充盈情况。从修复后5.5年效果来看，11、12之间龈乳头充满效果持续改善，其原因在于良好的牙龈厚度是龈乳头塑形的必要前提，同时时间也是重要的因素。本病例也存在一些不足，患者中断牙周维护3年，全口口腔卫生状况较差，上前牙修复后5.5年复查时部分磨牙位点复发，应当对患者再次进行口腔卫生宣教，鼓励患者定期复查，维护治疗效果。

综上所述，本病例在临床诊治过程中，积极控制牙周炎症，并分别应用带蒂及游离结缔组织移植技术，结合全冠修复重建缺失龈乳头，改善并解决前牙"黑三角"的美学问题，避免了骨增量等创伤更大的手术技术，取得了较为满意的长期临床效果。通过该病例的成功，为临床多学科治疗上前牙龈乳头缺失的美学问题提供了经验。

基金资助：教育部留学回国启动基金（2012-45）。

特别说明：本病例主体内容与治疗过程图片均引自中国实用口腔科杂志, 2015, 8(10): 596-600。

专家点评

解放军总医院口腔医学中心刘洪臣教授：

　　由各种原因导致的龈乳头丧失是临床较为常见的并发症。其诊疗有一定难度，有较高的要求。本文报告了1例牙周膜龈手术结合冠修复重建缺失龈乳头的病例，通过6年随诊观察，获得可靠效果。临床常见的由病理、生理因素导致的上前牙区龈乳头缺失及形成的"黑三角"，对口腔颌面部的美观与功能有较大影响，患者以美学需求就诊的意愿较为强烈，对美学修复的要求很高。该病例前牙区龈乳头缺失形成的"黑三角"范围较大，修复有一定的难度，作者通过牙周膜龈手术治疗结合全冠修复，重建缺失的龈乳头，解决了龈乳头缺失导致"黑三角"的美学修复难题，为在口腔临床多学科治疗上前牙龈乳头缺失及美学修复提供了个性化的经验。

　　由于上前牙区龈乳头缺失形成的"黑三角"的诊疗受局部解剖结构及病损程度等多种因素影响，也需要多学科联合诊疗。同任何疾病诊疗相同，龈乳头丧失的预防十分重要，应采取有效的口腔卫生保健措施，防止或减缓龈乳头的严重丧失。

参考文献

[1]胡文杰, 彭东, 张豪. 前牙美学修复改善露龈笑[J]. 中华口腔医学杂志, 2007,42(11):698–700.

[2]乐迪, 胡文杰, 张豪. 牙冠延长术结合修复治疗诱导上前牙龈乳头生长1例[J]. 北京大学学报（医学版）, 2013,45(2):312–315.

[3]张豪, 乐迪, 胡文杰, 等. 120例中国青年健康上前牙龈曲线形状特征分析[J]. 北京大学学报(医学版), 2013,45(1):54–58.

[4]Newman MG, Takei HH, Klokkevold PR, et al. Carranza's Clinical Periodontology[M].12th. Canada: Elsevier Inc. 2015:628.e16–628.e18.

[5]Singh VP, Uppoor AS, Nayak DG, et al. Black triangle dilemma and its management in esthetic dentistry[J]. Dent Res J (Isfahan), 2013, 10(3):296–301.

[6]Tarnow DP, Magner AW, Fletcher P. The effect of the distance from the contact point to the crest of bone on the presence or absence of the interproximal dental papilla[J]. J Periodontol, 1992,63(12):995–996.

[7]Ahmad I. Anterior dental aesthetics: Gingival perspective[J]. British Dental Journal,2005,199(4):195–202.

[8]胡文杰. 牙周治疗技术和口腔临床美学[J]. 中国实用口腔科杂志, 2009,2(5):283–288.

[9]Azzi R, Takei HH, Etienne D, et al. Root coverage and papilla reconstruction using autogenous osseous and connective tissue grafts[J]. Int J Periodontics Restorative Dent,2001,21(2):141–147.

[10]Blatz MB, Hurzeler MB, Strub JR. Reconstruction of the lost interproximal papilla—presentation of surgical and nonsurgical approaches[J]. Int J Periodontics Restorative Dent,1999,19(4):395–406.

[11]Francesco Cairo, Michele Nieri, Umberto Pagliaro. Efficacy of periodontal plastic surgery procedures in the treatment of localized facial gingival recessions. A systematic review[J]. J Clin Periodontol, 2014,41(Suppl. 15):S44–S62.

[12]Anita Angela Sharma, Jae Hyun Park. Esthetic considerations in interdental papilla: remediation and regeneration[J]. J Esthet Restor Dent, 2010,22(1):18–28.

[13]João Carnio, Anna Tereza Carnio. Papilla reconstruction: Interdisciplinary consideration for clinical success[J]. J Esthet Restor Dent. 2018,30(6):484–491.

[14]Ena Sharma, Anuj Sharma, Kamaljit Singh. The role of subepithelial connective tissue graft for reconstruction of interdental papilla: Clinical study[J]. Singapore Dent J. 2017,38:27–38.

[15]王浩杰, 徐涛, 胡文杰, 等. 牙周膜龈手术结合冠修复重建缺失龈乳头（附1例报告）[J]. 中国实用口腔科杂志, 2015, 8(10):596–600.

PRACTICAL
PERIODONTICS &
IMPLANT DENTISTRY
TREATMENT
STRATEGIES AND
TECHNIQUES

3 经前庭沟切口的骨膜下隧道技术联合上皮下结缔组织移植术治疗多牙Miller I度牙龈退缩的初步探索（附1例4.5年诊治随访观察报告）

VESTIBULAR INCISION SUBPERIOSTEAL TUNNEL ACCESS COMBINED WITH SUB-EPITHELIAL CONNECTIVE TISSUE GRAFT IN THE TREATMENT OF MULTIPLE ADJACENT MILLER CLASS I GINGIVAL RECESSIONS（WITH A 4.5-YEAR FOLLOW-UP CASE REPORT）

韦 宁 王 翠 石宇彤 杨 刚 胡文杰

【摘要】

作为牙周炎最常见的伴发病变，牙龈退缩可以导致根面敏感以及美学区的粉色美学缺陷，影响患者口腔相关的生活质量。如何微创、有效地恢复牙龈形态、改善美观，是医患共同关注的焦点。牙龈冠向复位瓣（coronally advanced flap, CAF）结合上皮下结缔组织移植术（connective tissue graft, CTG）可以较好地改善牙龈退缩，覆盖裸露根面，是临床公认的有效治疗手段。近年来提出的一种经前庭沟切口的骨膜下隧道技术（vestibular incision subperiosteal tunnel access, VISTA）与CTG的联合应用在有效覆盖根面的同时，可以减少术区范围及术后疼痛等并发症的发生。本文展示了1例尖牙及前磨牙区域多牙Miller I度牙龈退缩的临床处置过程，详细介绍了VISTA+CTG术的操作流程与技术要点，以及解决牙龈退缩并获得完全根面覆盖的效果，经过54个月（4.5年）的观察，临床效果保持稳定。

【关键词】

膜龈手术；经前庭沟切口的骨膜下隧道技术；结缔组织移植术；牙龈退缩；根面覆盖

牙龈退缩是指牙龈边缘向釉牙骨质界根方退缩，导致牙齿根面暴露于口腔内，继而可引起牙齿敏感，增加牙齿发生楔状缺损和根面龋等牙体牙髓疾病的风险。此外，发生于前部牙弓美学区域的牙龈退缩常影响美观，是临床处置的难点。

针对牙龈退缩的治疗方法很多，其中以上皮下结缔组织移植术（CTG）为基础的根面覆盖技术是目前公认的金标准。在此基础上，不断探索出包括冠向复位瓣（CAF）结合CTG、隧道技术结合CTG等多种方法，大量研究已证明这类手术在减少退缩、获得根面覆盖方面效果同样良好。近年来采用专用器械的经前庭沟切口的骨膜下隧道技术（VISTA）逐步应用于多牙Miller I 度和 II 度牙龈退缩的治疗，受到临床医生的关注。

VISTA技术由Zadeh教授于2011年提出，该技术通过正中唇系带的短垂直切口提供进入16-26整个术区的入路，潜行分离形成隧道。在分离并冠向复位龈瓣后，利用树脂将缝线粘接固定于牙齿唇（颊）面上以充分保证冠向复位龈缘的稳定性。该手术的特色是避免了传统梯形翻瓣对术区相邻软组织的影响，利于充足血供。纵切口延伸至膜龈联合根方不易留下瘢痕，微笑时不易显露，对美观影响相对较小。手术过程简化了多牙分离半厚瓣的操作难度，降低了技术敏感性。

本文完整展示了1例针对多牙Miller I 度牙龈退缩的治疗过程，包括病情分析、治疗计划的制订、临床实施过程和随访效果观察，详细介绍VISTA技术的手术过程，观察该术式治疗多牙Miller I 度牙龈退缩的临床效果，以期为临床中类似病例的治疗提供经验参考。

1. 病例资料

基本情况：女，36岁。

主诉：左侧上下后牙牙龈退缩伴牙齿敏感4年。

现病史：4年来自觉左侧上下后牙牙龈退缩欠美观，伴牙齿冷刺激敏感。3年前曾于外院行"充填治疗"，其后充填体脱落，自觉牙齿敏感症状加重。否认牙齿自发痛等病史，否认刷牙出血、牙龈肿胀、牙齿松动移位等病史。1年前曾于我院行牙周基础治疗。每天刷牙2次，横刷为主，偶尔使用牙线。

既往史：多年前曾于外院行充填修复。

全身状况：体健，无过敏史，无吸烟史。

主诉牙临床检查：23-25、33-35牙冠唇（颊）侧颈部楔状缺损，深1~2mm，唇（颊）侧牙龈退缩2~3mm，邻间龈乳头充满良好，牙龈生物型为中间型，不松动，探诊深度2~3mm，邻面未探及临床附着丧失，冷测同对照牙（图1a）。

全口临床检查：全口口腔卫生状况一般，菌斑指数为1~2，下前牙牙石（+）。牙龈色粉红、形菲薄、质较韧，出血指数为1~2。全口普遍PD为2~3mm，磨牙区邻面个别位点可达4mm，可探及轻度附着丧失，个别磨牙可及根分叉病变（Furcation involvement, FI）0~I 度。14-24与35-45对刃（图1b、c和图2）。

诊断：慢性牙周炎（广泛型 I 期 A 级牙周炎）；23-25、33-35 Miller I 度牙龈退缩；23-25、33-35楔状缺损（牙颈部非龋性缺损）；错𬌗畸形。

2. 围绕主诉牙的病情分析及治疗计划

23-25、33-35唇（颊）侧牙龈退缩未达膜龈联合，邻面未探及临床附着丧失，龈乳头充盈良好，牙龈生物型为中间型，属Miller I 度牙龈退缩。23、33唇向错位、唇侧骨板较薄，对刃咬合关系及患者就诊前存在不当的刷牙方式等因素都可能促进了牙龈退缩的发生和发展。针对以上病因，制订如下治疗计划：

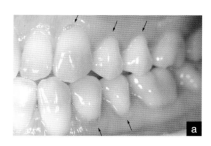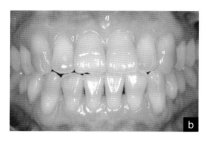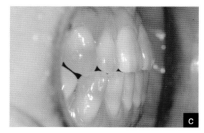

图1 初诊时（2016年2月）临床照片

a 23-25与33-35唇（颊）面观，可探及23-25、33-35颊侧颈部楔状缺损及牙龈退缩2~3mm；b 患者全口口腔卫生状况一般，牙龈普遍色粉、质地较韧；c 14-24与35-45为对刃咬合关系

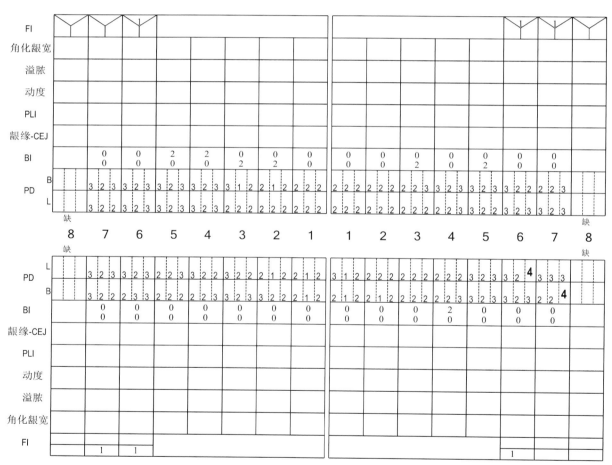

图2 初诊洁治后1周牙周检查表

B：颊侧；L：舌侧；PD：探诊深度；BI：出血指数；CEJ：釉牙骨质界；PLI：菌斑指数；FI：根分叉病变

2.1　消除病因，控制牙周炎症

（1）进行口腔卫生宣教（oral hygiene instruction，OHI），改变不良的口腔卫生习惯、指导正确的刷牙方法。

（2）进行洁治和必要的刮治及根面平整术，恢复牙周组织健康。

2.2　正畸会诊

分析改善23-24与33-35对刃关系的治疗可行性和风险，考虑23、33唇向错位导致其唇侧骨板较薄甚至可能缺如，加之对刃关系带来的不良咬合力，牙槽骨易发生吸收，牙龈退缩可能加重。请正畸医生会诊以期改善牙齿位置及咬合关系。正畸医生结合进一步的相关检查，发现上下前牙及前磨牙区牙量和骨量不调，通过正畸改善的难度和风险较大，建议就牙龈退缩以对症处理为好。

2.3　膜龈手术覆盖根面以缓解根面敏感症状、改善美观

患牙粉色美学评分（pink esthetic score，PES）为9，白色美学评分（white esthetic score，WES）为8，美观性欠佳，可考虑行膜龈手术解决上述症状和改善美观的诉求。即增加根面覆盖，缓解根面敏感症状的同时改善美观。

3. 治疗过程及结果

3.1　牙周基础治疗

治疗前对患者进行口腔卫生宣教，教会患者掌握正确的刷牙方法，同时进行系统的牙周检查、全口龈上洁治、PD≥4mm位点的龈下刮治和根面平整，消除牙周炎症（图3）。

3.2　23-25 VISTA+CTG术（图4）

（1）术前准备：取上颌石膏模型，制作上颌压膜式软𬌗垫，以备术后保护创面使用。

（2）裸露根面的处理：23-25采用手工刮治器去除玷污层，结合系列金刚砂钻进行根面改形，消除颊侧颈部明显台阶、适当降低根面的突度。

（3）受区准备：术区局麻下（1.7mL盐酸阿替卡因肾上腺素注射液，必兰，法国），于23唇侧近中前庭沟处行垂直切口达骨膜下，暴露唇侧骨板。以切口作为入路，采用微创骨膜分离器

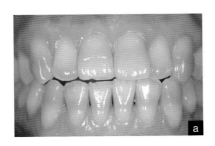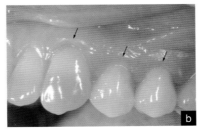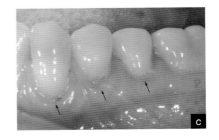

图3　牙周基础治疗后临床照片
a 经过牙周基础治疗后，全口口腔卫生状况良好，牙龈普遍色粉、质韧；b、c 23-25与33-35唇（颊）面观，可探及23-25、33-35颊侧颈部楔状缺损及牙龈退缩2～3mm

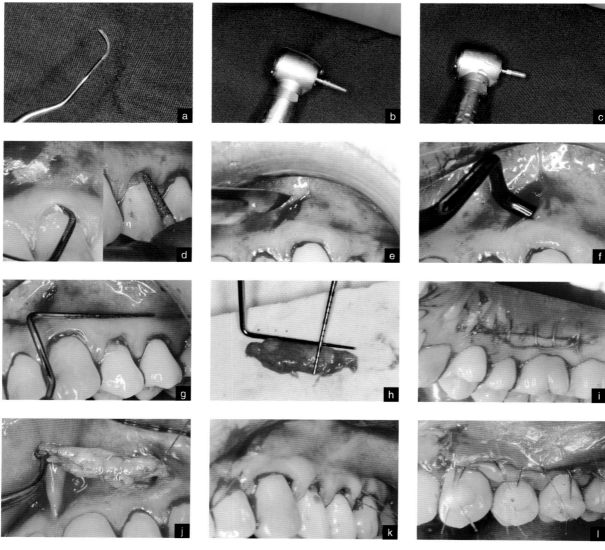

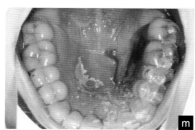

图4 23-25 VISTA+CTG手术过程

a 使用手工刮治器械去除玷污层，图示所用器械；b、c 示所用系列金刚砂钻；
d 采用手工刮治器去除玷污层，并结合系列金刚砂钻进行根面改形；e 示手术
切口；f 于23近中龈乳头根方膜龈联合处行垂直切口，潜行分离形成隧道；g
用牙周探针测量受区长度；h 于23-26腭侧获取CTG；i 示腭侧供区锁边缝合关
闭创口；j 以5-0可吸收缝线将结缔组织移植物自受区垂直切口向远中牵引植入
隧道内；k 缝合固定移植物；l 将冠向悬吊的4-0不可吸收缝线结节以树脂粘接
固定于唇（颊）面，使龈瓣冠向复位并稳定，以5-0可吸收缝线间断缝合关闭
前庭沟切口；m 术后即刻戴用压膜式上颌软殆垫

（VISTA Tunneling Kit™，DoWell公司，美国）自前庭沟切口插入骨膜与骨面之间进行潜行分离，形成骨膜下隧道，隧道延伸的范围至26颊侧远中，冠根向上越过膜龈联合和龈沟以及邻间隙的龈乳头下方，充分松弛形成隧道的全厚瓣，使其能无张力复位至釉牙骨质界冠方1～2mm。

（4）供区处理：供区局麻下（1.7mL盐酸阿替卡因肾上腺素注射液，必兰，法国），自23腭侧远中至26腭侧远中龈缘根方3mm处行水平切口，移取大小约为20mm×6mm、厚1～2mm的上皮下结缔组织移植物（CTG），修剪备用。使用5-0可吸收缝线（薇乔™，强生，美国）连续锁边缝合关闭创口。

（5）CTG移植与固定：以带5-0可吸收缝线（薇乔™，强生，美国）的缝合针自26颊侧龈乳头表面进针，穿入隧道，并从前庭沟切口处穿出，穿过结缔组织移植物的一端后返回原处，自组织内穿出表面。将移植物向远中牵引植入隧道内并缝合固定于26近中颊侧龈乳头瓣，未来冠向复位覆盖于根面。同时在前庭沟切口处将移植物近中端同法缝合固定于23近中龈乳头，形成CTG+全厚瓣的膜龈复合体。

（6）龈瓣冠向复位缝合：以4-0不可吸收缝线（普理灵™，强生，美国），分别于23、24、25颊侧中央龈缘下2～3mm处行水平褥式缝合，将CTG+全厚瓣复合体冠向复位至釉牙骨质界冠方2mm，移植物无暴露。采用SE Bond（可乐丽菲露™，可乐丽，日本）+流动树脂（ESPE™

Z350XT，3M，德国）分别将冠向悬吊的缝线结节粘接固定，使龈瓣冠向复位并稳定于23、24、25唇（颊）面。采用5-0可吸收缝线（薇乔™，强生，美国）间断缝合关闭前庭沟切口。

（7）术后护理：上颌供区戴用保护殆垫压迫止血，术后即刻冰敷，术后1周内口服阿莫西林胶囊（0.5g/次，3次/天）及布洛芬缓释胶囊（0.3g，必要时服用）。嘱勿刷牙及过度唇运动，术后2周内使用0.12%（质量分数）复方氯己定溶液含漱（1分/次，2次/天）。术后1周复查，2周拆线。

3.3　33-35 VISTA+CTG术

技术细节及操作过程与前述相似，手术过程见图5。

3.4　术后随访复查（图6）

术后2周拆除缝线。术后4周复查，术区肿胀逐渐消退，未见感染及移植物暴露，23-25以及33-35获得完全根面覆盖，牙龈形态及轮廓良好、色粉质韧，未见明显瘢痕，患者牙齿敏感症状消失（图6a、b）。

术后54个月随访复查（术后4.5年），相应临床照片（图6e、f）及检查结果（图7）如下，牙龈色粉质韧，无牙龈退缩，根面覆盖率达100%，牙龈生物型均为厚型，PES为12，WES为9，较前有所改善。

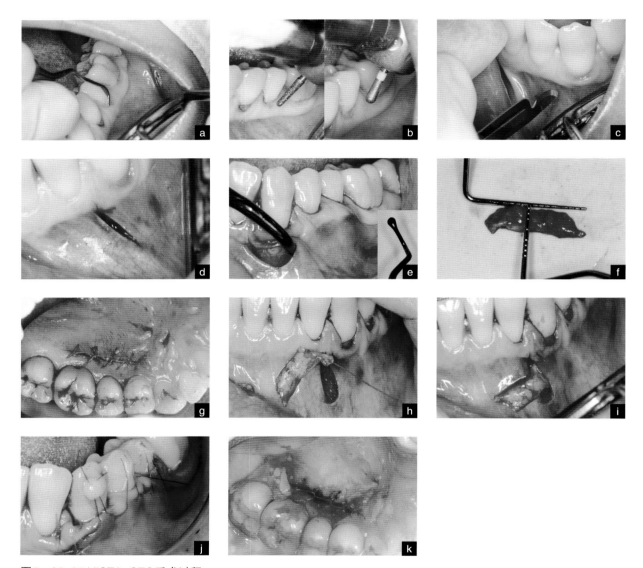

图5　33-35 VISTA+CTG手术过程

a 使用手工刮治器械去除玷污层；b 使用系列金刚砂钻进行根面改形，金刚砂磨光钻光滑根面；c、d 于33近中龈乳头根方膜龈联合处行垂直切口；e 于切口处潜行分离形成隧道（使用器械如该图右下角所示）；f 于13-15腭侧获取CTG；g 腭侧供区锁边缝合关闭创口。h、i 以5-0可吸收缝线将结缔组织移植物自受区垂直切口向远中牵引植入隧道内；j 将冠向悬吊的4-0不可吸收缝线结节以树脂粘接固定于唇（颊）面，使龈瓣冠向复位并稳定，以5-0可吸收缝线间断缝合关闭前庭沟切口；k 术后即刻戴用压膜式上颌软殆垫保护供瓣区创口

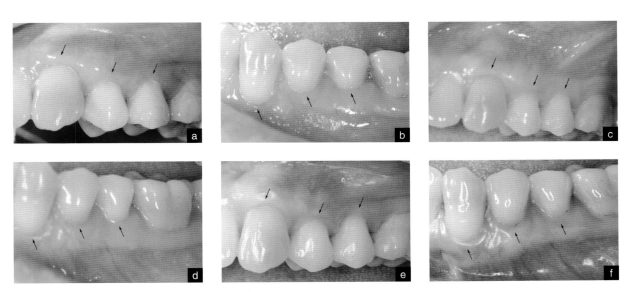

图6　23-25、33-35 VISTA+CTG术后复查效果

a、b 术后4周时，术区肿胀消退，23-25、33-35达到完全根面覆盖；c、d 23-25术后20个月、33-35术后19个月，牙龈色粉质韧、无牙龈退缩、根面覆盖率为100%；e、f 23-25术后54个月、33-35术后53个月，牙龈色粉质韧、根面基本完全覆盖、牙龈生物型均为厚型，美学效果良好

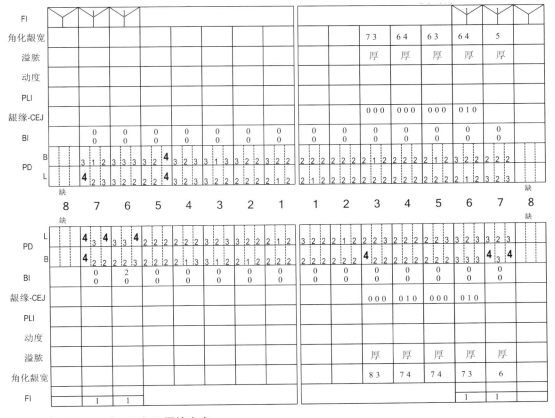

上颌牙周检查表：

	8	7	6	5	4	3	2	1	1	2	3	4	5	6	7	8
FI		▽	▽	▽										▽	▽	▽
角化龈宽											7 3	6 4	6 3	6 4	5	
溢脓											厚	厚	厚	厚	厚	
动度																
PLI																
龈缘-CEJ											0 0 0	0 0 0	0 0 0	0 1 0		
BI		0/0	0/0	0/0	0/0	0/0	0/0		0/0	0/0	0/0	0/0	0/0	0/0	0/0	
PD (B)		3 1/1 2	3 3/3 3	3 2/2 4	3 2/3 2	3 1/3 2	2/2 2		2/2 2	2/2 2	2/2 2	2/2 2	2 1/3 2	2/2 2	2/2 2	
PD (L)		4/2 3	3 2/3 2	3 2/4 3	2/3 2	3 1/3 2	2 1/2 2		2/2 1	2 2/2 2	2 3/2 2	2/2 2	2/2 2	2/2 2	2 1/2 3	
	缺															缺

下颌牙周检查表：

	8	7	6	5	4	3	2	1	1	2	3	4	5	6	7	8
	缺															缺
PD (L)		4/4	4/3	4/2	2 2/2 2	2 2/3 2	3 2/2 2		2/2 2	2 2/2 2	2/3 2	2/2 2	2 2/2 3	2/2 2	3 2/3	
PD (B)		4/2	2/2	2/2	2 2/2 1	3 1/2 1	2 1/2 2		2/2 2	2/2 2	4/2 2	2 2/2 2	2 2/3 3	3 3/3	4 3/4	
BI		0/0	0/0	2/0	0/0	0/0	0/0		0/0	0/0	0/0	0/0	0/0	0/0	0/0	
龈缘-CEJ											0 0 0	0 1 0	0 0 0	0 1 0		
PLI																
动度																
溢脓											厚	厚	厚	厚	厚	
角化龈宽											8 3	7 4	7 4	7 3	6	
FI		1	1											1	1	

图7　术后54个月（2020年8月）牙周检查表

4. 讨论与分析

4.1 牙龈退缩的病因及对因治疗

牙龈退缩是牙周炎最常见的伴发病变，其人群发生率高达50%以上，且一旦发生，难以自行恢复如初。暴露的根面可能引起牙齿敏感、影响美观，增加了菌斑控制的难度和发生牙颈部缺损、龋等牙体牙髓疾病的可能性。目前认为，多种因素均可导致牙龈退缩的发生，包括：

（1）炎症性因素：牙周炎症及与之相关的危险因素。

（2）物理性因素：如不良刷牙习惯等机械刺激。

（3）解剖因素：牙齿位置及咬合关系异常、唇侧软硬组织薄等。

（4）医源性因素：制作不良的修复体等。

临床上治疗应首先消除危险因素、控制炎症以避免牙龈退缩进一步加重。如伴有根面敏感、影响美观或退缩程度较重时，应进行膜龈手术加以控制和改善。本病例为年轻女性，对退缩区牙龈的美观需求较高，且伴有牙齿敏感，治疗愿望迫切。因此，如何运用微创牙周手术有效地覆盖已暴露的根面、改善美观并且维持长期稳定，是本病例治疗的关键之处。

4.2 针对牙龈退缩的牙周手术术式选择

针对牙龈退缩的术式选择是术后效果的决定性因素之一。2015年美国牙周病学会的共识报告提出以CTG为基础的根面覆盖技术能获得更高的根面覆盖率以及更佳的牙龈形态与轮廓等美学效果。经典的CAF联合CTG的方法可获得更多的

根面覆盖，其术后的龈缘形态、颜色等也相对较好。但由于传统的CAF切口采用创面较大的梯形翻瓣，出现疼痛、瘢痕等术后反应也较多。为了减少术后反应，临床上不断探索微创技术。2011年Zadeh提出了VISTA，该技术通过正中唇系带的短垂直切口提供进入16–26整个术区的入路，潜行分离形成隧道。在分离并冠向复位龈瓣后，利用树脂将缝线粘接固定于牙齿唇（颊）面上以充分保证冠向复位龈缘的稳定性。该手术的特色是避免了传统梯形翻瓣对术区相邻软组织的影响，利于充足血供。纵切口延伸至膜龈联合根方不易留下瘢痕，微笑时不易显露，对美观影响相对较小。手术过程简化了多牙分离半厚瓣的操作难度，降低了技术敏感性。本病例借鉴此方法将纵切口设计于健康邻牙偏根方的膜龈联合，使其适用于局部数颗牙齿的牙龈退缩。术后良好的根面覆盖和美学效果也再次验证了这种相对微创的VISTA+CTG改良技术具有良好的临床效果。

4.3 影响根面覆盖术后效果的因素

根面覆盖术后的效果主要取决于牙龈退缩的类型、程度和手术局部的牙龈厚度。既往研究表明，现有根面覆盖技术均可减少Miller I 度和 II 度牙龈退缩的深度与宽度，而发生邻面附着丧失的Miller III 度和IV度牙龈退缩则很难通过手术治疗获得良好效果。当然，对于Miller I 度和 II 度牙龈退缩，随着退缩程度的增加，术后获得完全根面覆盖的难度也逐渐增大。Berlucchi等对于Miller I 度牙龈退缩病例的研究表明，牙龈退缩程度<4mm的患者术后完全根面覆盖率为89.5%，而退缩程度≥4mm者仅为36.4%。此外，术前局部的牙龈厚度也会影响Miller I 度或 II 度牙龈退

缩根面覆盖的效果，相比牙龈厚度<1.1mm者，牙龈厚度>1.1mm的病例更容易在术后6个月获得完全根面覆盖。本课题组既往研究报告中间型牙龈生物型的平均牙龈厚度为1.25mm，这也是本例术后获得良好根面覆盖的原因之一。需要注意的是，术中龈缘冠向复位的位置及稳定性也会影响术后的根面覆盖率。Pini Prato等的研究显示，CAF术后即刻龈缘复位的位置影响根面覆盖的效果，表现为复位位置越靠近冠方，术后达到完全根面覆盖的可能性就越大。

本例中根面覆盖和美学效果在术后54个月依然保持稳定，除了手术技术上的快速、微创、术式合理以及恰当的病例选择，龈瓣充分松弛并采用树脂粘接以保证良好、稳定的冠向复位也为术后根面覆盖的效果打下了良好的基础。

根面覆盖术后的长期稳定性还受到吸烟、口腔卫生习惯等患者相关因素的影响。既往研究表明，吸烟可造成术后更多的附着丧失和牙龈退缩，影响根面覆盖的长期效果。另一个重要因素是，不良的口腔习惯也可能引起牙龈退缩的复发，如刷牙方法不当、力量过大等。因此，该患者接受术后定期复查，对于口腔卫生习惯（如刷牙方式）的改善及不断强化，有益于临床效果的长期稳定。

综上所述，本文病例详细展示了对于尖牙及前磨牙区多牙Miller I度牙龈退缩和牙颈部楔状缺损，进行VISTA+CTG手术的操作流程和技术细节，通过恰当的手术方式和良好的术后维护，在53～54个月的复查中临床效果保持稳定，获得了良好的根面覆盖和美学效果，为此类多牙罹患Miller I度牙龈退缩病例的临床处置积累了经验。

基金资助：国家自然科学基金（61876005）、北京大学临床科学家计划专项（BMU2019LCKXJ010）。

特别说明：本病例主体内容与治疗过程图片均引自中国实用口腔科杂志, 2020, 13(03): 151–156。

专家点评

解放军总医院口腔医学中心刘洪臣教授：

该文报告了经前庭沟切口的骨膜下隧道技术联合上皮下结缔组织移植术治疗1例尖牙前磨牙区的Miller I 度牙龈退缩，并随诊4.5年的病例。牙龈退缩是牙周炎的常见伴发病变，可导致暴露的牙根面敏感、牙龈形态改变，影响美观和口腔功能。牙龈冠向复位瓣结合上皮下结缔组织移植术可较好地修复牙龈退缩，覆盖裸露根面，是治疗牙龈退缩的有效方法之一。胡文杰教授团队采用经前庭沟切口的骨膜下隧道技术与上皮下结缔组织移植术联合应用，在获得较好的覆盖暴露牙根面的效果的同时，减轻了手术区的创伤及术后疼痛，达到了微创有效的目的，本文对手术操作流程与技术要点，特别是根面覆盖的特性做了详细介绍，经过4.5年的随诊观察，恢复了退缩牙龈的形态，改善了美观，为治疗各种原因引起的牙龈退缩提供了经验。

参考文献

[1]Giannobile WV, Lang NP, Lindhe J, et al. Clinical periodontology and implant dentistry[M]. Sixth edn. Ames, Iowa: John Wiley and Sons, Inc, 2015: 536–537.

[2]Kassab MM, Cohen RE. The etiology and prevalence of gingival recession[J]. J Am Dent Assoc, 2003, 134(2): 220–225.

[3]Pelekos G, Lu JZ, Ho DKL, et al. Aesthetic assessment after root coverage of multiple adjacent recessions with coronally advanced flap with adjunctive collagen matrix or connective tissue graft: Randomized clinical trial[J]. J Clin Periodontol, 2019, 46(5): 564–571.

[4]Tatakis DN, Chambrone L, Allen EP, et al. Periodontal soft tissue root coverage procedures: a consensus report from the AAP Regeneration Workshop[J]. J Periodontol, 2015, 86(2 Suppl): S52–S55.

[5]Chambrone L, Tatakis DN. Periodontal soft tissue root coverage procedures: a systematic review from the AAP Regeneration Workshop[J]. J Periodontol, 2015, 86(2 Suppl): S8–S51.

[6]Tonetti MS, Jepsen S. Clinical efficacy of periodontal plastic surgery procedures: consensus report of Group 2 of the 10th European Workshop on Periodontology[J]. J Clin Periodontol, 2014, 41 Suppl 15: S36–S43.

[7]Zadeh HH. Minimally invasive treatment of maxillary anterior gingival recession defects by vestibular incision subperiosteal tunnel access and platelet–derived growth factor BB[J]. Int J Periodontics Restorative Dent, 2011, 31(6): 653–660.

[8]乐迪, 张豪, 胡文杰, 等. 牙周探诊法判断牙龈生物型的初步研究[J]. 中华口腔医学杂志, 2012, 47(2): 81–84.

[9]Mythri S, Arunkumar SM, Hegde S, et al. Etiology and occurrence of gingival recession – An epidemiological study[J]. J Indian Soc Periodontol, 2015, 19(6): 671–675.

[10]Heasman PA, Holliday R, Bryant A, et al. Evidence for the occurrence of gingival recession and non–carious cervical lesions as a consequence of traumatic toothbrushing[J]. J Clin Periodontol, 2015, 42 Suppl 16: S237–S255.

[11]Chambrone L, Pini Prato GP. Clinical insights about the evolution of root coverage procedures: The flap, the graft, and the surgery[J]. J Periodontol, 2019, 90(1): 9–15.

[12]范可昂, 钟金晟, 欧阳翔英, 等. 经前庭沟切口的骨膜下隧道技术在治疗Miller I、II度单牙牙龈退缩中的应用[J]. 北京大学学报（医学版）, 2019, 51(1): 80–85.

[13]Chambrone L, Pannuti CM, Tu YK, et al. Evidence–based periodontal plastic surgery. II. An individual data meta–analysis for evaluating factors in achieving complete root coverage[J]. J Periodontol, 2012, 83(4): 477–490.

[14]Berlucchi I, Francetti L, Del Fabbro M, et al. The influence of anatomical features on the outcome of gingival recessions treated with coronally advanced flap and enamel matrix derivative: a 1–year prospective study[J]. J Periodontol, 2005, 76(6): 899–907.

[15]Huang LH, Neiva RE, Wang HL. Factors affecting the outcomes of coronally advanced flap root coverage procedure[J]. J Periodontol, 2005, 76(10): 1729–1734.

[16]Pini Prato GP, Baldi C, Nieri M, et al. Coronally advanced flap: the post–surgical position of the gingival margin is an important factor for achieving complete root coverage[J]. J Periodontol, 2005, 76(5): 713–722.

[17]Andia DC, Martins AG, Casati MZ, et al. Root coverage outcome may be affected by heavy smoking: a 2–year follow–up study[J]. J Periodontol, 2008, 79(4): 647–653.

[18]Gil A, Bakhshalian N, Min S, et al. Treatment of multiple recession defects with vestibular incision subperiosteal tunnel access (VISTA): A retrospective pilot study utilizing digital analysis[J]. J Esthet Restor Dent, 2018, 30(6): 572–579.

[19]戴安娜, 丁佩惠, 唐琪, 等. 牙周根面覆盖术治疗牙龈退缩的长期疗效观察[J]. 中华口腔医学杂志, 2019, 54(2): 124–129.

[20]韦宁, 王翠, 杨刚, 等. 经前庭沟切口的骨膜下隧道技术联合上皮下结缔组织移植术治疗多牙Miller I 度牙龈退缩的初步探索(附1例报告)[J]. 中国实用口腔科杂志, 2020, 13(3): 151–156.

第 **4** 章

保留天然牙多学科综合治疗

MULTIDISCIPLINARY TREATMENT FOR
PRESERVING NATURAL TEETH

 扫码关注后
输入TS14、TS15
观看宋莉教授、王左敏教授
对本章点评视频

PRACTICAL
PERIODONTICS &
IMPLANT DENTISTRY
TREATMENT
STRATEGIES AND
TECHNIQUES

1 多学科联合治疗重度牙周炎合并上前牙错殆畸形（附1例11年诊治随访观察报告）

MULTIDISCIPLINARY TREATMENT FOR A PATIENT WITH SEVERE PERIODONTITIS COMBINED BY MALOCCLUSION OF UPPER ANTERIOR TEETH（WITH A 11-YEAR FOLLOW-UP CASE REPORT）

张创为　胡文杰　胡　炜　张　豪　梁凌智

【摘要】

重度牙周炎患者伴有上前牙扇形移位是临床治疗中常见的难题。临床中，医生需运用多学科的知识综合考虑如何恢复健康、重建功能及改善美观，并结合实际情况和患者需求制订个性化的治疗方案，在治疗过程中针对新出现的问题及时做出调整。本文通过1例应用多学科手段治疗的重度牙周炎合并上前牙前突复杂病例，讨论美学区牙齿拔与留、拔除时机、缺失牙修复、龈乳头重建等临床问题，期望为前牙美学区域的多学科治疗提供经验。

【关键词】

前牙缺失；多学科治疗；病理性牙移位；龈乳头缺陷

近年来，种植治疗因其临床长期效果稳定逐渐成为牙列缺损或缺失的常规修复方法。既往大量研究已表明，拔牙后牙槽突的吸收和改建会妨碍以修复为导向种植治疗的实施，增加同期植骨的可能性，而且不良的软硬组织轮廓会影响种植修复后的美学效果和种植体的长期健康。

重度牙周炎患者因牙周支持组织破坏、牙槽骨吸收，容易出现病理性牙移位。研究发现，病理性牙移位在牙周病患者中较为常见，其患病率随牙周病的严重程度而增加。在前牙区常表现为牙齿松动、上前牙扇形移位，以及覆盖加深等错殆畸形。

重度牙周炎患者在正畸治疗中常面临许多困境与挑战，因而牙周与正畸联合治疗成为近年来备受关注的话题，这类患者更加需要医生根据其需求及病情特点制订个性化的治疗方案。另外，种植治疗常是牙齿缺失的首选修复方案，但有时受制于患者主观意愿或临床条件不良而难以开展。

本文完整展示了1例通过牙周、正畸、修复

多学科联合治疗的重度牙周炎合并上前牙前突复杂病例的诊疗经过，包括病情分析、多学科参与治疗计划、具体实施步骤和长期追踪随访等过程，针对美学区牙齿拔与留、拔除时机、缺失牙修复、龈乳头重建等问题，为临床类似病例设计提供了思路。

1. 病例资料

基本情况：男，53岁。

主诉：上前牙松动移位5年。

现病史：患者5年来上前牙逐渐松动，无明显疼痛等不适，无外伤史。每年定期洁治，未行系统牙周治疗。日常每天刷牙1~2次，不使用牙线。

既往史：无特殊。

全身状况：体健，无过敏史。

主诉牙临床检查：11松动Ⅱ度，唇倾明显，邻面及腭侧探诊深度（PD）为7~10mm，探诊溢脓；21松动Ⅰ度，唇倾，邻面PD为5~8mm，探诊溢脓（图1和图2）。

主诉牙影像学检查：根尖片示11远中牙槽骨水平型吸收占根长的2/3，近中牙槽骨吸收占根长的1/2，根周膜影像增宽（图3）。

全口临床检查：患者面部基本对称，双侧颞下颌关节未见异常，开唇露齿，右上唇可见皲裂。全口口腔卫生较差，菌斑大量，软垢大量；牙龈红肿，牙龈出血指数（BI）3~4，余牙普遍PD为4~7mm；上下前牙深覆𬌗、深覆盖，17与47、25与35正锁𬌗；18、28颊侧倾斜，无对颌；双侧磨牙关系基本正中（图1和图2）。

全口影像学检查：全口根尖片示余牙牙槽骨水平型吸收占根长的1/2~1/3（图3）。

诊断：慢性牙周炎（广泛型Ⅲ期C级牙周炎）；错𬌗畸形；18、28颊倾。

2. 围绕主诉牙的病情分析、治疗目标及计划

2.1　控制牙周炎症

（1）整体牙周状况不佳，首先需积极控制炎症，养成良好的口腔卫生习惯。

（2）去除局部因素，如18、28无咀嚼功能，且易有菌斑滞留，应拔除。

2.2　正畸治疗，改善前牙覆𬌗覆盖及后牙咬合关系

患者原本存在错𬌗畸形，因慢性牙周炎，加重了上前牙前突的问题，通过正畸治疗可以改善上下颌牙列拥挤、前牙深覆𬌗和深覆盖，同时纠正17/47及25/35正锁𬌗。考虑到患者牙量多于骨量，需要减数。而11、21、31、41牙周组织破坏严重，松动明显，长期预后差且牵引移动的风险大，可以作为减数牙拔除创造内收间隙。

2.3　牙周修复联合重建前牙功能美观

若减数11、21、31、41后，正畸治疗关闭间隙，将12、22分别牵引到原11、21的位置，而12、22外形与11、21差异较大，因此需通过修复治疗改变12、22牙冠外形，建立类似于中切牙的牙冠外形，恢复切咬功能，改善美观。

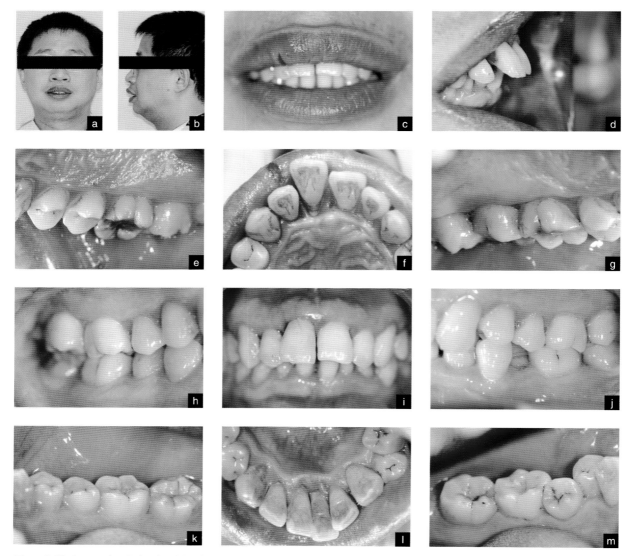

图1 初诊（2005年5月）时正侧面像及口内临床照片

a、b 正、侧面像；c 患者静息正面像，可见开唇露齿；d 前牙侧面像，可见重度深覆盖；e～m 口内临床照片

2.4 改善在治疗过程中出现的前牙软组织美学问题

由于11/21拔除后面临龈乳头丧失的问题，在正畸关闭间隙时，12/22之间可能会出现龈乳头缺陷；此外，原12、22的龈缘顶点位置更偏根方，不符合上前牙区龈缘的美学要求，上中切牙的龈缘顶点位于侧切牙冠方约1mm处，可通过牙冠延长术、临时冠及永久冠诱导软组织成形及重建缺陷龈乳头，改善并解决"黑三角"问题。

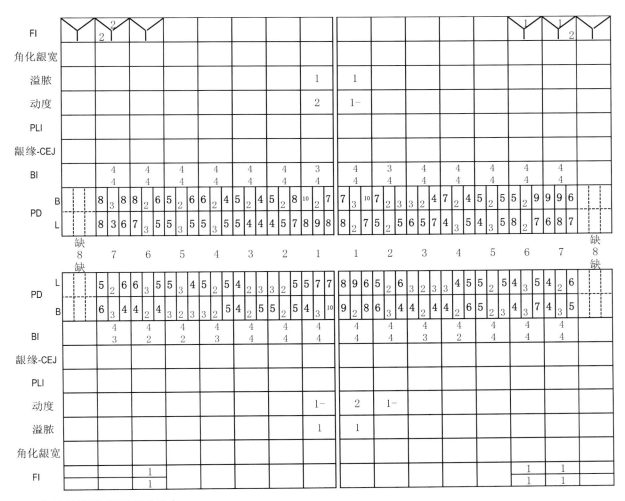

图2　初诊洁治后1周牙周检查表

B：颊侧；L：舌侧；PD：探诊深度；BI：出血指数；CEJ：釉牙骨质界；PLI：菌斑指数；FI：根分叉病变

3. 治疗过程及临床效果观察

3.1　牙周基础治疗（图4和图5）

于2005年5—10月完成全口牙周基础治疗（口腔卫生指导，2轮洁治、刮治及根面平整），控制炎症，拔除第三磨牙，改善菌斑因素造成的牙龈红肿，为正畸治疗及后续手术创造健康的牙周环境及条件。基础治疗完成8周后复查，牙龈红肿，牙周探诊深度及探诊出血明显减轻。

3.2　正畸治疗实施过程（图6～图8）

全口牙周基础治疗结束后，2005年11月开始正畸治疗，先后减数11、21、31、41，上前牙缺牙区过渡性粘接人工牙，修饰其关闭较大间隙期间的美观缺陷（图6）。

正畸治疗中，每3个月定期牙周维护。第48个月正畸治疗结束时，从临床及影像学上评价，基本纠正了上前牙前突、深覆𬌗、深覆盖和开唇露齿等问题（图7和图8）。

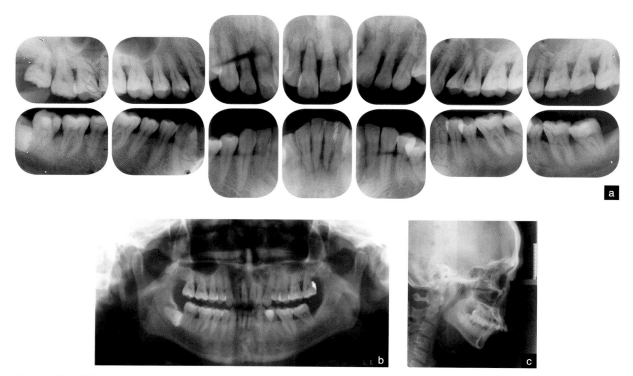

图3　初诊时影像学检查
a 全口根尖片；b 曲面体层片；c 头颅侧位片

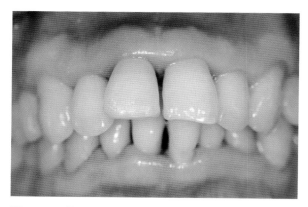

图4　牙周基础治疗后8周复查前牙临床照片

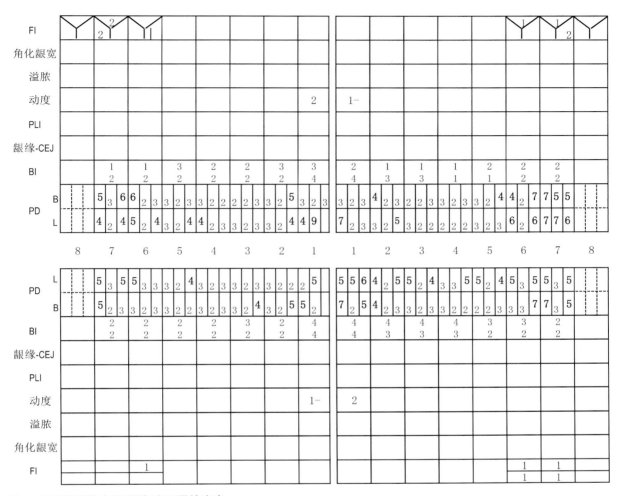

图5　牙周基础治疗后8周复查牙周检查表

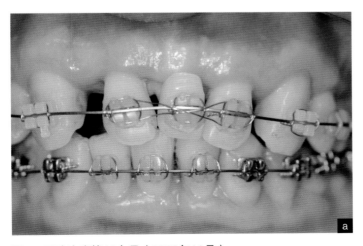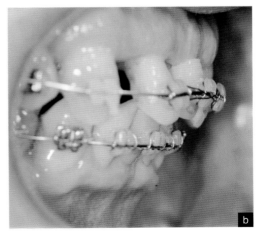

图6　正畸治疗第12个月（2006年11月）
a 前牙区正面观，可见12、22间的人工牙；b 上前牙区侧面观，覆盖减轻

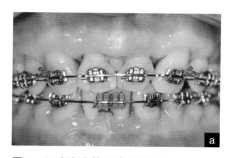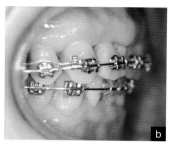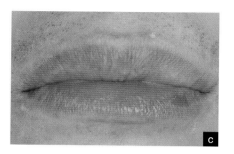

图7 正畸治疗第48个月完成
a 前牙区正面观，可见间隙已关闭；b 前牙区侧面观，覆盖正常；c 患者静息正面像，开唇露齿已纠正

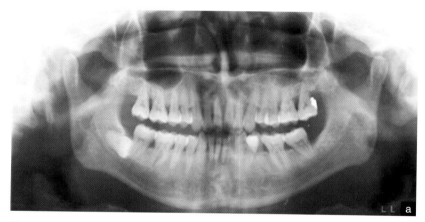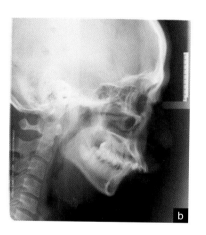

图8 a、b 正畸治疗后曲面体层片及头颅侧位片

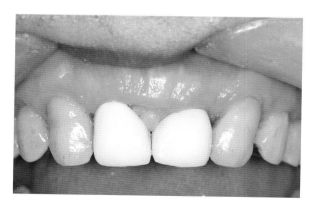

图9 12、22牙冠改形，制作临时冠（2010年11月）

3.3 初步修复过程

2009年11月正畸治疗完成并保持1年后于2010年11月行12、22初步牙体预备，制作临时冠。根据粉白美学问题分析12、22牙冠宽长比不协调，龈缘位置不齐，牙龈外形、牙槽嵴轮廓不佳，12、22间龈乳头欠丰满（图9）。为获得更好的美学效果，经牙周、修复科医生会诊，建议患者行牙冠延长术及骨成形术并结合临时冠诱导龈乳头成形改善美观。

3.4　牙冠延长术实施过程（图10）

临时冠制作后，进一步美学设计，拟根据理想的龈缘顶点位置通过手术重建符合美学要求的龈缘线，同时修整不良骨形态，重塑牙龈外形、牙槽嵴轮廓。

（1）术前检查13、12、22、23唇颊侧附着龈宽5～8mm。

（2）术区局麻下（1.7mL盐酸阿替卡因肾上腺素注射液，必兰，法国），按照未来理想的龈缘顶点位置设计手术切口，颊侧自14近中轴角处始行内斜切口，切口位于龈缘下0.5～1.5mm，延伸止于24近中轴角，舌侧自13远中轴角至23远中轴角行沟内切口。

（3）翻开双侧全厚瓣，彻底清除上皮领圈及肉芽组织，生理盐水冲洗。可见唇侧骨壁膨隆，不规则扶壁骨外形，骨皮质欠连续；12、22骨嵴顶至釉牙骨质界（CEJ）距离2～2.5mm，13、23骨嵴顶至釉牙骨质界（CEJ）距离2.5～3mm。

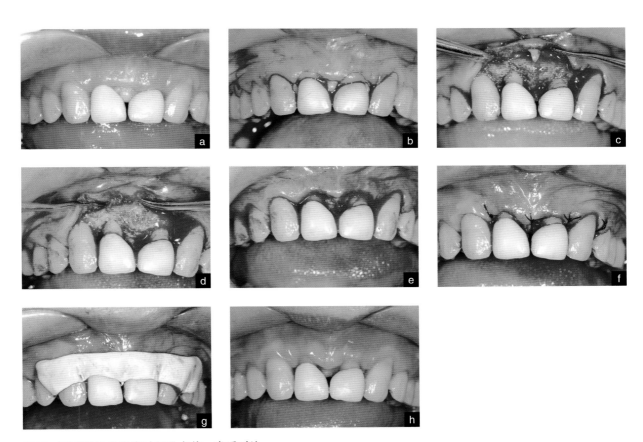

图10　牙冠延长术实施过程及术前、术后对比

a 术前牙龈炎症控制良好；b 局麻下定点、内斜切口；c 翻瓣、清创、发现12、22骨嵴顶至釉牙骨质界（CEJ）距离2～2.5mm，13、23骨嵴顶至釉牙骨质界（CEJ）距离2.5～3mm；d 唇侧去骨，参照釉牙骨质界（CEJ）外形去骨，恢复生物学宽度，加深牙槽骨邻间沟，形成生理移行；e～g 瓣复位、间断缝合、上牙周塞治剂；h 术后6周复查，龈缘外形良好

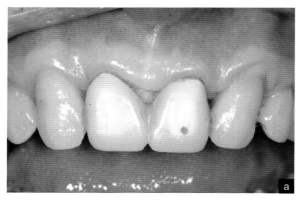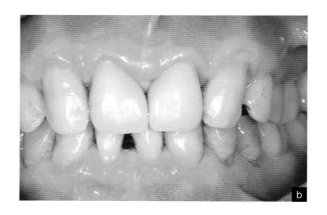

图11 12、22临时冠诱导及全瓷冠永久修复

a 定期调改临时冠，诱导12、22间龈乳头塑形，18个月后，可见12、22间"黑三角"基本消失，但三维略欠丰满；
b 完成全瓷冠修复（2012年5月）

（4）唇侧去骨后，围绕釉牙骨质界（CEJ）修整骨嵴顶外形，使骨嵴顶至釉牙骨质界（CEJ）距离3～3.5mm，恢复生物学宽度，同时唇侧加深邻间沟，唇侧骨嵴顶形成扇贝状骨外形。

（5）修剪龈瓣，缝合，上牙周保护剂。

（6）术后嘱患者用0.12%复方氯己定含漱液含漱2周，每天2次，每次10mL。

3.5 临时冠诱导牙龈成形及永久冠修复

牙冠延长术后1周拆线，术后6周复查见牙龈恢复良好；术后6周行12、22重新预备+临时冠修复；3～6个月定期牙周维护，调改临时冠外形，诱导龈乳头塑形；术后18个月，完成12、22全瓷冠修复（图11）。

3.6 永久修复后追踪复查

全瓷冠修复后，12、22间"黑三角"接近消失，邻间隙关闭效果基本达到，但存在三维不满。对患者进行定期牙周维护，因患者因素中断

牙周维护3年，期间患者自述26、27因牙体牙髓问题拔除。修复后6年（图12～图14）可见龈乳头高度维持稳定，牙槽骨无进行性吸收；患者无不适，咀嚼功能正常，对美观效果满意，口腔卫生状况良好，BI为0～2，PD普遍3～5mm，牙齿均无松动，咬合轻接触。

4. 讨论与分析

4.1 重度牙周炎伴上前牙扇形移位的临床处置

重度牙周炎患者的牙周支持组织破坏多，在前牙区常出现牙齿扇形移位。在控制好炎症的情况下，正畸治疗对牙周健康的维护是有利的。

本病例中，患者前牙松动移位，上下前牙存在深覆𬌗、深覆盖，且4颗中切牙最为严重，是临床处置的难点。成人正畸，尤其是牙周炎患者正畸治疗的关键是控制炎症，包括拔除治疗效果差的患牙、改善咬合关系等。

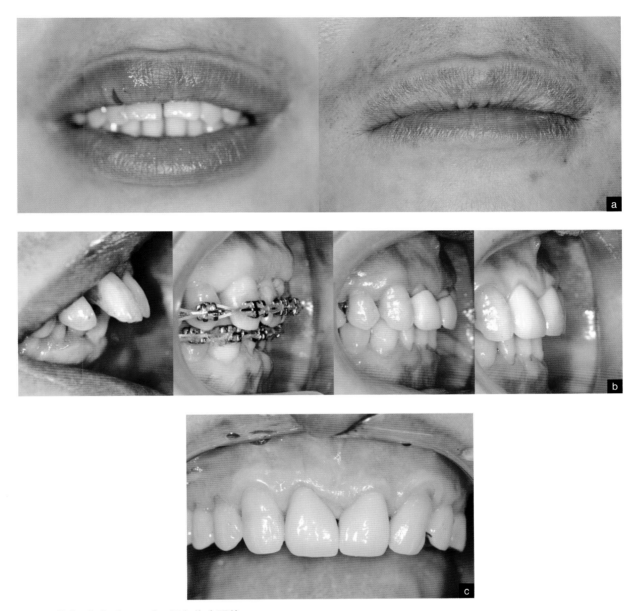

图12　修复后6年（2017年6月）临床照片

a 患者静息正面像（从左往右分别是初诊治疗前、修复后6年）；b 前牙侧面咬合像（从左往右分别是初诊治疗前、牙周基础治疗并正畸治疗结束、牙冠延长术后、修复后6年）；c 修复后6年，龈乳头维持稳定，患者对治疗效果满意

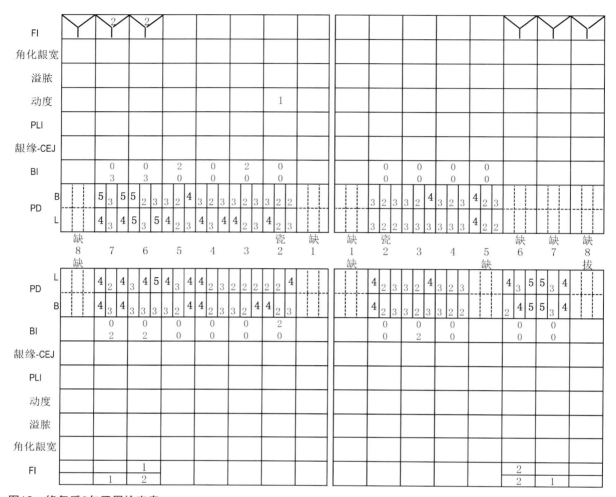

图13 修复后6年牙周检查表

前牙对美观影响大，医生在做出拔除前牙决定、选择拔除时机时往往需要慎重考虑。而患者希望解决前牙前突的问题，为了改善前牙覆𬌗覆盖，纠正牙列拥挤，适当内收，移动上下前牙达到减小覆盖，关闭间隙作用，牙周和正畸专业会诊综合考虑决定采用减数上下中切牙方法创造条件、改善效果，是临床解决此类问题的选项之一。

4.2 选择种植修复还是正畸牵引加修复改形的考虑

种植修复逐渐成为牙列缺损的常用方案。本病例中若考虑拔除后种植修复，很难解决前牙区的错𬌗畸形。通过正畸牵引关闭缺牙间隙，再改变侧切牙形态，恢复上中切牙的生理外形是结合患者实际情况的个性化治疗手段。

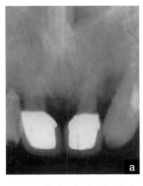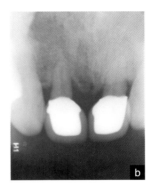

图14　修复后1年（a）和6年（b）根尖片
12、22牙槽骨高度基本稳定，未见进行性吸收及根尖周病变

在正畸治疗结束后，缺牙间隙关闭，前牙覆𬌗覆盖基本正常，但发现12、22牙冠外形、龈缘位置不协调，龈乳头欠丰满。为了获得更好的"粉白美学"效果，与患者沟通后，设计通过牙冠延长术改善牙冠和牙龈的外形，并调改临时冠诱导龈乳头塑形，消除"黑三角"，最后完成全瓷冠修复，获得了令患者满意的临床效果。

4.3　龈乳头缺陷的发生和处置

龈乳头缺陷又称为"黑三角"，是因各种原因导致的牙间乳头缺陷形成了接触区根方的三角形空隙，透露出口腔内的黑色背景。其出现可能与许多因素有关：邻接触点到骨嵴顶的距离、相邻牙冠的外形、邻间隙的二维形态、牙根分离成角、牙根间距等。这些指标共同描绘了龈乳头所在空间的生理解剖特点，这些因素的变化是其发生的原因。

而要解决"黑三角"这类口腔美学问题，更需要多个学科的交融合作。控制炎症、消除致病因素是基础。修复治疗可以改变牙冠外形、改变

接触区的位置等；正畸治疗可以改变根间距，牙根分离角等；牙周手术可以增加软硬组织量等。

在本病例中，12、22间的龈乳头是由正畸牵引12、22合拢，重塑其中间的牙龈组织形成的，在准备牙冠改形重新冠修复前。牙冠延长术目的是根向移动龈缘位置，创造符合白色美学的冠修复效果，同时为了不破坏生物学宽度，相应降低牙槽嵴水平。术前12、22牙槽嵴到釉牙骨质界的距离为2~2.5mm，术中修整至3~3.5mm，牙槽嵴根向移动约1mm，获得理想的牙龈对称性，为未来临时冠进行牙龈塑形创造了条件。

有研究指出，在牙周炎稳定人群的上前牙龈乳头中，当邻面釉牙骨质界到骨嵴顶的距离≥3.5mm时，观察到龈乳头均出现缺陷。这与本病例的实际情况是吻合的。随着牙槽嵴的根方移动，出现龈乳头缺陷的风险相应增加。在本病例中已预知上述情况，采用临时冠修复过程中调改临时冠颈部突度，持续诱导牙龈成形及重建龈乳头，取得了长期稳定的效果。这是因为12、22牙冠本身较短，理想修复体的冠边缘应该比原本的釉牙骨质界更靠近根方，因此通过逐渐调改临时冠诱导牙龈成形，最终修复体冠边缘到牙槽嵴顶的距离缩小到能使龈乳头充满的正常范围，使永久修复完成后的龈乳头缺陷的风险相应减小。除此以外，增加牙冠颈部邻面凸度也起到了维持软组织高度稳定、改善丰满度的作用。

4.4　病例中的不足之处

本病例中也存在一些不足之处，以供参考：

（1）12、22牙根较短小，牙冠延长术后，冠根比增加，并不能完全恢复上中切牙的生理功能。

（2）12、22牙根较细，为了避免在最终修复体颈部形成悬突，其颈部1/3牙冠外形呈突兀的斜坡状，缺乏自然的弧度，牙冠外形呈明显的尖圆形。

（3）12、22正畸控根效果不佳，使后期冠修复难度增加。

综上所述，本病例在积极控制牙周炎症的前提下，通过牙周、正畸、修复多学科合理的治疗设计，完成了重度牙周炎合并上前牙前突的功能重建与一定的美观再现，以正畸关闭间隙和修复改形的方法解决前牙拔除后的缺牙问题，为不便直接修复的类似病例提供了一条可行的思路。另外通过牙冠的改形、临时冠的诱导改善了"黑三角"，且在治疗完成后6年维持稳定，患者对治疗效果较满意，为临床处置"黑三角"提供了一定的临床实践经验。

基金资助：国家自然科学基金（6187600 05）。

特别说明：本病例主体内容与治疗过程图片均引自中国实用口腔科杂志, 2019, 12(03): 146–151。

专家点评

南昌大学附属第二医院口腔科宋莉教授：

该病例针对因重度牙周炎导致的上前牙病理性移位，前牙深覆𬌗、深覆盖加重等诸多复杂问题，为患者制订了牙周、正畸、修复多学科合作联合治疗的个性化的诊疗方案，在维护牙周健康的同时，改善前牙区美观以及后牙咬合关系，最终获得稳定且令患者满意的临床效果。胡文杰教授和他的团队在重度牙周炎多学科合作综合治疗方面的探查一直是处于国内引领地位，该病例正是胡文杰教授团队和相关学科多年临床实践的探索结果。

重度牙周炎导致的牙齿松动移位严重影响口腔的美观和功能，是牙周治疗的难点问题。

牙周治疗是口腔多学科诊疗的基础，本病例严格遵循这一原则，通过清除菌斑结石、拔除预后较差的患牙等方式控制牙周炎症之后，再进行下一步的美学及功能恢复计划，在正畸治疗期间每3个月进行牙周维护，在全冠修复之后定期复查牙周，把菌斑控制贯彻始终，非常值得临床医生的借鉴和学习。

前牙区的美学修复需要对软硬组织进行全面考量，包括牙体的外形、邻牙的协调性、牙龈边缘的协调性、龈乳头的充盈程度等，本病例通过全冠改变侧切牙形态，恢复上中切牙的生理外形，同时运用冠延长手术方式改善前牙粉白美学的效果，再用临时牙及永久冠诱导软组织成形及重建缺陷龈乳头，解决了前牙"黑三角"的问题，改善了美观。

值得指出的是，对于正畸移动侧切牙代替中切牙的方案，由于侧切牙牙根细短，需要正畸医生精确地把控矫治力，细丝轻力，以及严格的菌斑控制，以免造成侧切牙的牙根外吸收，或者因牙周组织无法代偿造成牙齿松动脱落。

总之，重度牙周炎的多学科诊疗关键是牙周治疗放在首位、牙周的维护贯彻始终。

参考文献

[1]Pinho T, Coutinho–Alves C, Neves M. Management of pathological tooth migration in patients with advanced periodontal disease[J]. J Clin Orthod, 2013, 47(9): 520–528; quiz 559.

[2]Khorshidi H, Moaddeli MR, Golkari A, et al. The prevalence of pathologic tooth migration with respect to the severity of periodontitis[J]. J Int Soc Prev Community Dent, 2016, 6(Suppl 2): S122–S125.

[3]Brunsvold MA. Pathologic tooth migration[J]. J Periodontol, 2005, 76(6): 859–866.

[4]Lee JW, Lee SJ, Lee CK, et al. Orthodontic treatment for maxillary anterior pathologic tooth migration by periodontitis using clear aligner[J]. J Periodontal Implant Sci, 2011, 41(1): 44–50.

[5]Boyer S, Fontanel F, Danan M, et al. Severe periodontitis and orthodontics: evaluation of long–term results[J]. Int Orthod, 2011, 9(3): 259–273.

[6]Yildiz P, Zortuk M, Kiliç E, et al. Clinical outcomes after immediate and late implant loading for a single missing tooth in the anterior maxilla[J]. Implant Dent, 2016, 25(4): 504–509.

[7]乐迪, 胡文杰, 张豪. 牙冠延长术结合修复治疗诱导上前牙龈乳头生长1例[J]. 北京大学学报(医学版), 2013, 45(2): 312–325.

[8]Kurth JR, Kokich VG. Open gingival embrasures after orthodontic treatment in adults: prevalence and etiology[J]. Am J Orthod Dentofacial Orthop, 2001, 120(2): 116–123.

[9]Singh VP, Uppoor AS, Nayak DG, et al. Black triangle dilemma and its management in esthetic dentistry[J]. Dent Res J(Isfahan), 2013, 10(3): 296–301.

[10]Tarnow DP, Magner AW, Fletcher P. The effect of the distance from the contact point to the crest of bone on the presence or absence of the interproximal dental papilla[J]. J Periodontol, 1992, 63(12): 995–996.

[11]Chow YC, Eber RM, Tsao YP, et al. Factors associated with the appearance of gingival papillae[J]. J Clin Periodontol, 2010, 37(8): 719–727.

[12]Carnio J, Carnio AT. Papilla reconstruction: Interdisciplinary consideration for clinical success[J]. J Esthet Restor Dent, 2018, 30(6): 484–491.

[13]Cardaropoli D, Re S, Corrente G, et al. Reconstruction of the maxillary midline papilla following a combined orthodonticperiodontic treatment in adult periodontal patients[J]. J Clin Periodontol, 2004, 31(2): 79–84.

[14]王浩杰, 徐涛, 胡文杰, 等. 牙周膜龈手术结合冠修复重建缺失龈乳头(附1例报告)[J]. 中国实用口腔科杂志, 2015, 8(10): 596–600.

[15]Awartani FA, Tatakis DN. Interdental papilla loss: treatment by hyaluronic acid gel injection: a case series[J]. Clin Oral Investig, 2016, 20(7): 1775–1780.

[16]Pi S, Choi YJ, HWang S, et al. Local injection of hyaluronic acid filler improves open gingival embrasure: validation through a rat model[J]. J Periodontol, 2017, 88(11): 1221–1230.

[17]Lang NP, Bartold PM. Periodontal health [J]. Journal of periodontology, 2018, 89 Suppl 1(S9–S16).

[18]张创为, 杨刚, 王翠, 等. 牙周健康汉族青年上前牙龈乳头缺陷的影响因素分析[J].中国实用口腔科杂志, 2020, 13(07):401–406.

[19]张创为, 胡文杰, 胡炜, 等. 多学科联合治疗重度牙周炎合并上前牙错𬌗畸形复杂病例的临床观察（附1例6年随访报告）[J]. 中国实用口腔科杂志, 2019, 12(3): 146–151.

PRACTICAL
PERIODONTICS &
IMPLANT DENTISTRY
TREATMENT
STRATEGIES AND
TECHNIQUES

2 应用多学科联合治疗解决前牙美学区复杂病例（附1例5年诊治随访观察报告）

MULTIDISCIPLINARY TREATMENT OF A COMPLICATED CASE IN ANTERIOR ESTHETIC REGIONS（WITH A 5-YEAR FOLLOW-UP CASE REPORT）

梁凌智　石宇彤　胡文杰　张　豪　王祖华

【摘要】

上前牙美学区的二次修复及相关治疗在日常诊疗过程中备受关注，此类病例常常涉及既往修复体形态不佳、基牙医源性过度预备导致侵犯牙周正常解剖结构以及咬合关系紊乱等问题，进而产生前牙区美学缺陷，给再治疗带来挑战，常需多学科联合治疗。本文通过展示1例针对前牙美学区病例的病情分析、多学科参与治疗设计、具体实施步骤和修复后效果的全过程，为临床多学科联合治疗上前牙复杂病例提供经验。

【关键词】

美学区；多学科治疗；二次修复

涉及前牙美学区的二次修复一直是临床诊疗的难题，其治疗目的不但要恢复健康、重建功能、改善美观，还往往需要多学科的协作和配合。本文完整展示了1例针对前牙美学区复杂病例的病情分析、多学科参与治疗设计、具体实施步骤和修复后效果的全过程，并分析了面临复杂病情如何拟定个性化的治疗决策和规划简捷的实施流程，探讨了上前牙二次修复时需要考虑的牙周、牙体牙髓、修复、正畸等相关问题。

1. 病例资料

基本情况：女，26岁。

主诉：上前牙区烤瓷牙刷牙出血6个月余。

现病史：患者1年前曾于外院行上前牙全瓷冠修复，后出现出血症状；2个月前右上门牙出现"急性根尖炎"症状，已行根管治疗，症状消失。日常每天刷牙1~2次，不使用牙线，否认吸烟史。

既往史：曾在北京大学口腔医院关节门诊就诊。

全身状况：基本健康状况尚可，自诉胃肠功能弱，无过敏史，无长期服用药物史。

主诉牙临床检查：微笑时上前牙牙龈显露0~3mm（图1a）。13-12、11-21、22-23全瓷冠联冠修复，13-23、33-43深覆盖。15全瓷冠修复，冠缘位于龈缘根方1~2mm。邻面龈乳头中度红肿，PD为3~5mm。

主诉牙影像学检查：根尖片示13-23牙槽骨未见明显吸收，骨硬板完整。11、15可见根充影，恰填，根尖周未见低密度影；13、12、21-23根管内未见根充影，根尖周未见低密度影。

全口临床检查：全口口腔卫生不佳，菌斑软垢堆积，牙龈红肿，BI为1~3，PD为3~5mm，有附着丧失，无根分叉病变，牙齿无松动。47树脂充填，16、26，36、46呈磨牙中性关系（图1和图2）。

诊断：慢性牙周炎（广泛型Ⅱ期A级牙周炎）；上前牙牙龈不协调（过度牙龈显露）。

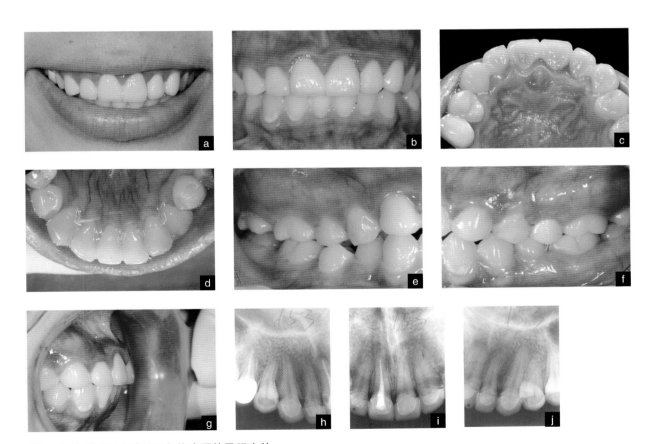

图1　初诊时（2011年6月）临床照片及根尖片
a 微笑像显示露龈笑；b 前牙区正面像；c 上前牙区腭侧像；d 下前牙区舌侧像；e、f 双侧后牙区颊侧像；g 上前牙区侧面咬合像；h~j 上前牙及前磨牙根尖片

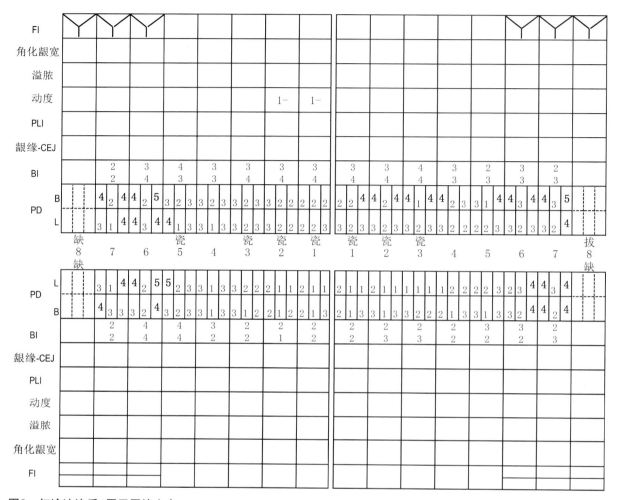

图2　初诊洁治后1周牙周检查表

B：颊侧；L：舌侧；PD：探诊深度；BI：出血指数；CEJ：釉牙骨质界；PLI：菌斑指数；FI：根分叉病变

2. 病情分析及治疗计划

经牙周科、牙体牙髓科、修复科医生会诊，分析研究模型和X线片后，制订综合治疗方案如下。

2.1　控制牙周炎症，恢复口腔健康

（1）整体牙周状况不佳，需在修复治疗前积极控制炎症，创造良好的修复环境。

（2）13-23修复体边缘位于龈下1~2mm，侵犯生物学宽度，宜拆除冠以去除冠边缘的刺激，促进13-23的牙周健康恢复。

2.2　13-12、21-23根管治疗的必要性

首次修复时基牙均为活髓，就诊2个月前11曾出现"急性根尖炎"症状，考虑到再修复需要

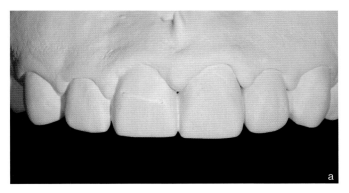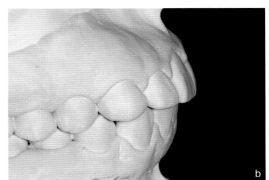

图3　术前研究模型
a 上颌正面观；b 上前牙区侧面观

对余留活髓牙进行二次预备，以及二次修复可能产生的咬合调整对将来牙髓活力的影响，二次修复之前应进行13-12、21-23根管治疗。

2.3　实施13-23牙冠延长术，创造再修复条件

原修复预备侵犯生物学宽度，拟通过牙冠延长术重建修复区域生物学宽度，同时考虑到侧切牙至前磨牙区临床冠短，被动萌出不足，微笑时出现上前牙区牙龈显露过多，而大笑时后牙区牙龈显露过多（图1），牙冠延长术的手术范围应延伸至前磨牙区（15-25），同时改善前牙区牙齿宽长比例和后牙区露龈笑。前牙区牙齿比例不协调，牙冠外形不佳，且覆盖较深（图3），宜通过美学修复重新设计牙冠外形，改善美观及不良咬合关系。

3. 治疗过程及追踪复查结果

确定治疗方案后，告知患者，并签署知情同意书，具体实施步骤如下。

3.1　牙周基础治疗

全口牙周基础治疗，控制炎症，改善因菌斑因素造成的上前牙区牙龈红肿，以缩短拆冠过渡期，并为下一步上前牙拆冠创造较为健康的牙周环境及后续手术条件（图4和图5）。

3.2　上前牙拆冠、临时修复并根管治疗

牙周基础治疗后13-23取硅橡胶印模，参照原修复体外形制作边缘密合的临时修复体。之后拆除13-23牙冠，清创，戴入临时修复体。戴用1周后13-23牙龈情况较前有所改善，但仍有轻度红肿，肩台均位于龈缘下1~2mm（图6）。同期行13-12、21-23根管治疗（图7）。

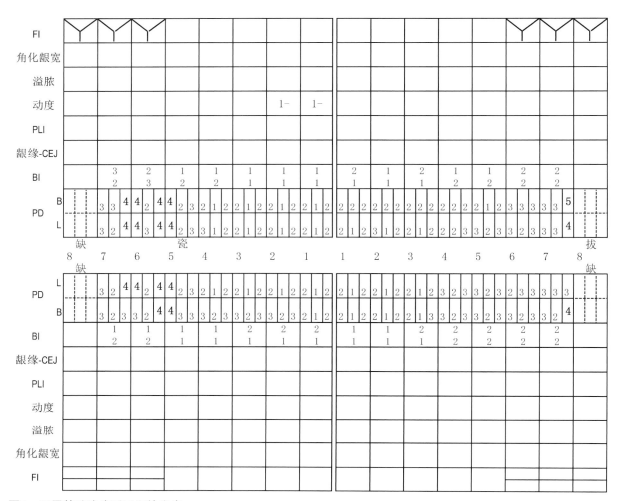

图4 牙周基础治疗后牙周检查表

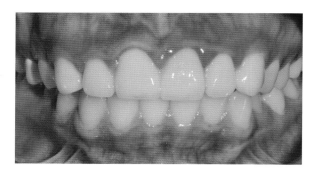

图5 牙周基础治疗后临床照片

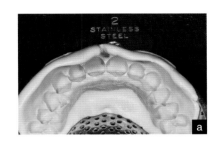 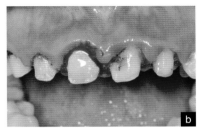 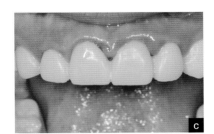

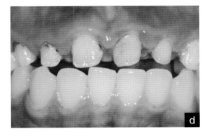 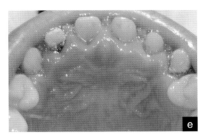

图6　上前牙拆冠及临时修复过程

a 拆冠前取硅橡胶印模；b 13-23拆冠后即刻；c 制作并戴入临时修复体；d、e 临时修复体戴用1周后牙龈情况改善（正面像和舌面像）

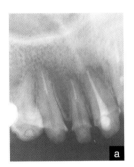 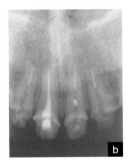 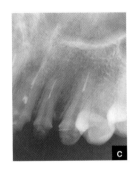

图7　a~c 根管治疗后根尖片

3.3　牙冠延长术实施过程（图8）

3.3.1　术前准备

牙冠延长术前取研究模型，面弓转移，模型上𬌗架，制作诊断蜡型及手术导板。

牙周基础治疗后4周，拟行15-25牙冠延长术。术前1周行口腔卫生指导，术前3天用0.12%复方氯己定含漱液含漱，以控制局部炎症。

3.3.2　实施牙冠延长术

（1）常规消毒铺巾，术前检查15-25唇颊侧附着龈宽4~5mm。

（2）术区局麻下（1.7mL盐酸阿替卡因肾上腺素注射液，必兰，法国），以手术导板为标准定点，颊侧自16近中轴角处行内斜切口，切口位

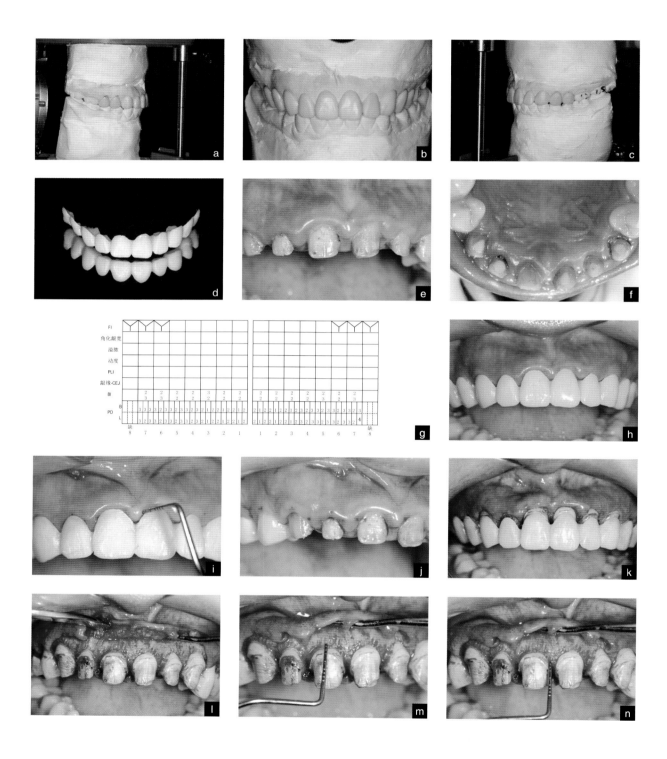

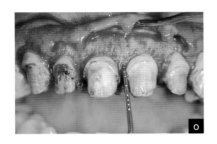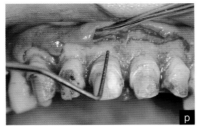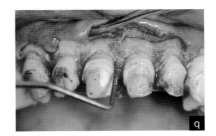

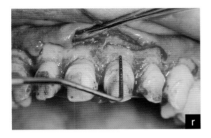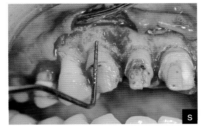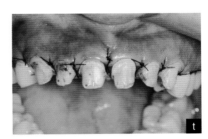

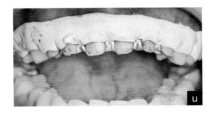

图8　牙冠延长术实施过程

a ~ d 诊断蜡型与手术导板；e、f 术前牙龈较前改善明显；g 术区的术前牙周检查表；h 戴手术导板；i 于局麻下进行切口定点；j 龈缘根方1.2mm处行内斜切口；k 翻瓣，去除领圈样组织及肉芽组织；l ~ o 清创后见肩台至牙槽嵴顶距离1 ~ 2mm；p ~ s 围绕CEJ去骨，恢复生物学宽度，加深牙槽骨邻间沟，形成生理移行；t、u 瓣复位，间断缝合，上牙周塞治剂

于龈缘下1 ~ 2mm，延伸止于26近中轴角。舌侧自14近中轴至24近中轴角行内斜切口，切口位于龈缘下0.5 ~ 1mm。

（3）翻瓣，彻底清创，发现13－23邻面骨嵴顶至肩台距离1 ~ 2mm，唇舌面此距离为3 ~ 4mm，唇侧可见扶壁骨。

（4）涡轮去骨及骨成形，唇舌侧去骨0.5 ~ 1mm，邻面去骨2 ~ 3mm，围绕釉牙骨质界（CEJ）修整骨嵴顶外形，使肩台-骨嵴顶距离≥3mm，恢复生物学宽度，同时唇侧加深邻间沟，形成扇贝状菲薄骨外形，与未来冠外形转角相协调。

（5）修剪龈瓣，缝合，上牙周塞治剂（图8）。

（6）术后嘱患者用0.12%复方氯己定含漱液含漱2周，每天2次，每次10mL。

3.4　牙冠延长术后愈合及修复过程

牙冠延长术后1周拆线（图9a），术后6周复查见牙龈恢复良好，行13－23纤维桩+临时冠修复（图9b、c）；术后3个月，完成13－23全瓷冠修复（图9d ~ f）。

3.5　修复后复查

冠修复后4周复查，21根尖区偏远中牙龈出现肿胀（图10），呈半球状，可扪及波动感，压痛，无瘘管，叩痛（±），牙齿无松动；根尖片示21根尖周有低密度影（图11a），于牙体牙髓

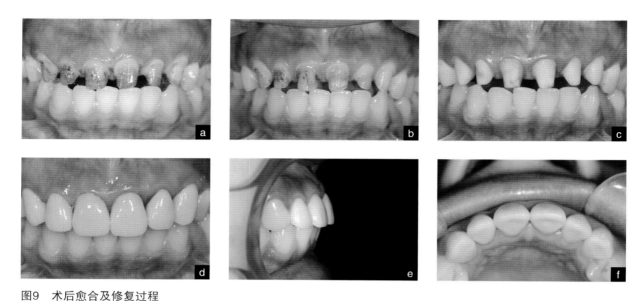

图9 术后愈合及修复过程

a 术后1周拆线；b 术后6周牙龈恢复良好；c 13-23纤维桩预备；d~f 13-23术后3个月戴牙即刻正面观、侧面观和咬合面观

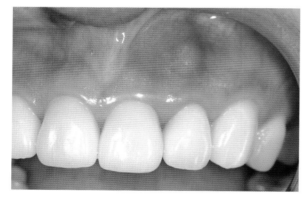

图10 戴牙后4周21根尖偏远中黏膜上出现"肿包"

科应急处理，并完善CBCT检查，发现21根尖区骨缺损（图11b）。于6周后行21根尖手术（图12），切口自11远中轴角始，止于22远中轴角，位于龈缘下2~3mm。术中发现21根尖约3mm²范围骨缺损，囊性病变覆盖，彻底清创，并行21根尖切除及矿物三氧化物凝聚体（MTA）倒充填，缝合。根尖手术后4个月复查，龈缘高度未发生异常改变，微笑时显示冠延长改善露龈笑的临床效果保持良好（图13）。

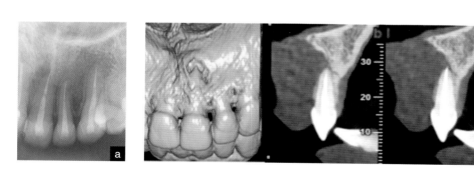

图11 21影像学检查

a 根尖片示21根尖周疑似低密度影；b CBCT检查明确21根尖存在骨缺损

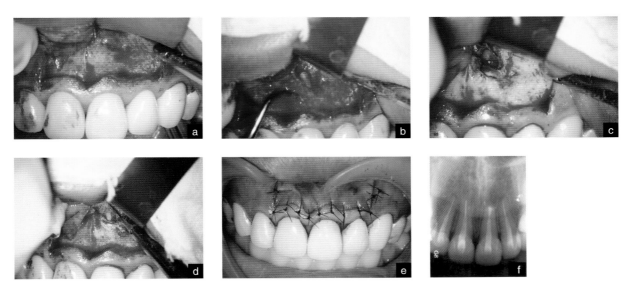

图12　21根尖手术过程

a~e 21根尖手术过程；f 21术后根尖片

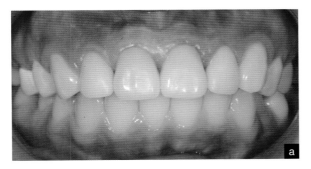
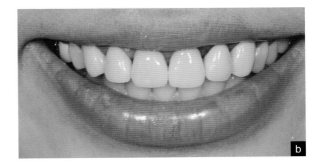

图13　根尖手术后4个月临床照片

a 牙龈情况稳定；b 露龈笑改善

冠修复后1.5年和5年复查（图14和图15），患者无不适，咀嚼功能正常，对美观效果满意。口腔卫生状况尚可，前牙区牙龈色粉质韧，龈乳

头充盈良好，BI为0~1，PD为1~3mm，牙齿均无松动，咬合轻接触。

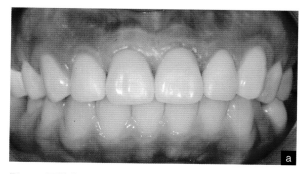

图14 冠修复后1.5年和5年（2016年11月）临床照片
a 冠修复后1.5年复查；b 冠修复后5年复查

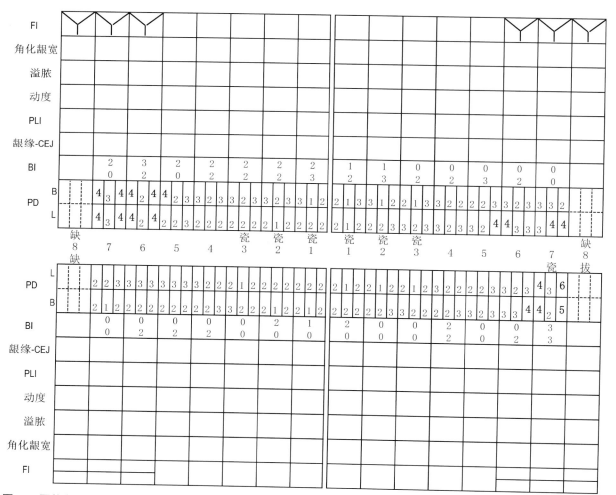

图15 冠修复后5年牙周检查表

4. 讨论与分析

近年来，越来越多的患者对口腔治疗的诉求不仅止于恢复健康与功能，也更注重美学效果的获得，前牙区美学修复备受关注。然而，由于对牙周健康认知不足和医源性基牙过度预备，则不仅未能给患者带来福音，反而会对其健康、功能及美观产生巨大的继发性破坏。这些不良修复体无疑是前牙区较为常见的临床难题，也给前牙区美学再治疗带来挑战。

4.1　如何有效地制订此类病例的个性化治疗方案，需要牙周、修复、正畸甚至正颌外科等多学科医生的共同参与

在治疗的准备阶段，控制炎症、消除致病因素是基础，良好的功能和美学表现必须建立在健康的牙体和牙周组织之上。在本病例中，通过完善的检查明确慢性牙周炎是造成患者口腔内牙龈广泛性红肿的病因，以及13-23不良修复体侵犯了生物学宽度，从而加重前牙区的牙龈炎症，因此我们治疗的第一步即控制牙周炎症，并拆除前牙不良修复体，逐步恢复牙龈的初步健康。

在健康的基础上，第二步需要考量的是防微杜渐，在再治疗前尽可能减少将来可能出现的隐患，创造有利于再修复的牙体及牙周条件。在本病例中，考虑到患者第一次修复后曾出现11根尖周炎病史，且基牙再次预备时可能伤及牙髓，因此对13-12、21-23进行修复前根管治疗。对旧修复体基牙预备过深，侵犯生物学宽度的问题，需要通过牙冠延长术及骨修整的方法进行恢复。

4.2　在前牙区牙冠延长术的实施过程中，美学分析需要列入考量范围

Garber等曾将"美学区域"定义为：美学区域应包括显露牙齿的大小、形状、排列与颜色、牙龈形态、颊廊与嘴唇的外形。前牙区段一直是既往研究和美学评价的主要热点之一。但在诸如上颌前突、后牙区临床冠短、被动萌出不足的病例中，微笑或大笑时往往可显露8～12颗牙齿，牙龈暴露区域或可延伸至前磨牙区甚至磨牙区，使得后牙区有必要纳入治疗计划的美学考量因素。

目前对后牙区微笑线的相关研究文献较少，国外学者认为，后牙高位微笑线的高比例可能与唇运动、牙齿被动萌出不足、微笑宽度、反向微笑弧等因素有关。本课题组在既往研究中，对188名汉族青年进行前后牙微笑线的统计分析，结果发现约有1/3的前牙中位微笑线受试者存在后牙高位微笑线，即上颌第一前磨牙临床牙冠及颈部牙龈外形完全显露，提示在人群中应该警惕前牙中位微笑线患者是否具有后牙高位微笑线，并应该采取包括后牙美学牙冠延长术在内的措施，以期协调后牙齿龈关系，提高前后牙区"粉白美学"的综合效果。

本病例中患者在上中切牙区基本符合中位微笑的定义，从侧切牙至前磨牙区均由于被动萌出不足导致微笑时出现牙龈显露过度的问题，此外，患者由于前牙区牙龈红肿出血，美观的不足导致微笑时逐渐形成尖牙式微笑（即微笑时提上唇肌占优势，上唇上提，暴露上尖牙，嘴角不上

翘)与向下型上唇曲度(即微笑时上唇下缘的水平向形态,口角点位于上唇下缘中点的下缘),也是加重患者后牙区"露龈笑"问题的原因之一。基于此,在牙冠延长术时,不仅仅局限于13-23的范围,而需要选择15-25的手术范围,在纠正生物学宽度的前提下,同时改善患者后牙区露龈笑的问题。患者术后1.5年复查时可发现,患者在美学问题得到纠正后,上唇曲度由向下型转变为平直型,而尖牙式微笑也得到一定程度的改善,增强了美观,同时增强患者微笑时心理产生的自信度。

4.3 面弓转移、模型上𬌗架及诊断蜡型的制作是修复医生、技师与牙周医生之间交流的重要工具,可以在术前预见治疗效果

上述工作根据临床实际情况,结合患者的意见进行多次修改和调整,以最终确定牙龈形态和牙冠外形,减少术后纠纷。而根据最终诊断蜡型制作出来的手术导板则为牙周医生实施精准手术提供了重要保证。通过手术导板,可实现软硬组织的精确切除,为恢复理想的牙龈形态和后期理想的修复治疗创造条件。

4.4 本病例不足之处

本病例在修复完成后1个月,21出现根尖病变,在CBCT辅助检查下发现病变来自21根尖周骨缺损。分析其可能的原因,一方面可能是21既往存在根尖周骨缺损,修复后咬合环境的改变造成此处既往慢性炎症的激惹,从而产生根尖肿胀。另一方面则可能是根管治疗过程中将感染成分推出根管,产生局部刺激,进而出现骨破坏。无论属于何种原因,在对无菌操作要求较高的根管治疗中,应尽量做到彻底清理根管内感染,并杜绝外来感染进入根管。在出现上述问题后,积极通过21根尖手术、彻底清创、根尖切除及倒充填的方法,完成局部炎症的去除,同时在保证术野的情况下,采用龈缘下切口的方法,避免了术后牙龈的退缩,得到良好而稳定的结果。同时也提示,在处理此类复杂病例时,合理使用CBCT能够提前预判风险,减少治疗过程中和治疗后出现各类意外的可能性。

综上所述,本病例在积极控制牙周炎症恢复健康的前提下,遵循美学分析及治疗的基本原则,通过牙周、修复、牙体牙髓多学科合理的治疗设计,手术导板确定手术切口位置,结合适宜的修复技术和牙体手术方法,完成了上前牙的二次美学修复,取得了较好的功能和美学效果,且在修复后5年维持稳定,患者对最终结果满意。本病例为上前牙区二次美学修复提供了经验。

基金资助:北京市科学技术委员会首都临床特色应用研究基金(z131107002213174);国家自然科学基金(61876005)。

特别说明:本病例主体内容与治疗过程图片均引自中国实用口腔科杂志, 2018, 11(10): 592-597。

专家点评

首都医科大学附属北京朝阳医院口腔科王左敏教授：

口腔是身体的一部分，口腔各器官相互依存、相辅相成。口腔疾病也往往涉及多器官，受到多种内外因素影响，甚至伴有全身背景因素。众多因素混杂交错共同构成了复杂、疑难的口腔病例，对疾病诊疗和预后产生重要影响。一个规范、完善的治疗计划应当是综合的、多学科协作的结果，需要在详尽的病史询问、深入的临床检查、正确的诊断以及多学科危险因素评估基础上，结合患者个性化需求而制订的多学科综合诊疗方案。

本病例以不良修复体伴牙龈出血就诊，胡文杰教授团队首先将关注点放在牙周健康状况，良好的咬合功能和美学表现必须建立在健康的牙周组织之上。完善的牙周基础治疗构成了本病例成功治疗的关键一步。其后在实施前牙区牙冠延长术，重建修复区域生物学宽度时，将美学分析列入考量范围，基于临床专科检查、结合美学治疗原则、根据诊断蜡型制作手术导板是牙周手术精准实施的重要手段。

多学科危险因素的评估是制订针对性治疗计划的前提。患者曾经的根尖周炎病史，以及基牙再次预备时伤及牙髓的风险增加的预判，决定了预防性修复前根管治疗方案。而修复后牙齿根尖病变，选择根尖手术治疗，则是保存正常龈缘组织结构，避免牙龈退缩风险的需要，也遵循了美学原则。

本病例在制订治疗计划时，综合考虑了不良修复体本身的情况、口腔条件和牙周健康状况，并充分预测未来可能出现的牙髓问题，同时进行精确的美学分析，兼顾患者自身需求，整合牙周、牙体牙髓、修复等多学科联合措施，较好地实现了美学与功能恢复的目标。

参考文献

[1]Gargiulo AW, Wenta FM, Orban B. Dimensions and relations of the dentogingival junction in humans[J]. J Periodontol, 1961, 32(3): 261–267.

[2]Evian C, Cutler S, Rosenberg E. Altered passive eruption: The undiagnosed entity[J]. J Am Dent Assoc, 1993, 124: 107–110.

[3]王翠, 胡文杰. 多学科综合治疗重建口腔功能一例[J].中华口腔医学杂志, 2016, 51(10): 587–590.

[4]胡文杰. 牙周治疗技术和口腔临床美学[J]. 中国实用口腔科杂志, 2009, 2(4–5): 207–211, 283–288.

[5]Garber DA, Salama MA. The aesthetic smile: diagnosis and treatment[J]. Periodontol 2000, 1996, 11: 18–28.

[6]Van der Geld P, Oosterveld P, Kuijpers–Jagtman AM. Age–related changes of the dental aesthetic zone at rest and during spontaneous smiling and speech[J]. Eur J Orthod, 2008, 30(4): 366–373.

[7]Kapagiannidis D, Knotonasaki E, Bikos P, et al. Teeth and gingival display in the premolar area during smiling in relation to gender and age[J]. J Oral Rehabil, 2005, 32(11): 830–837.

[8]Maulik C, Nanda R. Dynamic smile analysis in young adults[J]. Am J Orthod Dentofacial Orthop, 2007, 132(3): 307–315.

[9]Tjan AH, Miller GD. Some esthetic factors in a smile[J]. J Prosthet Dent, 1984, 51(1): 24–28.

[10]Rubin LR, Mishriki Y, Lee G. Anatomy of the nasolabial fold: the keystone of the smiling mechanism[J]. Plast Reconstr Surg, 1989, 83(1): 1–10.

[11]Dong JK, Jin TH, Cho HW, et al. The esthetics of the smile: a review of some recent studies[J]. Int J Prosthodont, 1999, 12(1): 9–19.

[12]Liang LZ, Hu WJ, Zhang YL, et al. Analysis of dynamic smile and upper lip curvature in young Chinese[J]. Int J Oral Sci, 2013, 5(1): 49–53.

[13]Walker M, Hansen P. Template for surgical crown lengthening: fabrication technique[J]. J Prosthodont, 1998, 7(4): 265–267.

[14]Kerekes K. Tronstad L. Long–term results of endodontic treatment performed with a standardized technique[J]. J Endod, 1979, 5: 83–90.

[15]Kim S. Principles of endodontic microsurgery[J]. Dent Clin North Am, 1997, 41: 481–497.

[16]王翠, 胡文杰, 张豪. 上前牙牙冠延长术结合冠修复后牙周健康状况分析[J]. 中国实用口腔科杂志, 2017, 10(1):20–25.

[17]Donald AT, Sonali R. Cone–beam CT diagnostic applications: Caries, periodontal bone assessment, and endodontic applications [J]. Dent Clin N Am, 2008, 52: 825–841.

[18]梁凌智, 胡文杰, 张豪, 等. 应用多学科联合治疗解决前牙美学区复杂病例（附1例5年随访结果）[J]. 中国实用口腔科杂志, 2018, 11(10): 592–597.

改善种植修复条件

IMPROVING SOFT AND HARD TISSUE CONDITIONS OF IMPLANT RESTORATION

第5章

拔牙位点保存
EXTRACTION AND RIDGE PRESERVATION

扫码关注后
输入TS25
观看宿玉成教授
对本章点评视频

PRACTICAL
PERIODONTICS &
IMPLANT DENTISTRY
TREATMENT
STRATEGIES AND
TECHNIQUES

1 磨牙位点保存后进行种植修复及软组织增量（附1例6.5年诊治随访观察报告）

IMPLANT RESTORATION AND SOFT TISSUE AUGMENTATION AFTER RIDGE PRESERVATION AT THE MOLAR SITE（WITH A 6.5-YEAR FOLLOW-UP CASE REPORT）

赵丽萍　詹雅琳　胡文杰　王浩杰　危伊萍　甄　敏　徐　涛　刘云松

【摘要】

　　良好的牙槽嵴和牙龈解剖形态的保存或重建是修复体获得满意的美学效果和长期成功的先决条件。牙齿拔除后，在拔牙窝愈合过程中所发生的或在拔牙之前已经存在的不同程度的牙槽骨吸收会造成种植治疗时出现骨量不足，从而影响未来种植体植入的位置、角度及种植体的预后和软硬组织的美观。本文完整展示了1例针对牙周－牙髓联合病变磨牙的病情分析、采取微创拔牙结合位点保存和游离龈移植术（free gingival graft，FGG）创造良好软硬组织条件、获得最终较好种植修复效果的具体实施步骤，积累了针对此类问题的临床经验。

【关键词】

　　微创拔牙；位点保存；种植；修复；软组织增量

　　临床上，常规拔牙后牙槽窝的自然愈合存在不同程度的牙槽骨吸收，影响未来种植体植入的位置、角度及软硬组织美观。研究表明，采取微创拔牙和位点保存技术可以减少牙槽骨吸收，显著保留牙槽嵴宽度及高度，减少或避免种植治疗同期实施复杂的植骨手术。另有文献指出，种植体周围至少需要2mm的角化组织，方能维护种植体周围组织健康，获得长期稳定的疗效。本文完整展示了1例针对牙周－牙髓联合病变磨牙的病情分析、采取微创拔牙结合位点保存和游离龈移植术（FGG）创造良好软硬组织条件、获得最终较好种植修复效果的具体实施步骤，积累了针对此类问题的临床经验。

1. 病例资料

基本情况：女，57岁。

主诉：右下后牙牙龈肿包20天。

现病史：患者20天来右下后牙牙龈肿包，于外院对症处理后就诊于牙周科。患者6年前于本院分支机构进行患牙冠修复，数年前进行牙周洁治，未定期复查。否认吸烟，每天刷牙2次，横竖结合。

既往史：无特殊。

全身状况：体健，无过敏史。

主诉牙临床检查：46烤瓷冠，颊侧牙龈近根方可见一瘘管，红肿，溢脓，与牙周袋相通，牙周袋探诊（PD）于颊侧中央达10mm，舌侧中央7mm，余位点3～5mm。松动Ⅱ度（图1a～c）。

主诉牙影像学检查：根管内高密度充填影，欠填，根分叉处大面积低密度影，根尖区有小范围低密度影；48近中水平阻生（图1d）。

全口临床检查：口腔卫生状况差，色素沉着，牙石（++）。牙龈色稍红，形态圆钝、质软，出血指数（BI）3～4。全口探诊深度普遍2～3mm，后牙个别位点4～6mm，可探及附着丧失，磨牙根分叉病变0～Ⅱ度。17、26、36、47冠修复，27缺失（图2）。

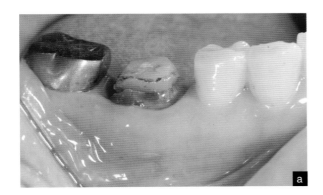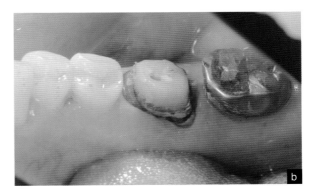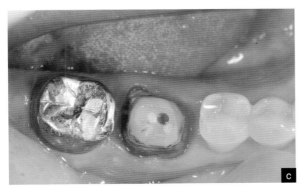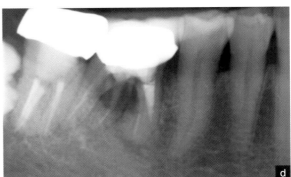

图1　初诊时（2013年6月）46临床照片及根尖片
a 颊面像；b 舌面像；c 𬌗面像；d 平行投照根尖片

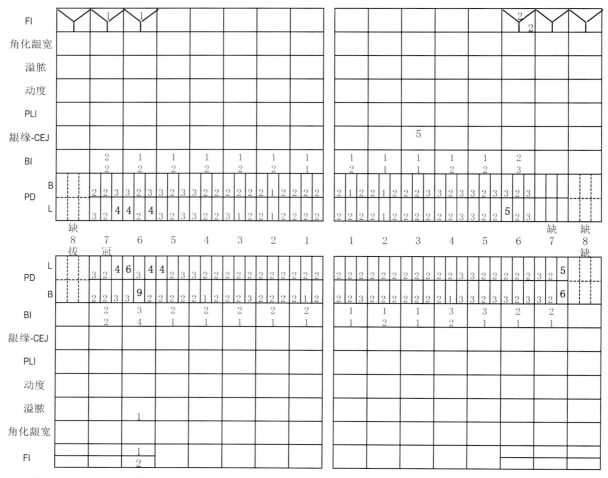

图2 初诊洁治后1周牙周检查表
B：颊侧；L：舌侧；PD：探诊深度；BI：出血指数；CEJ：釉牙骨质界；PLI：菌斑指数；FI：根分叉病变

诊断：46牙周–牙髓联合病变；慢性牙周炎（局限型Ⅱ期B级牙周炎）；上颌牙列缺损；48水平阻生。

2. 围绕主诉牙的病情分析及相应治疗计划

（1）针对口腔卫生状况差，去除病因，控制炎症，恢复全牙列牙周健康。

（2）46局部对症处理控制炎症后，微创拔牙同期进行位点保存，保留并创造良好的骨组织三维形态，拟择期种植修复。

（3）为确保微创拔牙位点保存区域严密缝合导致的前庭沟变浅，必要时进行前庭沟加深和角化龈增宽。

（4）择期拔除48。

3. 围绕主诉牙的治疗过程及结果

3.1　术前准备

46局部冲洗上药，全口牙周基础治疗恢复牙周健康，创造手术条件。

3.2　46微创拔牙同期进行位点保存术（图3）

（1）46采取沟内切口，离断嵴顶纤维。

（2）涡轮裂钻分根，微创拔除46，于47近中及45远中轴角处附加纵切口，翻开黏骨膜瓣，彻底清除肉芽组织，暴露新鲜骨面：见46颊侧骨板薄，中央及近中呈"V"字形缺损，于拔牙窝内植入Bio-Oss®骨粉（0.5g，直径1.0～2.0mm大颗粒，Geistlich公司，瑞士），使植骨材料与近远中骨嵴顶高度和宽度平齐，表面覆盖修剪好的Bio-Gide®膜（25mm×25mm，Geistlich公司，瑞士）。

（3）颊侧采取骨膜减张切口松弛龈瓣，颊侧龈瓣冠向复位后严密缝合，完全关闭创口。

（4）术后即刻进行平行投照根尖片和锥形束CT（cone beam computer tomography，CBCT）检查（图4）。

（5）术后即刻口服布洛芬缓释胶囊（0.3g）和阿莫西林胶囊（0.5g）；术后7天口服阿莫西林胶囊（0.5g，tid），0.12%复方氯己定溶液含漱（10mL，bid）4周。

3.3　46种植治疗

46微创拔牙和位点保存6个月后进行种植修复。拍摄平行投照根尖片及CBCT，了解骨量三维情况。显示术后6个月拔牙窝内植骨材料保持良好，部分失去原有颗粒状形态，但仍可分辨出

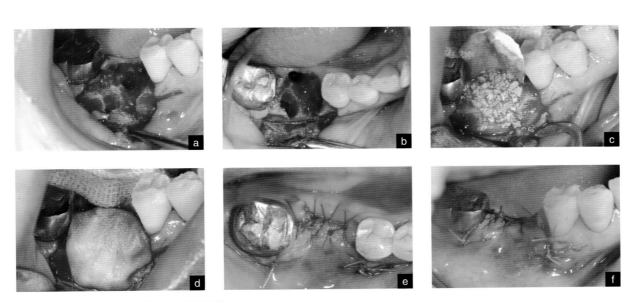

图3　46微创拔牙及位点保存术手术过程
a 微创拔牙后颊面像；b 微创拔牙后𬌗面像；c 植入Bio-Oss®骨粉；d 覆盖Bio-Gide®膜；e 缝合后𬌗面像；f 缝合后颊面像

与周围自体骨的分界（图5）。

（1）种植术前根据研究模型和CBCT结果进行分析。由修复科医生制作手术导板，选择Straumann TL 4.8mm×8.0mm WN种植体（Straumann公司，瑞士）。

（2）术区局麻下（1.7mL盐酸阿替卡因肾上腺素注射液，必兰，法国），46嵴顶水平切口，翻开黏骨膜瓣。测得牙槽嵴顶中央处颊舌向宽度为9.5mm，通过导板定位，在定点处，种植窝预备前用内径2.8mm的取骨环钻取直径2.8mm、长6mm的圆柱状骨组织，制作甲苯胺蓝染色硬组织切片，进行组织形态学分析（图6），专用先锋钻序列预备植入床，并收集自体骨屑备用。

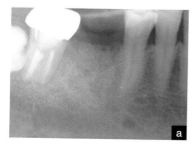
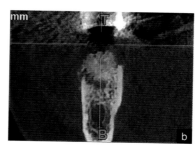
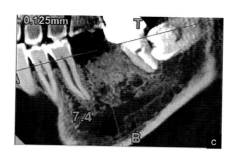

图4　46术后即刻拍摄平行投照根尖片及CBCT
a 位点保存即刻平行投照根尖片；b、c 位点保存即刻CBCT截图

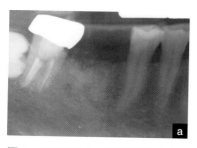
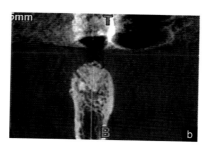
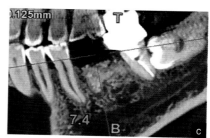

图5　46术后6个月平行投照根尖片及CBCT
a 位点保存术后6个月平行投照根尖片；b、c 位点保存术后6个月CBCT截图

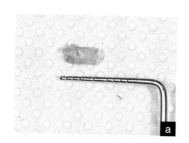
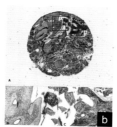

图6　a、b 种植术中取的骨组织标本及切片

（3）种植体植入后，颊侧颈部远中位于骨嵴顶冠方0.5～1.0mm，余位置与骨嵴顶平齐。

（4）安装愈合基台WN 3mm，将自体骨屑置于颊侧远中覆盖种植体暴露区，复位龈瓣后对位缝合，即刻测量种植体初期稳定性，测得种植体稳定性系数（implant stability quotient，ISQ）为49。

术后即刻根尖片显示种植体位置准确，近远中骨高度密度良好，种植体根方约2mm位于自体骨内（图7）。

3.4 46角化龈增宽和前庭沟加深术（图8）

术后6个月复查，口腔卫生情况一般，菌斑软垢中等。种植体稳定，近远中骨高度良好，与前后邻牙相应牙槽骨协调，46角化龈缺如，前庭沟稍浅，45、47角化龈3～3.5mm。

（1）切口自47近中颊侧沿龈乳头根方膜龈联合水平及46种植体颊侧止于45远中轴角，分别在切口起止处做纵切口，小心分离半厚瓣，翻瓣

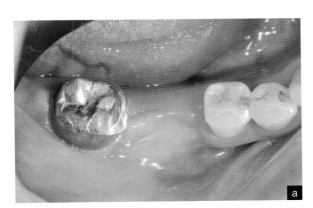
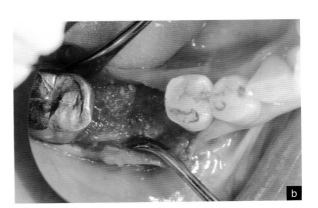
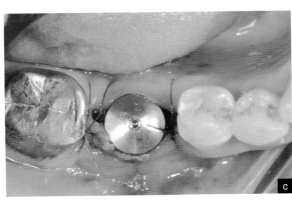
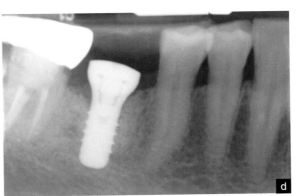

图7 46种植手术过程
a 种植术前𬌗面观；b 翻瓣后𬌗面观；c 缝合后；d 种植术后即刻平行投照根尖片

形成冠根向达8mm的梯形受植区，受植区冠方宽约12mm、根方宽约18mm，将牙槽黏膜与骨膜缝合达到根向复位固定，使前庭沟加深。

（2）自24-27距龈缘3mm处按受植区大小取带少量结缔组织的游离龈瓣，修整后置于46颊侧受植区与受植区冠方及近远中角化龈边缘对位严密缝合，游离龈瓣根方与骨膜缝合固定。游离龈瓣近中、中央、远中3处自其根方骨膜分别围绕45、46、47牙冠或种植体十字缝合，交叉固定龈瓣，充分贴合受植床，避免血肿。供瓣区佩戴殆垫压迫止血。

3.5 46种植修复

角化龈增宽术后5周（图9），由修复科医生完成最终修复（图10）。

3.6 46种植修复后复查

种植体修复后1、3、6、12、18、24、36、60个月对该患者进行种植体复查，每6个月拍摄平行投照根尖片、做全口牙周检查和必要的牙周维护治疗（包括口腔卫生指导、全口洁治、PD≥4mm位点刮治、根面平整等）。

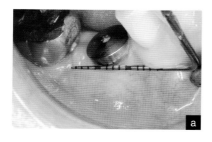
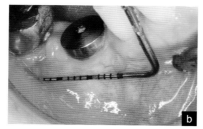
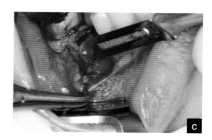
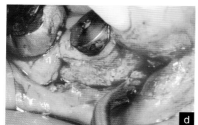
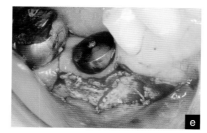
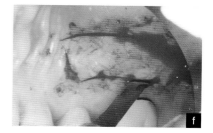
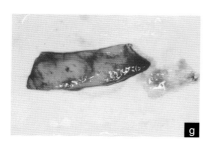
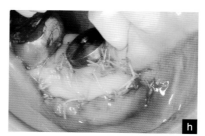

图8 46游离龈移植术手术过程

a、b 术前测量；c 术区半厚瓣制备；d 根向复位加深前庭沟；e 供区制备完成；f 腭侧供区；g 游离龈移植物；h 缝合后

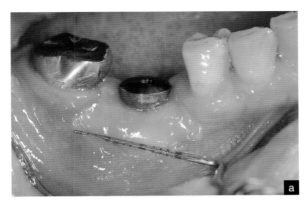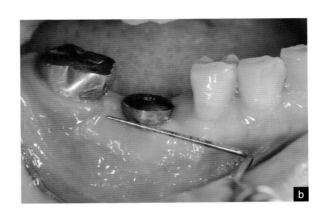

图9　a、b 46角化龈增宽术后5周，角化组织增宽良好

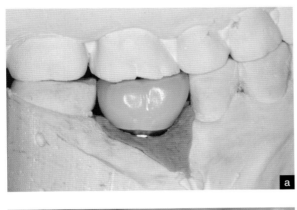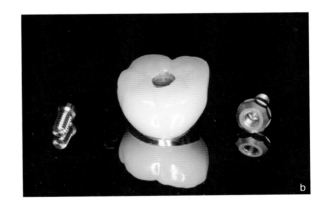

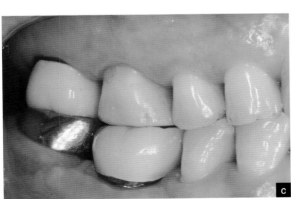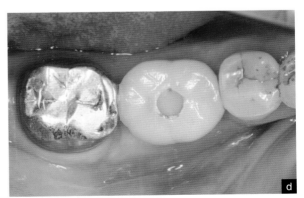

图10　46种植修复
a 最终修复体颊侧像；b 修复体；c 颊侧像；d 𬌗面像前庭沟显著加深

3.6.1 种植修复后6个月

全口口腔卫生情况良好，患者自诉咀嚼良好；46种植体稳定，平行投照根尖片显示近远中骨高度良好（图11）。颊侧角化龈宽度7mm，术后效果保持稳定。

3.6.2 种植修复后2年

（1）临床检查：随访复查期间患者全口口腔卫生情况良好，牙龈无红肿，牙周炎症控制稳定；种植体存留且成功；46探诊深度1~2mm，颊侧角化龈宽度7mm，近远中龈乳头指数为3（图12）。

（2）影像学检查：将平行投照根尖片导入几何画板测量软件。以种植体基台连接处作为参考线，以牙槽骨–种植体结合部近远中清晰可见的交点定义为边缘骨丧失（MBL）的近远中测量位点，测量其至参考线的垂直距离并换算成实际数值，以种植体两个螺纹的距离作为换算标准（软组织水平种植体螺距为1.25mm）。负重1年时近远中边缘骨丧失（MBL）分别为–0.01mm、0.04mm，负重1~2年期间近远中边缘骨吸收分别为–0.03mm、–0.02mm。

种植体负重后2年复查时，拍摄CBCT，将图像截面调整至种植体中央，矢状面平行种植体长轴，于种植体颊侧中央对应的矢状截图中进行数据测量，颊舌侧骨嵴顶距种植体–基台连接处的距离为0；颊、舌侧嵴顶根方1mm、3mm、5mm处骨板厚度分别为2.57mm、2.57mm、2.65mm和3.66mm、4.16mm、4.97mm。

（3）患者主观满意度：记录患者有无食物嵌塞、疼痛、异物感等自觉症状，并于种植修

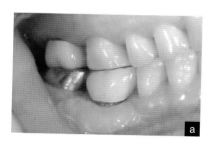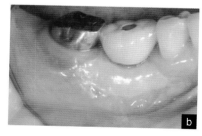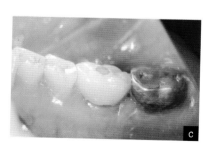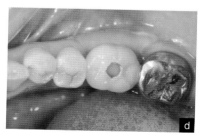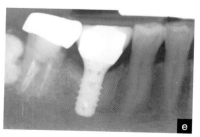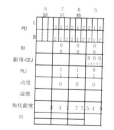

图11 46修复后6个月临床照片、专项检查表及根尖片

a、b 颊侧像；c 舌侧像；d 𬌗面像；e 平行投照根尖片；f 牙周检查表

复后最近一次随访时采用VAS评分对患者咀嚼功能、美观、满意度做出主观评价，结果见表1（100分制）。

表1　患者满意度VAS评分（分）

	咀嚼功能	种植体外形	整体满意度
VAS评分	99.29	99.47	98.94

3.6.3　种植修复后5年

全口口腔卫生情况良好，患者自诉咀嚼良好；46种植体稳定，46探诊深度1～3mm，颊侧角化龈宽度7mm，平行投照根尖片显示近远中骨高度良好（图13），术后效果保持稳定，期间拔除48，47重新冠修复，牙周健康状况维持良好（图14）。

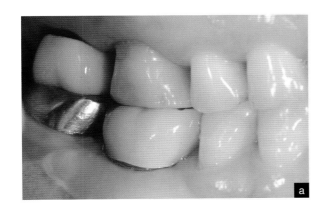

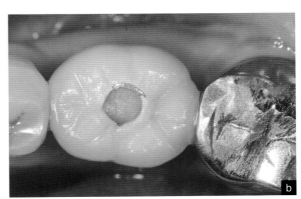

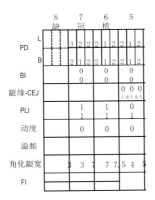

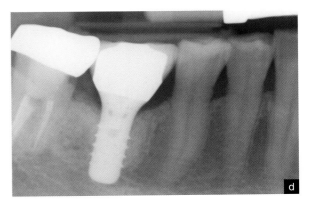

图12　种植体负重后2年临床照片、牙周检查表及根尖片

a 颊侧咬合像；b 𬌗面像；c 牙周检查表；d 平行投照根尖片

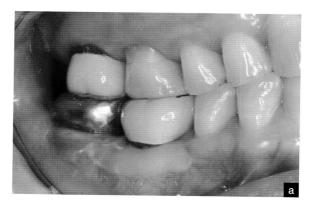

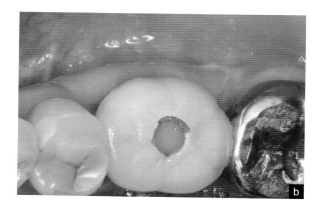

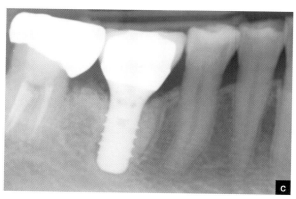

图13 种植体负重后5年（2019年12月）临床照片及根尖片
a 颊侧咬合像；b 𬌗面像；c 平行投照根尖片

4. 讨论与分析

4.1 拔牙位点保存的临床意义

良好的牙槽嵴和牙龈解剖形态的保存或重建是修复体获得满意的美学效果和长期成功的先决条件。牙齿拔除后，在拔牙窝愈合过程中所发生的或在拔牙之前已经存在的不同程度的牙槽骨吸收会造成种植治疗时出现骨量不足，从而影响未来种植体植入修复的位置、角度及种植体的预后和软硬组织的美观。因此，在拔牙同期进行拔牙窝内生物材料移植，实现软硬组织的保存或增

量，是近年来拔牙位点保存技术研究和实践的主要目的。通过微创拔牙位点保存技术，创造种植治疗长期稳定和发挥功能的基础条件，从而减少或避免复杂的植骨手术、减小创伤、缩短疗程，已逐步成为共识。

4.2 罹患重度牙周炎磨牙拔牙位点保存的必要性

与位点保存的大部分研究所关注的美学区单根牙位点不同，磨牙因解剖形态复杂，牙周病变不易控制且发展迅速，导致牙槽骨严重吸收，在种植治疗时因骨量不足通常需采用复杂的骨增

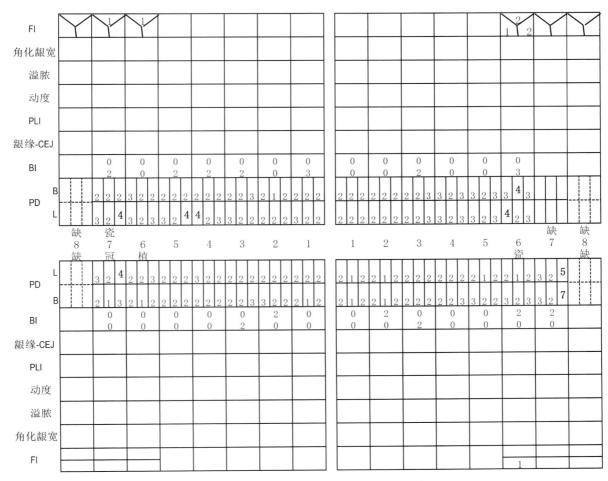

图14　种植体负重后5年牙周检查表

量技术增加骨量。本课题组既往针对存在骨缺损的磨牙进行拔牙位点保存的临床效果分析表明，已经存在骨缺损的磨牙应用去蛋白牛骨基质（Bio-Oss®）与可吸收胶原膜（Bio-Gide®）进行拔牙位点保存，可明显增加颊侧牙槽骨高度和牙槽嵴顶根方1mm及4mm处牙槽骨宽度。本病例完整展示了1例下颌磨牙微创拔除，结合同期使用Bio-Oss®和Bio-Gide®进行即刻移植并重建缺损牙槽嵴，6个月后牙槽嵴拥有足够的骨

宽度（9.5mm）及高度（距离下牙槽神经管超过13mm），创造了种植体植入良好的骨组织条件，避免了术中额外植骨，降低种植手术的复杂性和不可预期性，正是遵循了上述思路。

4.3　磨牙拔除后位点保存的难点在于创口的关闭

因磨牙创口近远中径和颊舌径较单根牙和前磨牙大，术后若创口开放，会造成植骨材料部分

流失。因此，创口应达到严密关闭一期愈合以保留植骨材料，本病例为达到拔牙位点保存术后的软组织一期愈合，采取松弛颊侧龈瓣，将龈瓣冠向复位后严密缝合，较好地保护了植骨材料，使得位点保存后的牙槽嵴的高度和宽度良好，解决了上述问题。需要指出的是，龈瓣冠向复位后严密缝合同时也导致颊侧膜龈联合位置冠向移位，术后前庭沟变浅、角化龈缺如，这对未来种植体长期健康和稳定可能存在潜在影响。角化龈对于维持牙周健康的重要性已经讨论了20余年，研究表明至少要有2mm角化龈才能阻止牙周病的进展。而对于种植体周围角化龈宽度是否关系到种植体长期健康和稳定，有研究指出，角化龈窄的区域更易探诊出血，牙槽骨易吸收；另有研究表明，缺乏足够角化龈的种植体，其菌斑指数、黏膜炎症、探诊出血及相应牙龈退缩增加，种植体周围炎发生率高。Langer和Zigdon等分别通过相关研究证实保留至少2mm角化龈对于菌斑控制，保持种植体周围组织健康至关重要。本病例因此

针对种植体颊侧角化龈缺如的情况，按照游离龈移植术的基本原理，采用半厚瓣翻瓣、牙槽黏膜根向复位，创造良好的受植区条件，同时从上腭部取带少量结缔组织游离龈片移植于受植区，达到了增宽角化龈、加深前庭沟的效果。经过负重5年来的复查，患牙咀嚼功能良好、健康维护便利，患者十分满意。

综上所述，涉及严重牙周破坏的磨牙拔除后牙槽嵴软硬组织的保留是临床难点，也是对种植治疗的挑战。本文围绕牙周–牙髓联合病变导致的病变磨牙牙周支持组织破坏的临床处置设计，展示了微创拔牙、位点保存、种植外科、软组织增量和前庭沟加深直至种植修复全过程，并观察6个月以上，取得了最终良好疗效，为此类患牙的临床处置积累了经验。

基金资助：首都医学发展科研专项基金（2011-4025-04）、教育部留学回国人员科研启动基金（2012-45）。

特别说明：本病例主体内容与治疗过程图片均引自北京大学学报(医学版), 2016, 48(6): 1090-1094。

专家点评

中国医学科学院北京协和医院口腔种植中心宿玉成教授：

　　近10年的临床研究表明，拔牙后牙槽窝自然愈合过程中存在不同程度的牙槽骨吸收，最终影响未来种植体植入的位置、角度及植体的预后和软硬组织的美观。10余年前，巴西学者Araujo开展了牙槽窝自然愈合和采用拔牙同期位点保存方法减少牙槽骨吸收的系列研究，为缺牙区域牙槽骨轮廓的保存和减少种植治疗同期植骨提供了新的思路。但与其他学者一样，其研究关注的重点主要是单根牙，且以前牙为主。

　　磨牙作为口颌系统行使咀嚼功能的主要单位，也是牙周病好发牙位。磨牙因解剖形态复杂，一旦发生牙周病变不易控制且发展迅速，导致牙槽骨严重吸收，一旦骨量丧失严重，种植治疗难度较高，操作更为困难，而且磨牙区比邻上颌窦底和下颌神经管，大大增加手术的复杂性。

　　本病例针对罹患重度牙周-牙髓联合病变的右下第一磨牙，在微创拔除同时在拔牙窝内植入异种骨代用品并覆盖胶原膜进行位点保存，实现了牙槽嵴轮廓保存和一定程度的骨增量，改善了缺牙区种植治疗的硬组织条件。随访观察6.5年取得了良好的临床效果，为罹患牙周病变磨牙缺失的种植治疗提供了良好的临床借鉴。

　　自2010年起，胡文杰教授和他的团队在国内率先开始进行磨牙区位点保存系列临床实践和探索，近年来研究成果斐然，尤其是在重度牙周病变磨牙微创拔牙位点保存的临床应用、方法改进、效果评价等方面，引起了国内外口腔种植学界的关注。

参考文献

[1]Van der Weijden F, Dell'Acqua F, Slot DE. Alveolar bone dimensional changes of post–extraction sockets in humans: a systematic review[J]. J ClinPeriodontol, 2009, 36(12):1048–1058.

[2]Poulias E, Greenwell H, Hill M, et al. Ridge preservation comparing a socket allograft alone to a socket allograft plus a facial overlay xenograft: a clinical and histologic study in humans[J]. J Periodontol, 2013, 84(11):1567–1575.

[3]Schropp L, Wenzel A, Kostopoulos L, et al. Bone healing and soft tissue contour changes following single–tooth extraction: A clinical and radiographic 12–month prospective study[J]. Int J Periodontics Restorative Dent, 2003,23(4):313–323.

[4]Willenbacher M, Al–Nawas B, Berres M, et,al. The effects of alveolar ridge preservation: A Meta–analysis[J]. Clin Implant Dent Relat Res, 2015, doi: 10.1111/cid.12364.

[5]詹雅琳, 胡文杰, 甄敏, 等. 去蛋白牛骨基质与可吸收胶原膜的磨牙拔牙位点保存效果影像学评价[J]. 北京大学学报(医学版), 2015, 47(1):19–26.

[6]Evans BL, Vastardis S. Is keratinized tissue necessary around dental implants? [J]. J West SocPeriodontol Periodontal Abstr, 2003,51(2): 37–40.

[7]Lang NP, Loe H. The relationship between the width of keratinized gingiva and gingival health[J]. J Periodontol, 1972, 43(10):623–627.

[8]Adibrad M, Shahabuei M, Sahabi M. Significance of the width of keratinized mucosa on the health status of the supporting tissue around implants supporting overdentures[J]. J Oral Implantol, 2009, 35(5):232–237.

[9]Warrer K, Buser D, Lang NP, et, al. Plaque–induced peri– implantitis in the presence or absence of keratinized mucosa: An experimental study in monkeys[J]. Clin Oral Implants Res,1995,6(3): 131–138.

[10]Langer B, Langer L. Overlapped flap: A surgical modification for implant fixture installation[J]. Int J Periodontics Restorative Dent, 1990,10(3):208–215.

[11]Landi L, Sabatucci D. Plastic surgery at the time of membrane removal around mandibular endosseous implants: A modified technique for implant uncovering[J]. Int J Periodontics Restorative Dent, 2001,21(3):280–287.

[12]Zigdon H, Machtei EE. The dimensions of keratinized mucosa around implants affect clinical and immunological parameters[J]. Clin Oral Implants Res, 2008,19(4):387–392.

PRACTICAL
PERIODONTICS &
IMPLANT DENTISTRY
TREATMENT
STRATEGIES AND
TECHNIQUES

2 针对罹患重度牙周病变磨牙实施微创拔牙和位点保存术的初步探索（附1例2年诊治随访观察报告）

A MINIMALLY INVASIVE EXTRACTION AND RIDGE PRESERVATION IN MOLAR EXTRACTION SOCKETS AFFECTED BY SEVERE PERIODONTITIS（WITH A 2-YEAR FOLLOW-UP CASE REPORT）

徐 涛 胡文杰 毕小成 赵丽萍 危伊萍 孙 菲 张 波

【摘要】

随着种植手术的发展，越来越多的医生与患者选择通过种植修复体来恢复缺牙区的功能与美观，而良好的牙槽嵴和牙龈解剖形态的保存或重建是修复体获得满意的功能和美学效果并取得长期成功的先决条件。重度牙周病变的磨牙由于多种因素导致其在拔除前存在较严重感染与牙槽骨吸收。本文展示了1例罹患重度牙周病变磨牙的临床处置过程，包括结合牙周内斜切口技术与微创拔牙，彻底清除拔牙窝感染，促进后续位点保存术后组织愈合手术的操作流程与技术要点，并取得了良好的临床效果。

【关键词】

磨牙；重度牙周炎；微创拔牙；位点保存术

牙周病作为两大口腔常见疾病之一，是成人牙齿丧失的主要原因。磨牙作为主要的咀嚼功能单位，是牙周病的好发牙位，同时其解剖结构复杂，感染控制不易，且经常伴有咬合创伤，使得牙槽骨严重吸收，失牙率高。通过种植治疗重建此类磨牙缺失的功能并能保持良好稳定的疗效，是医患共同追求的治疗目标。

众所周知，良好的牙槽嵴和牙龈解剖形态的保存或重建是修复体获得满意的功能和美学效果，并取得长期成功的先决条件。临床上因罹患重度牙周炎或者牙周–牙髓联合病变患牙在拔除前存在较严重的牙槽骨吸收，而且同时伴有严重的牙周袋内感染，如何采取恰当方法清除感染、重建牙槽嵴的三维形态，创造种植体长期稳定和发挥功能的基础条件，是种植治疗十分关注的焦点和难点。本课题组既往针对罹患重度牙周炎磨牙拔牙窝内植入Bio-Oss®骨粉并覆盖Bio-Gide®可吸收膜进行位点保存，较自然愈合拔牙窝维持了更好的骨高度和宽度，保证了种植治疗的骨量条件；种植修复后12~30个月的种植体成功率高于自然愈合组。

本文完整展示了1例针对罹患牙周–牙髓联合病变磨牙的拔除和功能重建的临床处置过程，包括病情分析、治疗计划、临床实施和效果分析，尤其详细介绍了一种牙周内斜切口技术结合微创拔牙，彻底清除拔牙窝感染，促进后续位点保存术后组织愈合手术的操作流程与技术要点，并对比分析了拔牙及位点保存术前与术后的临床和影像学效果。

1. 病例资料

基本情况：女，25岁。

主诉：右上后牙咬物无力6个月。

现病史：自诉右上牙龈反复肿胀，咬物不适，食物嵌塞；1年前自觉上前牙移位。刷牙出血数年，咬硬物出血，否认自发性出血，漱口后可止血；1个月前曾于外院洁治，出血症状稍减轻。否认吸烟，刷牙3次/天，竖刷，偶尔使用牙线。

既往史：无特殊。

全身状况：体健，无过敏史。

主诉牙临床检查：17牙冠完整，颊侧牙龈红肿、溢脓，颊侧中央牙周袋探诊深度（PD）达10mm，余位点3~5mm，牙齿松动Ⅰ度，根分叉病变（FI）Ⅱ度，牙髓电活力测试无反应。

主诉牙影像学检查：根尖片示17根周膜增宽，根尖区低密度影。锥形束CT（cone-beam computerized tomography，CBCT）检查示17颊侧骨板以及根分叉区牙槽骨吸收至根尖区，与根尖病变区融合；上颌窦底部与根尖病变区之间的骨板厚度仅为1mm，相应的上颌窦底黏膜增厚显著（图1）。

全口临床检查：全口口腔卫生状况一般，菌斑指数（PLI）为1，牙石（++），牙龈暗红、水肿、质软，出血指数（BI）为3~4，全口普遍PD为3~7mm，个别位点可达10mm，可探及附着丧失，FIⅠ–Ⅱ度。详见初诊牙周检查表（图2）。

诊断：17牙周–牙髓联合病变；慢性牙周炎（广泛型Ⅲ期C级牙周炎）。

2. 围绕主诉牙17的病情分析、治疗目标及计划

2.1 控制炎症

全口牙周炎症较重，需牙周基础治疗去除病因、控制炎症，恢复全口牙周组织的健康。

2.2 针对17的感染控制

17颊侧牙槽骨吸收已达根尖区，根分叉区受累，预后差；同时根尖病变范围大且与上颌窦底部接近，如果感染进一步发展，牙槽骨破坏可能导致上颌窦底穿孔，不但会加重上颌窦黏膜的炎症性反应，而且存在拔除后出现上颌窦瘘的风险。因此，17应在局部感染控制后予以微创拔除并彻底清除感染，阻止骨破坏的进一步发展和避免病变影响上颌窦。

2.3 17修复治疗计划

针对17作为未来游离端缺失的磨牙，建议行种植修复恢复健康和功能。同时为减少17拔除后牙槽嵴颊侧进一步的塌陷，形成牙槽嵴足够的宽

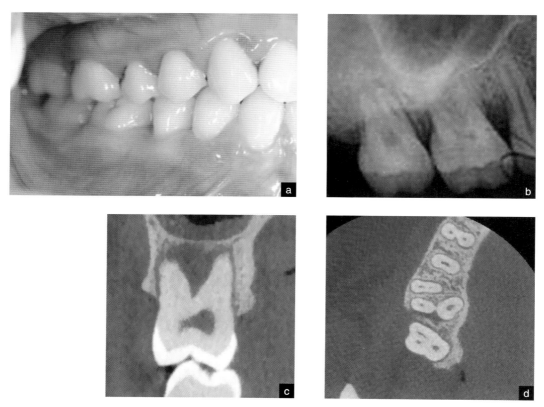

图1 17初诊时（2016年1月）临床照片及影像学检查

a 治疗前口内像；b 根尖片示17根周膜增宽，根尖区低密度影；c、d CBCT检查示17牙槽骨吸收至根尖区

度和高度，最大限度保留牙槽嵴轮廓，创造未来以修复为导向的种植手术基本条件，拟同期进行位点保存术，创造种植修复的基础条件和长期健康维护的牙槽嵴外形。17位点保存术后6个月，以修复为导向的种植治疗和后续上部结构修复恢复功能。

3. 围绕主诉牙17的治疗过程及结果

3.1 拔牙前治疗与检查

拔牙前进行系统牙周检查和牙周基础治疗

（口腔卫生宣教、洁治、刮治），其中包括17的牙周基础治疗。全口牙周组织炎症得到了有效控制，牙周健康状况显著改善，详见基础治疗后牙周检查表（图3）。取研究石膏模型，制作个性化的临床测量导板，同时制作平行投照根尖片咬合定位装置。

3.2 17微创拔除术（图4）

（1）局麻下（1.7mL盐酸阿替卡因肾上腺素注射液，必兰，法国），围绕17牙齿外形在距龈缘0.5～1.0mm处做内斜切口，斜向根面并切至牙

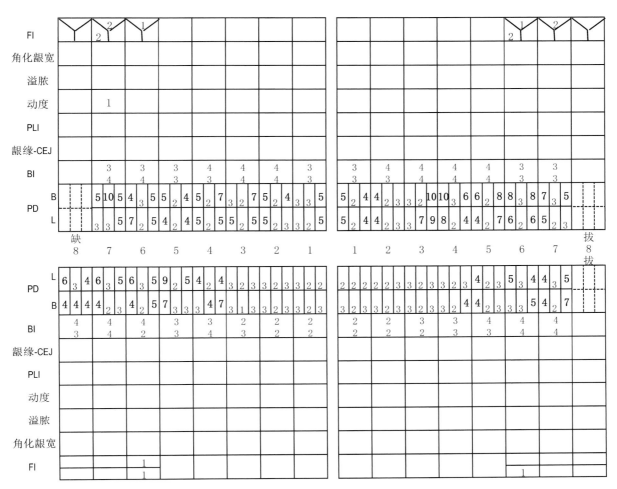

图2 初诊洁治后1周牙周检查表
B：颊侧；L：舌侧；PD：探诊深度；BI：出血指数；CEJ：釉牙骨质界；PLI：菌斑指数；FI：根分叉病变

槽嵴顶部，尽可能包含全部牙周袋内壁。

（2）拔牙钳夹持牙冠，围绕牙长轴方向轻微转动牙齿，使牙根脱位；同时在保护邻牙和对颌牙的情况下，逐步向冠方牵引直至拔出全部牙根，在此过程中不做颊舌向或近远中向晃动。

（3）牙根完全拔出后，使用骨膜分离器（P24G，Hu-Friedy公司，美国）和刮匙将环绕牙根的牙周袋内壁及根尖区肉芽组织完整移除。在拔牙窝底近上颌窦底区域清创时，使用骨膜分

离器（P24G）将大部分肉芽组织沿骨壁表面清除，并选择适当宽度的刮匙小心清除剩余肉芽组织。清创过程中不断使用生理盐水进行冲洗，同时仔细检查拔牙窝底，确认未与上颌窦底部贯通。彻底清创后，17拔牙窝新鲜骨面暴露清晰，龈缘创口整齐。

3.3 17牙槽窝位点保存术（图4）

（1）分别从拔牙窝颊腭侧骨嵴顶用骨膜分

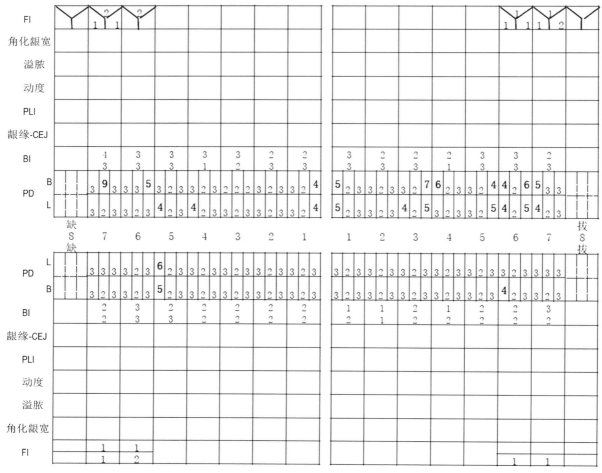

图3　牙周基础治疗后8周牙周检查表

离器翻全厚瓣至嵴顶根方2.0mm处，见17颊侧骨吸收至根尖，颊侧骨壁完全丧失。

（2）于拔牙窝内植入Bio-Oss®骨粉（0.5g，直径1.0～2.0mm大颗粒，Geistlich公司，瑞士），并覆盖Bio-Gide®可吸收膜（13mm×25mm，Geistlich公司，瑞士），使植骨材料至少与近远中骨嵴顶高度平齐并略过量2～3mm。

（3）在拔牙窝颊腭侧将修剪好的Bio-Gide®膜延展至骨嵴顶根方，严密覆盖牙槽窝内植入

的植骨材料，缝合前在骨嵴顶冠方Bio-Gide®生物膜表面覆盖一层可即邦医用胶原蛋白海绵®（13mm×25mm，无锡贝迪生物工程有限公司），使之与四周牙龈创缘贴合。

（4）严密缝合，使胶原蛋白膜完全覆盖拔牙窝生物膜表面且稳定不易脱出，术后即刻拍摄平行投照根尖片及CBCT留存。

（5）术后即刻口服布洛芬缓释胶囊（0.3g）和阿莫西林胶囊（0.5g）；口服阿莫西林胶囊7天（0.5g/次，3次/天），0.12%复方氯己

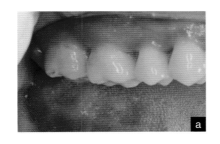
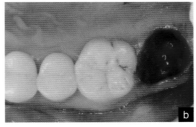
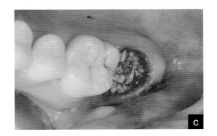
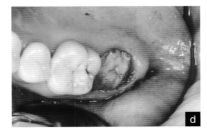
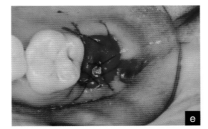
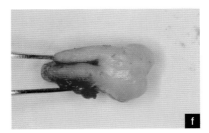
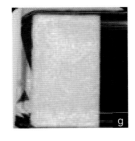

图4　17微创拔牙清创术及位点保存术

a 术前照片；b 微创拔牙清创术后咬合面照片；c 位点保存术术中植入Bio-Oss®骨粉；d 位点保存术术中覆盖Bio-Gide®膜；e 创面覆盖胶原蛋白膜；f 拔除后的患牙；g 胶原蛋白膜

定溶液含漱4周（1分/次，2次/天），术后2周拆线。

3.4　位点保存术后6个月的临床和影像学检查

（1）临床检查：位点保存术后1周、2周、3周复查，未见术区感染及植骨材料暴露（图5）。

（2）影像学检查：术后即刻、术后6个月拍平行投照片，对比结果发现，拔牙窝内植骨材料保持基本稳定，仍可分辨出颗粒状形态，且与周围自体骨的分界较清晰。嵴顶处骨粉少量吸收，拔牙窝嵴顶高度维持在邻牙远中釉牙骨质界水平。术后6个月CBCT显示上颌窦底黏膜明显变薄，炎症反应消退。对比位点保存术后即刻与术后6个月影像学检查：17位点骨高度和宽度良好（图6）。

（3）模型轮廓对比：术后半年复查取研究模型，与拔牙前研究模型一同经扫描形成数字化文件并导入Geomagic Studio 2013软件中配准，分析17颊侧近远中龈乳头之间、龈缘与龈缘根方5mm之间轮廓外形变化。经计算得出软硬组织体积变化约占术前总体积的22%。拔牙前后的软硬组织轮廓基本维持稳定。

3.5　17种植手术过程和6个月后修复临床及影像学效果

位点保存术后6个月实施种植治疗。术前

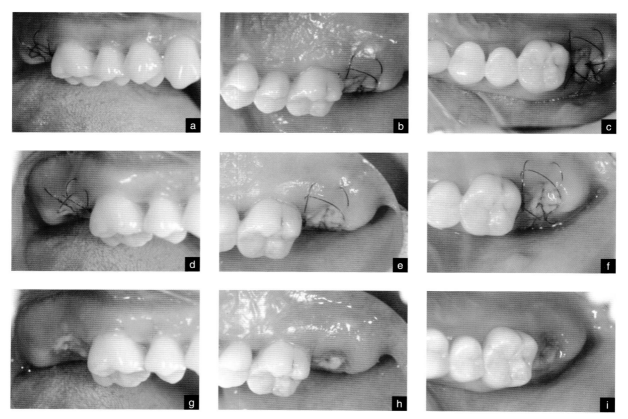

图5　17位点保存术后复查照片
a～i分别为术后1周、2周、3周复查时的颊侧、腭侧、咬合面照片

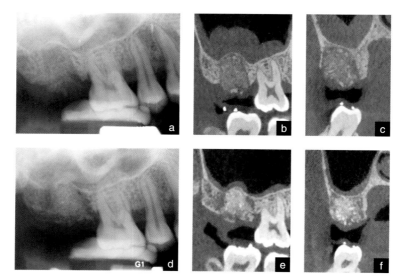

图6　17位点保存术后即刻与术后6个月影像学检查
图示分别为17术后即刻（a～c）和术后6个月（d～f）拍摄的平行投照根尖片、CBCT矢状面检查、CBCT冠状面检查图像

由一位经验丰富的修复科医生根据以修复为导向的种植治疗设计制作手术导板。种植手术由同一位高年资医生实施，术前基于CBCT测量拔牙位点牙槽嵴的宽度与高度，植入位置的牙槽嵴宽度为9mm、高度为10mm，选择ITI系统4.8mm×8.0mm RC种植体（Straumann公司，瑞士）。17嵴顶及远中"Y"字形切口，16远中沟内切口，小心翻瓣至暴露嵴顶拟种植区颊腭侧边缘，临床检查牙槽嵴顶种植体拟植入处颊舌向宽度为9mm，与CBCT测量值吻合，通过种植导板定位，先锋钻序列备洞。植入种植体后，与骨嵴顶平齐，颈部未暴露，种植体颊腭侧剩余骨板厚度均为2mm，安装封闭螺丝，复位龈瓣后对位缝合。术后根尖片显示种植体位置准确，近远中骨高度及密度良好，种植体根方距上颌窦底约2mm（图7）。

种植体愈合6个月后完成二期手术，随后2个月由一经验丰富的修复医生完成上部结构修复。种植修复体负重早期未见种植体松动，种植体周围软组织未见感染，颊侧牙槽嵴轮廓丰满，与修复体外形协调；平行投照片显示种植体颈部无明显骨吸收，种植体周围骨结合良好，患者咀嚼正常（图8）。牙周状况维持良好（图9）。

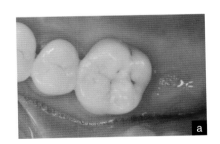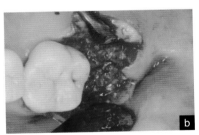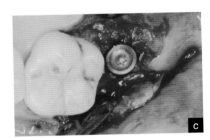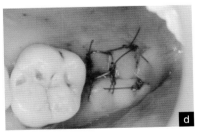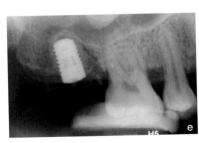

图7　17一期种植手术过程临床照片及种植后即刻根尖片
a 种植手术前咬合面照片；b 嵴顶处"Y"字形切口，暴露骨嵴顶植入区域；c 戴入手术导板，先锋钻定位序列备洞，植入4.8mm×8.0mm RC种植体，种植体与骨嵴顶平齐，无暴露，放封闭螺丝；d 原位复位龈瓣，严密缝合；e 术后平行投照根尖片显示，种植体位置准确，近远中骨高度、密度良好，种植体根方距上颌窦底约2mm

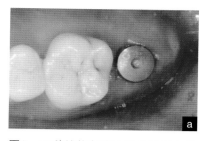 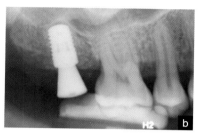 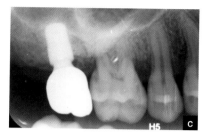

图8 17种植修复临床照片及根尖片

a 愈合基台咬合面；b 二期手术后即刻根尖片；c 戴冠后即刻根尖片

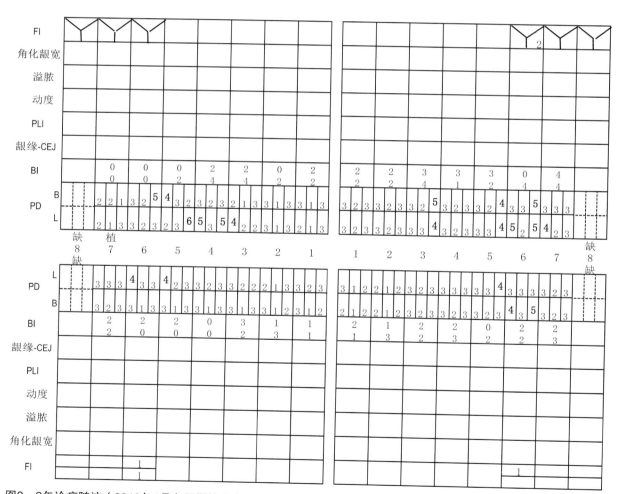

图9 2年诊疗随访（2018年1月）牙周检查表

4. 讨论与分析

4.1　对重度牙周病变磨牙的拔牙后行位点保存术十分重要

牙周病作为一种菌斑引起的感染性疾病，其持续而严重的炎症反应常常导致牙槽骨的吸收、牙齿松动移位；同时，咬合创伤也会加重牙槽骨的吸收。磨牙作为咀嚼功能的主要承担牙，解剖形态复杂，易罹患牙周病变且发展迅速，导致牙槽骨严重吸收，一旦失牙，若要实施种植修复，往往存在骨量不足，而且磨牙区与重要的窦腔结构和下牙槽神经管比邻，种植治疗同期通常需采用复杂骨增量技术增加骨量，手术时间长、操作难度大。因此，若病变发展严重、牙周感染与炎症无法有效控制的磨牙，应尽早拔除，以减少骨吸收、保留更多的牙槽骨。

同时针对以往研究发现，拔牙窝自然愈合过程中会出现进一步牙槽骨吸收，若在拔牙之前已经存在不同程度牙槽骨吸收，愈合过程中吸收更多，如何最大限度保存并重建更为理想的缺牙区软硬组织条件，为罹患重度牙周病变磨牙拔除后种植修复创造条件，是牙周种植医生迫切需要解决的问题。

感染是影响拔牙窝愈合成骨的重要因素之一。Kim等对伴有牙周炎与根尖炎患牙拔牙窝愈合的动物模型进行研究发现，实验组的纤维结缔组织较健康组多，相应骨髓组织的形成缺少，导致严重影响拔牙窝的骨形成并延长愈合时间，而控制感染则有利于拔牙窝的愈合。针对牙周炎患者，既往大量研究证实了牙周龈上和龈下的洁治、刮治可有效控制牙周组织感染，减少牙周袋

深度，并促进临床附着的获得。牙周基础治疗不但改善全口牙周健康状况，也有利于控制、降低口腔环境感染对局部拔牙窝愈合的影响，而对待拔患牙进行尽可能彻底的龈下清创，可以极大控制感染并使炎症局限化。

然而即便如此，重度牙周炎患牙经过牙周非手术治疗后，其牙周袋内壁以及牙龈组织中仍可能含有大量的炎症细胞以及病原微生物。牙周经典的改良Widman翻瓣手术内斜切口设计目的就是在于通过切除感染的牙周袋内壁，清除感染利于牙周组织愈合；而传统外科临床拔牙操作中，常规使用的牙龈分离器是一种钝性分离器械，无法有效彻底清除牙周袋内壁的感染。本病例参照改良Widman翻瓣术，采用了拔牙前先行内斜切口，将感染的牙周袋内壁尽可能加以切除，从而为拔牙后较完整清除拔牙窝的牙周感染组织创造了条件，也为后续的位点保存术提供了成功的保证。

4.2　位点保存术后三维轮廓的变化可预期

拔牙位点保存术是指在拔牙后即刻进行拔牙窝内生物材料移植、支撑和充填牙槽窝。其目的包括阻断或减缓牙槽骨吸收，阻挡牙龈上皮或纤维组织进入拔牙窝，引导和促进拔牙窝的骨再生，实现牙槽骨的保存或增量。由于重度牙周炎、牙周–牙髓联合病变的患牙在牙齿拔除前已经存在不同程度的牙槽骨吸收，重建牙槽嵴的三维形态，为以修复为导向的种植治疗创造必要条件尤为迫切。本课题组以往针对罹患重度牙周病变磨牙位点保存的系列研究发现，术后6个月位点保存组中央和远中颊侧的牙槽骨高度分别增加2.9mm和1.5mm，而自然愈合组相应位点牙槽骨

高度则分别降低1.0mm和1.5mm,位点保存术的意义十分显著。

然而,在临床手术中,由于通过在拔牙窝近远中做垂直切口,颊侧翻全厚瓣,并松弛龈瓣严密缝合来获得软组织在牙槽嵴顶的完全关闭,使得手术创面增大,术后组织水肿张力增加,个别位点甚至在术后1~2周出现部分软组织开裂、膜暴露,一定程度影响骨再生。如何能减少手术创伤并获得良好的位点保存效果呢?在本病例中,我们尝试不采用颊侧纵切口,而是将彻底清创后拔牙窝周边自骨嵴顶向根方锐性分离2mm,掀起全厚瓣;在拔牙窝内植入植骨材料后,将修整好外形的生物膜边缘延展到此区域,成为一堵屏障,既避免软组织早期进入植骨区,又自然形成了一个"替代的骨壁",为重建牙槽嵴轮廓创造了条件,这种微翻瓣操作可以减小对拔牙窝创伤以及对术区血供的破坏,为骨再生提供良好的基础。事实证明,患者术后反应小,6个月后位点保存效果良好(牙槽骨宽度达到9mm,高度达到10mm)。

4.3 位点保存术后嵴顶创面覆盖的问题是多年来种植界争议和探索的焦点

许多研究采用软组织转瓣、游离龈或结缔组织移植等方法解决此问题,但这些方法要么增加第二创口,要么手术难度大或创口关闭不佳,存在诸多争议。本病例中,为了减少创伤同时避免

植骨区域Bio-Gide®生物膜的直接暴露,缝合前在生物膜表面覆盖大小与创面一致的一种多孔海绵状生物材料(可即邦医用胶原蛋白膜®),来封闭拔牙窝表面。该胶原蛋白膜提取自动物组织,主要成分为I型胶原,其特殊的胶原支架空间结构在体内可保留3周左右,随后完全吸收降解。由于血凝块的主要纤维成分为I型胶原,该胶原蛋白膜可以促进创缘附近血凝块的形成与稳定,在拔牙窝愈合的最初2周内形成良好的生物屏障,利于植骨区表面新鲜软组织的形成和愈合。本课题组依据临床观察和分析,积累了运用该胶原蛋白覆盖创面的初步经验。

综上所述,重度牙周炎患牙的微创拔除与彻底清创对拔牙窝愈合起到至关重要的作用,而胡文杰教授团队采取微翻瓣方法实施的位点保存术不但为牙槽嵴的轮廓保持与重建(高度和宽度)提供了良好的支持,也大大减少了手术创伤及术后反应。本文中的病例详细展示了该方法内斜切口结合微创拔牙、微翻瓣位点保存的操作流程和技术细节,以及后续以修复为导向的种植外科和种植修复全过程,最终取得了良好疗效,为此类罹患重度牙周炎磨牙的临床处置和功能重建积累了经验。

基金资助:北京市科学技术委员会首都临床特色应用研究基金(Z161100000516042)、首都卫生发展科研专项基金资助(2011-4025-04)。

特别说明:本病例主体内容与治疗过程图片均引自中国实用口腔科杂志,2018,11(1):37-43。

专家点评

中国医学科学院北京协和医院口腔种植中心宿玉成教授：

因牙周炎导致的牙缺失，往往首先经历了病情缓慢进展的过程，在此期间炎症迁延不愈、牙槽骨破坏吸收，当牙脱落或拔除时，必然造成后续的牙槽嵴轮廓塌陷，给未来的种植修复带来了难度和挑战。如何能在牙齿保留无望、需要拔除的同时，进行拔牙位点保存和牙槽骨高度及宽度增量，是破除当前牙周病患者种植治疗困局的临床难题。

如何控制感染，创造健康的口腔环境，同时做好拔牙窝的彻底清创、保证拔牙位点保存和增量的硬组织条件，是本病例右上第二磨牙种植成功的关键。作者作为牙周专业医生，通过牙周基础治疗改善全口牙周健康状况，有利于控制、降低口腔环境感染对局部拔牙窝愈合的影响，而对待拔患牙进行尽可能彻底的龈下清创，极大地控制感染并使炎症局限化，是后续位点保存成功的前提。另外，值得指出的是，作者巧妙地借鉴了牙周改良Widman翻瓣术的内斜切口方法，在拔牙前围绕牙齿切除牙周袋壁，保证了拔牙窝周围新鲜和健康的软组织；同时采取微翻瓣方法，减轻了手术创伤，更多地保留了颊侧角化组织。

该病例所展示的微创拔牙同期微翻瓣位点保存术获得了预期的临床效果，也是牙周特色技术改善种植治疗条件的成功案例，值得临床借鉴和推广。

参考文献

[1]孟焕新. 临床牙周病学[M]. 北京: 北京大学医学出版社, 2014.

[2]宿玉成. 口腔种植学[M]. 北京: 人民卫生出版社, 2014.

[3]Kim JJ, Ben Amara H, Schwarz F, et al. Is ridge preservation/augmentation at periodontally compromised extraction sockets safe?A retrospective study[J]. J Clin Periodontol, 2017, 44(10): 1051–1058.

[4]Poulias E, Greenwell H, Hill M, et al. Ridge preservation comparing socket allograft alone to socket allograft plus facial overlay xenograft: a clinical and histologic study in humans[J]. J Periodontol, 2013, 84(11): 1567–1575.

[5]Schropp L, Wenzel A, Kostopoulos L, et al. Bone healing and soft tissue contour changes following single–tooth extraction: a clinical and radiographic 12–month prospective study[J]. Int J Periodontics Restorative Dent, 2003, 23(4): 313–323.

[6]赵丽萍, 詹雅琳, 胡文杰, 等. 不同测量方法评价磨牙拔牙位点保存术后牙槽骨的变化[J]. 北京大学学报(医学版), 2016, 48(1): 126–132.

[7]毕小成, 危伊萍, 胡文杰, 等. 罹患重度牙周病变磨牙拔牙后位点保存与自然愈合后种植治疗效果对比研究[J]. 中国实用口腔科杂志, 2017, 10(10): 598–604.

[8]Kim JH, Koo KT, Capetillo J, et al. Periodontal and endodontic pathology delays extraction socket healing in a canine model[J].J Periodontal Implant Sci, 2017, 47(3): 143–153.

[9]Graziani F, Karapetsa D, Alonso B, et al. Nonsurgical and surgical treatment of periodontitis: how many options for one disease?[J]. Periodontol 2000, 2017, 75(1): 152–188.

[10]Mg N, Hh T, Fa C. Carranza's clinical periodontology[M].12th ed. St. Louis: Saunders, 2015: 394.

[11]Newman MG, Takei H, Carranza FA, et al. Carranza's clinicalperiodontology[M]. 12th Ed. St. Louis: Saunders, 2014: 584.

[12]Hämmerle CH, Araújo MG, Simion M. Evidence–based knowledge on the biology and treatment of extraction sockets[J].Clin Oral Implants Res, 2012, 23(Suppl 5): 80–82.

[13]詹雅琳, 胡文杰, 甄敏, 等. 去蛋白牛骨基质与可吸收胶原膜的磨牙拔牙位点保存效果影像学评价[J]. 北京大学学报(医学版), 2015, 47(1): 19–26.

[14]Lindhe J, Cecchinato D, Donati M, et al. Ridge preservation with the use of deproteinized bovine bone mineral[J]. Clin Oral Implants Res, 2014, 25(7): 786–790.

[15]Mardinger O, Vered M, Chaushu G, et al. Histomorphometricalanalysis following augmentation of infected extraction sites exhibiting severe bone loss and primarily closed by intrasocket re-active soft tissue[J]. Clin Implant Dent Relat Res, 2012, 14(3): 359–365.

[16]徐涛, 胡文杰, 毕小成, 等. 针对罹患重度牙周病变磨牙实施微创拔牙和位点保存术的初步探索（附1例报告）[J]. 中国实用口腔科杂志, 2018, 11(1): 37–43.

PRACTICAL
PERIODONTICS &
IMPLANT DENTISTRY
TREATMENT
STRATEGIES AND
TECHNIQUES

3 罹患重度牙周病变磨牙采取微翻瓣位点保存术后种植修复效果观察（附1例4.5年诊治随访观察报告）

EVALUATION OF DENTAL IMPLANTS FOLLOWING RIDGE PRESERVATION IN MOLAR EXTRACTION SOCKETS AFFECTED BY SEVERE PERIODONTITIS（WITH A 4.5-YEAR FOLLOW-UP CASE REPORT）

李丽曼　赵丽萍　徐　涛　胡文杰　刘云松

【摘要】

种植治疗因其临床长期效果稳定，逐渐发展为牙列缺损或缺失后的常规修复方法，充足的骨量和良好的软组织条件对种植修复治疗方案的实施至关重要。罹患重度牙周病变的磨牙不但在拔牙之前已经存在，而且在拔牙窝愈合过程中所发生的不同程度牙槽骨吸收，会增加种植治疗的难度。本文完整展示了1例针对牙周–牙髓联合病变磨牙的病情分析，采取微创拔牙和微翻瓣技术在拔牙窝实施位点保存创造良好硬组织条件，按照标准化流程完成种植修复，并追踪观察3年的具体实施过程，为评价此类微翻瓣位点保存术后种植修复长期效果提供了依据。

【关键词】

磨牙；重度牙周炎；微创拔牙；位点保存；牙种植

近年来，种植治疗因其临床长期效果稳定逐渐成为牙列缺损或缺失的常规修复方法。既往大量研究已表明，拔牙后牙槽突的吸收和改建会妨碍以修复为导向种植治疗的实施，增加同期植骨的可能性，而且不良的软硬组织轮廓会影响种植修复后的美学效果和种植体的长期健康。

位点保存是拔牙后阻断或减缓牙槽骨吸收的一种可预测性的延迟种植方法，通过保存软硬组织轮廓，提高修复体功能和美观，简化未来种植修复治疗的程序等。

位点保存后种植修复的长期效果，是临床医生十分关注的问题。目前评价位点保存对种植治疗预后影响的指标主要包括：

◎ 是否能够提高种植的简便性

◎ 种植同期是否还需要额外植骨

◎ 位点保存后种植体存留率和成功率如何

◎ 负重后边缘骨丧失情况

◎ 种植体周围软组织健康状况等

以往针对位点保存后种植修复长期效果的研究较少，且大部分局限于骨壁完整且无感染的前牙区。本课题组既往针对罹患重度牙周病变磨牙的微创拔牙及位点保存的系列研究，获得了软硬组织保存或增量的良好效果。

通过探索和分析大范围翻瓣与微翻瓣的位点保存的临床及影像学效果，证实不同位点保存方法均有利于保持并改善牙槽骨体积，而微翻瓣技术结合覆盖胶原蛋白的手术方法有利于保存更多的角化组织，基于少量病例种植修复后效果的追踪观察，取得了初步肯定的结果。

本文完整展示了1例针对牙周–牙髓联合病变磨牙的病情分析，采取微创拔牙和微翻瓣技术实施位点保存创造良好硬组织条件的具体实施步骤，并分析了位点保存术后种植修复负重3年的临床和影像学效果，为评价此类微翻瓣位点保存术后种植修复长期效果提供了依据。

1. 病例资料

基本情况：女，37岁。

主诉：左上后牙牙龈鼓包2周。

现病史：2周前左上后牙牙龈鼓包，于北京大学口腔医院急诊科对症处理后就诊于牙周科，3个月前曾于我院行牙周基础治疗。

既往史：多年前曾于外院行桩核冠修复。

全身状况：体健，无过敏史。

主诉牙临床检查：26金属冠修复，冠边缘欠密合。颊侧距离龈缘5mm处有一瘘管，探无溢脓，颊侧中央牙周袋探诊深度（PD）达7mm，余位点3~6mm，松动Ⅰ度，根分叉病变（FI）Ⅲ度。

主诉牙影像学检查：根尖片示，26根周膜增宽，近远中牙槽吸收至根中1/3，近远中颊根内见高密度充填影，恰填，根分叉及根尖区可见低密度影像，腭根内可见高密度金属桩影像（图1）。

全口临床检查：全口口腔卫生状况一般，菌斑指数（PLI）为0~1，牙石指数（CI）为0~1，龈乳头色稍红、形态稍圆钝、质地稍软，余牙PD为2~5mm，详见初诊牙周检查表（图2）。

诊断：26牙周–牙髓联合病变；慢性牙周炎（广泛型Ⅲ期C级牙周炎）。

2. 围绕主诉牙26的病情分析、治疗目标及计划

2.1 控制炎症

牙周基础治疗恢复全口牙周组织健康。26牙周破坏严重，通过龈上龈下超声除石控制局部炎症后行微创拔牙，彻底清除感染，为牙槽窝提供良好的愈合环境。

2.2 26种植修复方案

作为单颗缺失的磨牙，建议行种植修复恢复26功能和美观。

26在拔牙前已存在明显牙槽骨破坏，为了最大限度地保存软硬组织轮廓，拟于26拔牙同期采用微翻瓣技术结合拔牙窝表面覆盖胶原蛋白进行位点保存，创造利于种植修复和种植体长期健康的软硬组织条件。

位点保存术后6个月，基于CBCT测量拔牙位点牙槽骨高度和宽度，完成以修复为导向的种植治疗和上部结构修复。

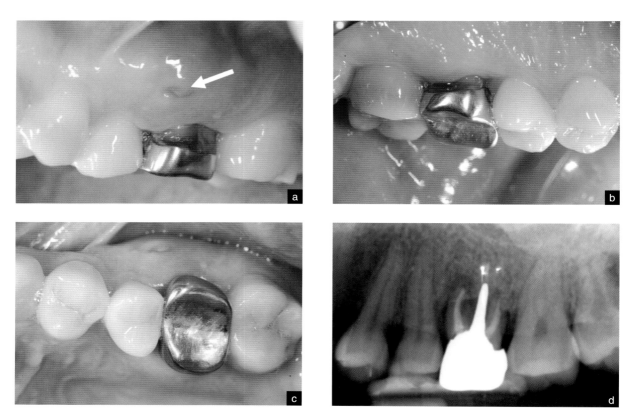

图1　26初诊时（2015年4月）临床照片及根尖片
a 颊侧像，箭头所指为瘘管，未见溢脓；b 腭侧像；c 殆面像；d 根尖片

2.3　26负重后种植修复效果追踪观察

26因牙周–牙髓联合病变拔除，并行位点保存后种植修复，与其他条件良好的种植修复相比，尤其要控制生物学等并发症的危险因素。同时，26作为承担主要咀嚼功能的磨牙，良好的软硬组织轮廓利于种植牙的健康维护、发挥功能和美观。建立规律的复查机制以监测临床和影像学指标，使26种植修复长期效果得以保证。

3. 治疗过程及临床效果观察

3.1　拔牙前牙周治疗

拔牙前进行全口彻底的牙周基础治疗，同时术前针对26行彻底的超声龈上洁治和龈下刮治，使牙周炎症局限化，为拔牙后创口愈合提供良好的口腔环境。

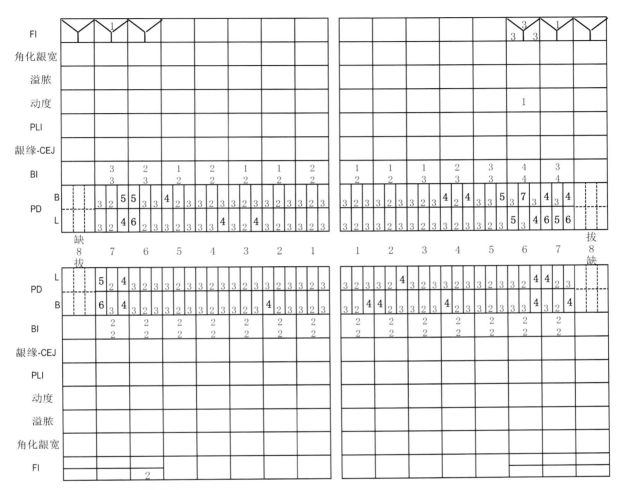

图2　初诊洁治后1周牙周检查表

B：颊侧；L：舌侧；PD：探诊深度；BI：出血指数；CEJ：釉牙骨质界；PLI：菌斑指数；FI：根分叉病变

3.2　26微创拔牙（图3）

（1）局麻下（1.7mL盐酸阿替卡因肾上腺素注射液，必兰，法国），围绕26外形距龈缘0.5～1mm处行内斜切口，斜向根面并切至牙槽嵴顶，尽可能切除牙周袋内壁。

（2）使用拔牙钳微创拔除26，此过程不做颊舌向或近远中向晃动。

（3）牙根完整拔除后，使用骨膜分离器（P24G，Hu-Friedy公司，美国）和刮匙将环绕牙根的牙周袋内壁及根尖区肉芽组织完整移除。

（4）彻底清创后，拔牙窝骨面清晰暴露，龈缘创口整齐，术中见颊侧冠方骨开裂，呈"V"字形，牙槽窝内有骨间隔。

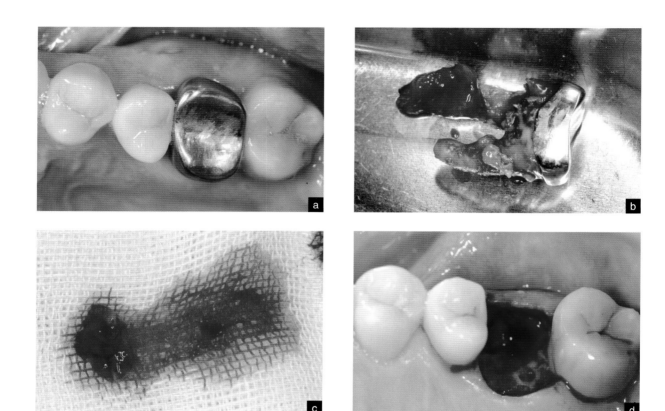

图3 26微创拔牙

a 26微创拔牙前𬌗面像；b 拔除的患牙；c 拔牙窝内的大量肉芽组织；d 26拔牙窝彻底清创后𬌗面像

3.3 26微翻瓣位点保存和胶原表面封闭创口（图4）

（1）自牙槽窝内颊腭侧用P24G微翻瓣至骨嵴顶根方2mm。

（2）于拔牙窝内植入Bio-Oss®骨粉（0.5g，直径1.0～2.0mm大颗粒，Geistlich公司，瑞士），植骨材料至少与骨壁最高处平齐或略过量2～3mm，将修剪好的Bio-Gide®可吸收膜（13mm×25mm，Geistlich 公司，瑞士）插入至骨嵴顶根方2～3mm，严密覆盖植骨材料。

（3）缝合前在骨嵴顶冠方Bio-Gide®生物膜表面覆盖一层可即邦医用胶原蛋白海绵®（25mm×25mm，无锡贝迪生物工程有限公司），使之与四周牙龈创缘贴合。

（4）"8"字拉拢缝合，使胶原蛋白膜完全覆盖拔牙窝生物膜表面封闭创口且稳定不易脱出。术后即刻拍摄平行投照根尖片及锥形束计算机断层扫描（CBCT）。

术后7天口服阿莫西林胶囊（0.5g，3次/天），青霉素过敏者口服罗红霉素（0.3g），布洛芬缓释胶囊（0.3g，2次/天，必要时），0.12%复方氯己定溶液（10mL，2次/天）3～4周。术后2周拆线，术区避免佩戴义齿。

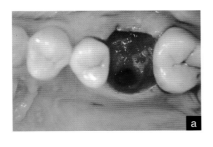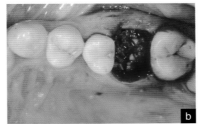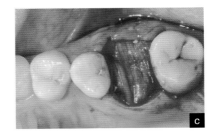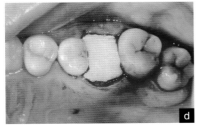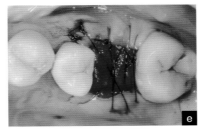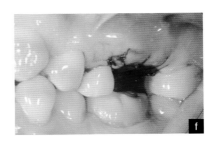

图4　26微翻瓣位点保存术

a 微创拔牙彻底清创后，微翻全厚瓣至骨嵴顶根方2mm，骨面暴露清晰；b 牙槽窝内植入Bio-Oss®骨粉；c 骨粉表面覆盖Bio-Gide®可吸收膜；d 拔牙创表面覆盖可即邦医用胶原蛋白海绵®，使其与四周牙龈创缘贴合；e "8"字拉拢缝合后𬌗面像；f 缝合后颊侧咬合像

3.4　拔牙位点保存术后胶原封闭创面的观察过程

位点保存术后1~5周及3个月复查，记录创口封闭及愈合情况。随访期间术区软组织无明显肿胀，未见感染和移植材料暴露，软组织逐步增厚直至正常愈合（图5）。

3.5　种植前（位点保存术后6个月）临床和影像学检查

3.5.1　临床检查

患者口腔卫生较好，菌斑少量，牙龈健康。26颊侧嵴顶至膜龈联合的距离为5~6mm。颊侧牙槽嵴轮廓良好，嵴顶处无软组织塌陷（图6）。

3.5.2　影像学检查

位点保存术后即刻显示牙槽窝内骨充填良好

（图7a~c）；术后6个月拔牙窝内植骨材料保持稳定，部分失去原有颗粒状形态呈现均一的密度较高影像。26位点骨高度和骨宽度良好，满足种植手术的骨量要求（图7d~f）。

3.6　26种植体植入和上部结构修复

3.6.1　术前准备和种植体植入（图8）

位点保存愈合6个月后行种植手术。术前取研究模型，并制作手术导板，基于CBCT测量种植位点三维骨量。由一名经验丰富的牙周专科医生完成种植手术。

（1）局麻（1.7mL盐酸阿替卡因肾上腺素注射液，必兰，法国）显效后沿26牙槽嵴顶水平切开，25远中及27近中行沟内切口，翻开双侧全厚瓣至骨嵴顶边缘。

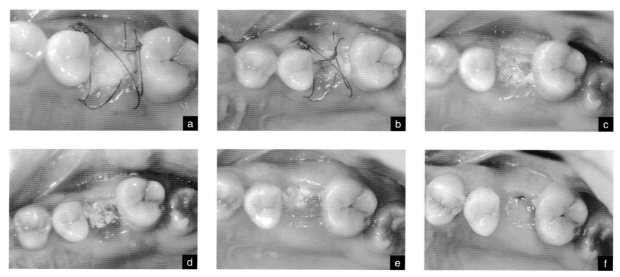

图5 26位点保存术后1~5周及3个月复查临床照片，软组织逐步增厚直至正常愈合
a 术后1周；b 术后2周；c 术后3周；d 术后4周；e 术后5周；f 术后3个月

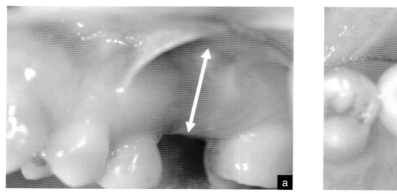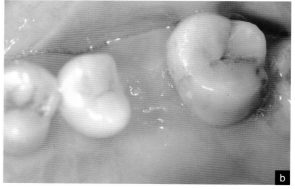

图6 26种植术前临床照片
a 种植术前颊侧像，箭头所指为颊侧嵴顶至膜龈联合距离；b 种植术前𬌗面像

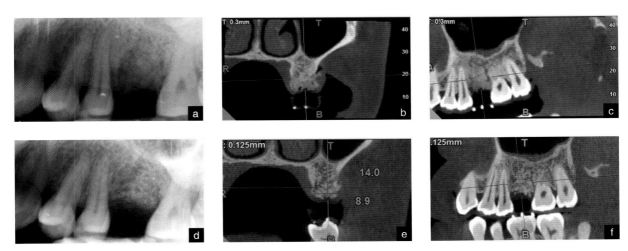

图7　位点保存术后即刻与术后6个月影像学检查对比

a～c和d～f 分别为术后即刻和术后6个月拍摄的平行投照根尖片、CBCT冠状面、CBCT矢状面影像，26位点骨高度和骨宽度良好

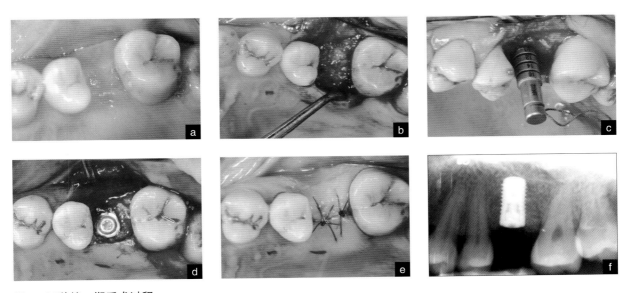

图8　26种植一期手术过程

a 种植术前殆面像；b 沿牙槽嵴顶行水平切口，显露种植区域骨嵴顶；c 球钻定点后，扩孔钻逐级备洞，深度10mm；d 植入Straumann BL 4.8mm×10mm RC SLA种植体，位于骨嵴顶根方1mm，初期稳定性良好，覆盖封闭螺丝；e 龈瓣原位复位，严密缝合；f 术后即刻平行投照根尖片显示，种植体位置良好

（2）球钻定点，扩孔钻直径2.8～4.2mm逐级备洞，深度10mm。

（3）26植入Straumann BL 4.8mm×10.0mm RC种植体（Straumann公司，瑞士），位于骨嵴顶根方1mm，扭矩35N·cm，初期稳定性良好，置封闭螺丝。

（4）修整并复位颊侧软组织瓣，4-0不可吸收线间断、改良褥式严密缝合。

（5）术后根尖片显示：种植体位置可。

3.6.2 种植二期手术及修复治疗

（1）种植体植入6个月后行种植二期手术（图9）。

（2）种植二期术后2个月，由一名经验丰富的修复专科医生完成种植体上部结构修复，种植修复体戴入即刻拍摄平行投照根尖片（图10）。

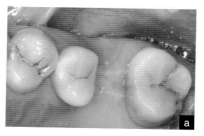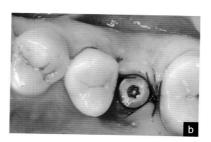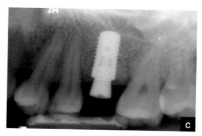

图9　26种植二期手术过程
a 种植术后6个月𬌗面像；b 二期手术置换4.5mm×4mm愈合基台；c 术后即刻平行投照根尖片

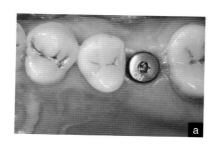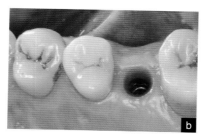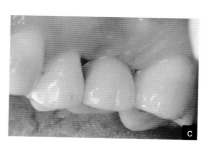
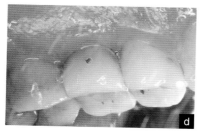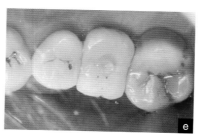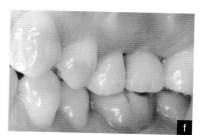

图10　26种植修复过程
a 种植二期术后2个月𬌗面像；b 取愈合基台后穿龈轮廓𬌗面像；c 戴冠即刻颊侧像；d 戴冠即刻腭侧像；e 戴冠即刻𬌗面像；f 戴冠即刻咬合像

3.7　26负重3年随访复查效果评价

种植修复后每6个月对种植体和全口牙进行临床检查，记录种植体周围软组织健康状况，3年复查时牙周检查表见图11；并戴入定位装置拍摄平行投照根尖片，导入几何画板软件后测量种植体近远中边缘骨水平，分析骨吸收情况。

3.7.1　临床效果评价

负重3年随访期中，患者口腔卫生状况良好，PLI≤1，种植体及上部结构无松动，牙龈无炎症，探诊后无出血，种植体周围探诊深度（PD）≤4mm，颊侧角化组织宽度（KTW）≥5mm。

与戴冠即刻比较，负重3年后，颊侧牙槽嵴轮廓较为丰满，与邻牙骨弓轮廓和修复体外形基本协调。近中龈乳头戴冠即刻充盈欠佳，远中龈乳头充盈较好，3年后种植修复体颊侧软组织和龈乳头保持稳定（图12）。

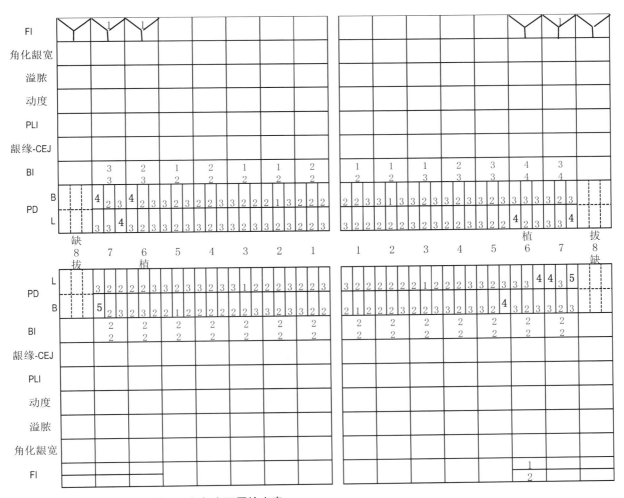

图11　26负重3年后（2019年9月）复查牙周检查表

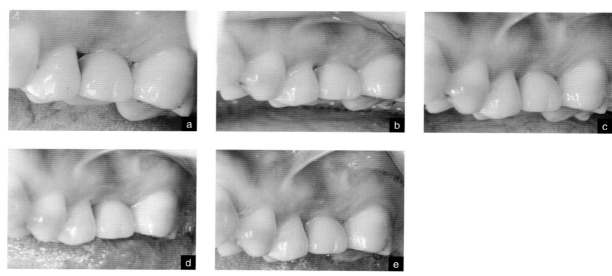

图12 负重3年复查临床照片（颊侧像）

a 戴冠即刻；b 负重6个月；c 负重18个月；d 负重25个月；e 负重36个月

3.7.2 影像学效果评价

平行投照根尖片示：种植体颈部无明显骨吸收，负重1.5年后边缘骨丧失（MBL）为0.3mm，

负重3年后MBL为0.45mm。种植体周围骨结合良好，种植体周围无透射影（图13）。

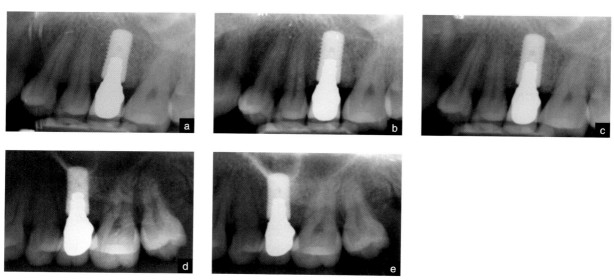

图13 负重3年复查平行投照根尖片

a 戴冠即刻；b 负重6个月；c 负重18个月；d 负重25个月；e 负重36个月

4. 讨论与分析

4.1　位点保存术后硬组织变化

良好的软硬组织条件是种植长期效果稳定的保证。动物实验和临床研究表明，拔牙窝自然愈合过程中的骨吸收和骨改建会导致牙槽嵴三维空间的改变，增加种植修复的难度。

拔牙位点保存可以阻断或减缓牙槽骨吸收，达到牙槽骨保存或增量的效果，虽然无法完全保存牙槽骨体积，但可减少额外复杂植骨术的需要。本课题组针对罹患重度牙周病变磨牙的系列研究表明，位点保存对于拔牙窝牙槽骨宽度和高度的改善显著好于自然愈合。

本病例中患牙因牙周-牙髓联合病变在拔牙前根尖剩余牙槽骨高度仅为4mm，有研究指出上颌磨牙拔除后会导致上颌窦气化，造成垂直骨量进一步减少。因此牙槽窝自然愈合后，很大程度上需要进行上颌窦内提升术甚至更为复杂的外提升术。

本病例在实施位点保存术后6个月，缺牙区拟种植位点牙槽骨高度达12mm，嵴顶下2mm牙槽骨宽度为9mm，位点保存效果显著，避免了种植前或种植同期进行复杂的骨增量手术，为种植修复创造了良好的牙槽嵴三维轮廓。

4.2　微翻瓣位点保存术的优点

目前，是否做纵切口并行大范围翻瓣实现创口初期关闭对位点保存效果的影响尚无定论。虽然大范围翻瓣与不翻瓣位点保存均可以达到保持并改善拔牙位点牙槽骨高度和宽度的目的，但既往多数研究显示，翻瓣后冠向复位封闭拔牙创口会造成角化龈宽度的减少。

本病例术中不做颊侧纵切口松弛龈瓣，而是采用微翻瓣技术，仅将全厚瓣自拔牙窝周边骨嵴顶向根方钝性分离2mm，将修整好外形的生物膜边缘延展到此区域，稳定骨移植材料和避免软组织早期进入植骨区，手术创面小，术后反应减轻。

有学者认为软组织初期封闭对于植骨材料和自体骨组织的整合至关重要，膜的早期暴露会对组织增量手术的效果产生不良影响。在拔牙窝表面覆盖软组织替代材料医用胶原蛋白初期封闭拔牙创口，软组织张力减小，避免了创口愈合过程中因软组织撕裂造成移植材料的早期暴露而影响位点保存效果；同时避免了膜龈联合的冠方迁移，从而较好地维持了颊侧角化组织。

虽然游离或带蒂软组织移植物可封闭牙槽窝和实现一定的软组织增量，但存在增加第二创口、手术难度大和创口封闭不佳等问题。胶原蛋白海绵作为具有良好可操作性的软组织替代材料，不仅可稳定移植材料和诱导形成血凝块，还对成纤维细胞具有趋化作用，利于植骨区周围新鲜软组织的形成和愈合。

本课题组依据临床观察和分析，积累了微翻瓣技术和胶原蛋白覆盖拔牙创面位点保存的初步经验。

4.3　位点保存术后软硬组织三维轮廓的维持

良好的软硬组织三维轮廓有利于种植体植入正常的轴向位置和长期的健康维护。种植体周围软组织的质量取决于骨组织，软组织的轮廓取决于其所覆盖牙槽骨外表面的轮廓特征。有研究结果显示位点保存组种植牙PES评分高于自然愈合组，低替代率的骨充填材料能够有效减少种植体周围软组织退缩和牙槽嵴外形轮廓的塌陷。位点保存可同时改善硬组织和软组织的轮廓质量，种植体周围与邻牙相协调的骨弓轮廓，牙龈曲线和长期健康稳定的龈乳头、龈缘、附着龈等，是种植修复体良好地行使功能和进行日常清洁维护的重要保障。

本病例种植修复负重3年临床观察发现，种植体周围软硬组织三维轮廓良好，形成了较为稳定自然的"根样凸起"，角化组织稳定维持在5mm以上。虽然戴冠后近中龈乳头充盈稍有欠佳，分析主要原因为近中邻牙的附着丧失所致，但负重3年后，近中龈乳头持续保持稳定，无进一步退缩，也未出现明显的食物嵌塞。为实现良好的功能和美学效果以及便利的健康维护提供了稳定的软硬组织条件。

4.4　位点保存后种植修复的效果评价

种植体周围软组织状况（探诊深度、探诊出血）和边缘骨水平是评价位点保存对种植预后影响的重要指标。

牙周临床指标的增加与生物学并发症的发生相关，而牙周炎患者比牙周健康者患种植体周围病的风险增加，更应定期监测菌斑指数、探诊出血和探诊深度，并进行牙周和种植体周围维护。从食物的自然排溢和患者自我口腔维护的层面来讲，良好的软硬组织轮廓可以减少菌斑堆积，有利于种植体长期的健康维护。

种植体周围边缘骨水平同样对最终种植修复的成功至关重要。通常对于两段式种植体，负重后第一年嵴顶骨丧失1.5mm，以后每年丧失0.2mm是可以接受的，而负重1年后进展性的边缘骨丧失常与种植体周围炎有关。本病例负重后每年发生极少量骨吸收，边缘骨水平无明显变化，负重1.5年和3年边缘骨丧失分别为0.3mm和0.45mm，与既往研究结果类似。因此，本病例实施位点保存后软硬组织健康稳定，为实现种植修复长期稳定的效果奠定了基础。

综上所述，本病例中因牙周破坏而无望保留的磨牙，通过微创拔牙后采用微翻瓣技术，并在移植材料表面覆盖胶原蛋白封闭拔牙创口的位点保存术，为种植治疗创造了良好的牙槽嵴三维形态。种植修复发挥功能后3年临床和影像学观察，软硬组织轮廓依然保持稳定，获得了满意的功能和美学效果，值得临床应用和推广。

基金资助：北京市科学技术委员会首都临床特色应用研究基金（Z161100000516042）、国家自然科学基金（61876005）、北京大学临床科学家计划专项（BMU2019LCKXJ010）。

特别说明：本病例主体内容与治疗过程图片均引自中国实用口腔科杂志, 2020, 13(3): 139-145。

专家点评

中国医学科学院北京协和医院口腔种植中心宿玉成教授：

　　拔牙位点保存的最终目的是创造利于种植治疗的软硬组织条件，并在种植修复后保持牙槽轮廓稳定且与相邻天然牙自然协调。异种骨代用品为拔牙位点保存的常规移植材料，能够有效引导自体骨形成。本病例通过系列临床翔实资料和影像图片，很好地展示了实施微创拔牙与微翻瓣位点保存术后种植修复3年的持续临床效果，即临床软硬组织轮廓维持良好，种植体周边缘骨丧失在正常范围，为实现种植修复长期稳定的效果奠定了基础。

　　本病例所采用的异种骨代用品、胶原膜和覆盖创面的胶原蛋白海绵对于拔牙窝软硬组织轮廓的保存与增量起到了有益的帮助，同时也减少了开辟第二创口的可能，值得临床借鉴。

参考文献

[1]Misawa M, Lindhe J, Araujo MG. The alveolar process following single–tooth extraction: a study of maxillary incisor and premolar sites in man[J]. Clin Oral Implants Res, 2016, 27(7): 884–889.

[2]Araujo MG, Silva CO, Misawa M, et al. Alveolar socket healing: what can we learn?[J]. Periodontol 2000, 2015, 68(1): 122–134.

[3]Schropp L, Wenzel A, Kostopoulos L, et al. Bone healing and soft tissue contour changes following single–tooth extraction: a clinical and radiographic 12–month prospective study[J]. Int J Periodontics Restorative Dent, 2003, 23(4): 313–323.

[4]Hammerle CH, Araujo MG, Simion M. Evidence–based knowledge on the biology and treatment of extraction sockets[J]. Clin Oral Implants Res, 2012, 23 Suppl 5: 80–82.

[5]Mardas N, Trullenque–Eriksson A, Macbeth N, et al. Does ridge preservation following tooth extraction improve implant treatment outcomes: a systematic review: Group 4: Therapeutic concepts & methods[J]. Clin Oral Implants Res, 2015, 26 Suppl 11: 180–201.

[6]Zhao L, Xu T, Hu W, et al. Preservation and augmentation of molar extraction sites affected by severe bone defect due to advanced periodontitis: A prospective clinical trial[J]. Clin Implant Dent Relat Res, 2018, 20(3): 333–344.

[7]赵丽萍, 胡文杰, 徐涛, 等. 罹患重度牙周病变磨牙拔牙后两种牙槽嵴保存方法的比较[J]. 北京大学学报(医学版), 2019, 51(3):579–585.

[8]Wei Y, Bi X, Jie Hu W, et al. Evaluation of dental implants following ridge preservation in molar extraction sockets affected by advanced periodontitis: A 30–month postloading case series[J]. Dentistry, 2018, 8(7):505.

[9]Covani U, Ricci M, Bozzolo G, et al. Analysis of the pattern of the alveolar ridge remodelling following single tooth extraction[J]. Clin Oral Implants Res, 2011, 22(8): 820–825.

[10]Lang NP, Pun L, Lau KY, et al. A systematic review on survival and success rates of implants placed immediately into fresh extraction sockets after at least 1 year[J]. Clin Oral Implants Res, 2012, 23 Suppl 5: 39–66.

[11]Macbeth N, Trullenque–Eriksson A, Donos N, et al. Hard and soft tissue changes following alveolar ridge preservation: a systematic review[J]. Clin Oral Implants Res, 2017, 28(8): 982–1004.

[12]Vignoletti F, Matesanz P, Rodrigo D, et al. Surgical protocols for ridge preservation after tooth extraction. A systematic review[J]. Clin Oral Implants Res, 2012, 23 Suppl 5: 22–38.

[13]Kalsi AS, Kalsi JS, Bassi S. Alveolar ridge preservation: why, when and how[J]. Br Dent J, 2019, 227(4): 264–274.

[14]詹雅琳, 胡文杰, 甄敏, 等. 去蛋白牛骨基质与可吸收胶原膜的磨牙拔牙位点保存效果影像学评价[J]. 北京大学学报(医学版), 2015, 47(1): 19–26.

[15]Levi I, Halperin–Sternfeld M, Horwitz J, et al. Dimensional changes of the maxillary sinus following tooth extraction in the posterior maxilla with and without socket preservation[J]. Clin Implant Dent Relat Res, 2017, 19(5): 952–958.

[16]Barone A, Borgia V, Covani U, et al. Flap versus flapless procedure for ridge preservation in alveolar extraction sockets: a histological evaluation in a randomized clinical trial[J]. Clin Oral Implants Res, 2015, 26(7): 806–813.

[17]徐涛, 胡文杰, 毕小成, 等. 针对罹患重度牙周病变磨牙实施微创拔牙和位点保存术的初步探索(附1例报告)[J]. 中国实用口腔科杂志, 2018,11(1):37–43.

[18]Engler–Hamm D, Cheung WS, Yen A, et al. Ridge preservation using a composite bone graft and a bioabsorbable membrane with and without primary wound closure: a comparative clinical trial[J]. J Periodontol, 2011, 82(3): 377–387.

[19]Monje A, Blasi G. Significance of keratinized mucosa/gingiva on peri–implant and adjacent periodontal conditions in erratic maintenance compliers[J]. J Periodontol, 2019, 90(5): 445–453.

[20]Thoma DS, Muhlemann S, Jung RE. Critical soft–tissue dimensions with dental implants and treatment concepts[J]. Periodontol 2000, 2014, 66(1): 106–118.

[21]Kotsakis G, Chrepa V, Marcou N, et al. Flapless alveolar ridge preservation utilizing the "socket–plug" technique: clinical technique and review of the literature[J]. J Oral Implantol, 2014, 40(6):690–698.

[22]Postlethwaite AE, Seyer JM, Kang AH. Chemotactic attraction of human fibroblasts to type I, II, and III collagens and collagen–derived peptides[J]. Proc Natl Acad Sci USA, 1978, 75(2): 871–875.

[23]Fischer KR, Muhlemann S, Jung RE, et al. Dimensional evaluation of different ridge preservation techniques with a bovine xenograft: A randomized controlled clinical trial[J]. Int J Periodontics Restorative Dent, 2018, 38(4): 549–556.

[24]Marconcini S, Giammarinaro E, Derchi G, et al. Clinical outcomes of implants placed in ridge–preserved versus nonpreserved sites: A 4–year randomized clinical trial[J]. Clin Implant Dent Relat Res, 2018, 20(6): 906–914.

[25]Zangrando MS, Damante CA, Sant'ana AC, et al. Long–term evaluation of periodontal parameters and implant outcomes in periodontally compromised patients: a systematic review[J]. J Periodontol, 2015, 86(2): 201–221.

[26]Albrektsson TO, Johansson CB, Sennerby L. Biological aspects of implant dentistry: osseointegration[J]. Periodontol 2000, 1994, 4: 58–73.

[27]李丽曼, 赵丽萍, 徐涛, 等. 罹患重度牙周病变磨牙采取微创拔牙和微翻瓣位点保存术后种植修复效果观察（附1例3年随访报告）[J]. 中国实用口腔科杂志, 2020, 13(3), 139–145.

第 6 章

牙槽骨增量
RIDGE AUGMENTATION

扫码关注后
输入TS26
观看邱立新教授
对本章点评视频

1 下前牙区即刻种植同期引导骨再生结合帐篷式植骨术实施种植修复临床观察（附1例5年诊治随访观察报告）

GUIDED BONE REGENERATION WITH TENTING SCREW TECHNOLOGY IN IMMEDIATE IMPLANT PLACEMENT OF MANDIBULAR ANTERIOR TEETH（WITH A 5-YEAR FOLLOW-UP CASE REPORT）

危伊萍　甄　敏　赵丽萍　胡文杰　刘云松

【摘要】

　　随着生活水平及治疗技术的提高，种植修复成为越来越多患者的选择。良好的牙槽嵴、牙龈解剖形态的保存或重建是修复体获得满意美学效果和长期稳定性的先决条件。下前牙是牙周炎的好发牙位，下前牙松动脱落伴随下颌骨的吸收势必会造成软硬组织缺陷。本文完整展示了1例罹患重度牙周病变的下前牙即刻种植、同期引导骨再生结合帐篷式植骨术创造良好硬组织三维条件，获得最终较好种植修复效果的具体实施步骤，积累了针对此类问题的临床经验。

【关键词】

　　引导骨再生；即刻种植；帐篷式植骨术

　　种植治疗因其舒适度高、不损伤邻牙等优势，已经成为缺失牙修复首要考虑的方案。国内有临床报道显示，慢性牙周炎患者的下颌骨吸收明显重于上颌骨，尤其以下切牙为重。下前牙松动脱落伴随下颌骨的吸收常常是种植的不利条件，需进行牙槽嵴的垂直向和水平向增量。

　　尽管自体骨移植、同种异体骨材料引导骨再生术等复杂的骨增量手术已成功应用于种植治疗，但用于垂直骨缺损时，其预后仍难以预测，且良好的同种异体骨材料在国内现有条件难以获取，而患者也难以接受创伤较大的自体骨移植术。帐篷式骨增量技术近来被认为是一个能够很好地解决牙槽嵴骨量不足的可替代方法。所谓帐篷式骨增量技术就是用钛钉支撑屏障膜，为牙槽嵴轮廓形成和骨细胞建立稳定再生的环境，以达到增加水平向及垂直向骨量的目的。

本文以1例罹患重度牙周病变的下前牙即刻种植结合帐篷式技术引导骨再生，获得较好功能和美学效果的病例，探讨下前牙区硬组织缺损后结合三维骨增量技术创造种植修复条件的相关问题。

1. 病例资料

基本情况：男，52岁。

主诉：下前牙脱落2个月。

现病史：2个月前下前牙自行脱落，现无明显不适。平时有刷牙出血，量中，漱口可止。多处食物嵌塞，不可定位。多颗牙牙齿松动，无自发痛、冷热刺激痛。以往未行牙周治疗。刷牙每天1次，每次1分钟，随意刷。患者吸烟20余年，平均每天20支。

既往史：无特殊。

全身状况：高血压病史3年，每日服用降血压药物（倍他乐克和施慧达），控制良好。

主诉牙临床检查：31缺失，舌侧近根尖处有一瘘管口，挤压有脓液；41、32牙龈退缩3mm，探诊深度（PD）为7~8mm，松动Ⅲ度；42牙龈退缩2mm，PD为5~8mm，松动Ⅰ度。

主诉牙影像学检查：根尖片示41牙槽骨吸收至根尖，32牙槽骨吸收至根尖1/3区，牙周膜增宽。

全口临床检查：口腔卫生状况差，菌斑大量，牙石（+++），色素沉着。牙龈红肿、肥大，出血指数（BI）为4。余牙PD为5~7mm，根尖片示牙槽骨吸收至根颈到根中1/3区（图1和图2）。

诊断：慢性牙周炎（广泛型Ⅲ期C级牙周炎）；药物性牙龈肥大；下颌牙列缺损

2. 围绕主诉牙的病情分析及治疗计划

2.1　控制炎症

全口牙周基础治疗恢复牙周健康。建议患者戒烟，关注其全身状态，恢复全牙列牙周健康。

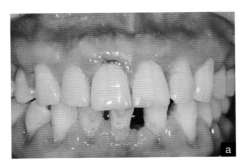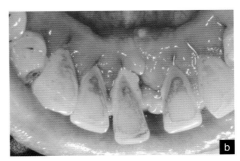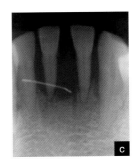

图1　初诊（2014年9月）时下前牙区临床照片及根尖片
a 正面咬合像；b 舌侧像；c 根尖片

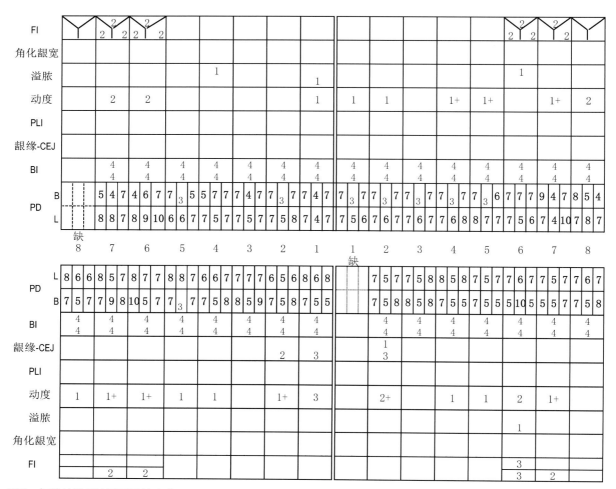

图2 初诊洁治后1周牙周检查表
B：颊侧；L：舌侧；PD：探诊深度；BI：出血指数；CEJ：釉牙骨质界；PLI：菌斑指数；FI：根分叉病变

2.2 功能重建

患者选择种植修复下前牙。拟行41微创拔除后择期种植，32拔除即刻种植，同期行引导骨再生（guided bone regeneration，GBR），并应用帐篷式技术进行垂直骨增量，行种植体支持冠桥修复。

2.3 美观体现

下前牙区种植修复后应达到牙槽嵴轮廓丰满、协调，易于自洁。

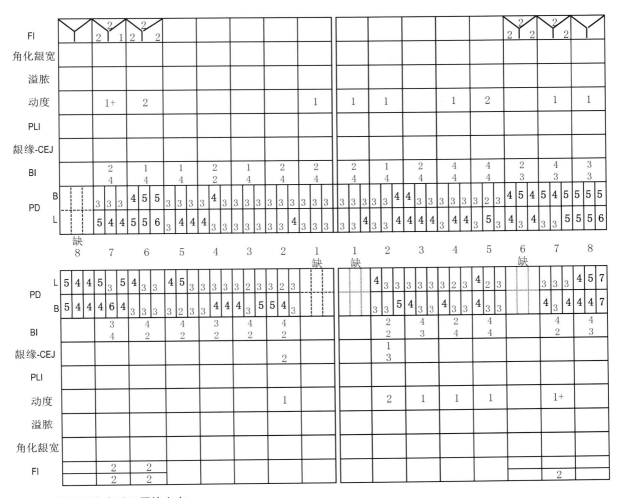

图3 牙周基础治疗后牙周检查表

3. 围绕主诉牙的治疗过程及追踪复查结果

3.1 牙周基础治疗并41微创拔除

进行洁治、刮治及根面平整，控制全口牙周炎症，创造手术条件（图3）。41微创拔除，消除感染。患者完全戒烟。

3.2 即刻种植同期引导骨再生结合帐篷式植骨术

41微创拔除后3个月，即刻拔除32，并与41同期种植，结合唇侧的引导骨再生技术（GBR）和帐篷式垂直向骨增量，形成未来32、41种植体支持式冠桥修复的牙槽嵴条件。

3.2.1 术前准备（图4）

术前拍摄的锥形束CT（CBCT）示：41骨嵴顶处牙槽骨唇舌侧宽约4mm，32骨嵴顶处骨宽约5mm，31骨嵴顶处宽约3mm，距下颌骨下缘距离均为20mm，唇侧骨板明显凹陷。拟在32、41位点植入2颗Straumann BL 3.3mm×10mm种植体（Straumann公司，瑞士）。由修复科医生制取研究模型，制作手术导板。

3.2.2 32即刻种植及同期41种植手术（图5）

（1）局麻下（1.7mL盐酸阿替卡因肾上腺素注射液，必兰，法国），32分离牙龈，微创拔除。行嵴顶上水平切口，于42远中及33近中轴角处附加纵切口。

（2）翻开黏骨膜瓣，彻底清创，暴露新鲜骨面。31缺牙处与41、32缺牙处存在2mm高度冠根向落差凹陷。

（3）戴入术前制作好的导板。先锋钻序列备洞，并收集自体骨屑备用。

（4）41、32种植体植入后，置覆盖螺丝，41种植体舌侧暴露0.5mm，余平齐骨嵴顶，颊侧骨板薄约0.5mm。32种植体平齐骨嵴顶，与颊侧骨板间隙约2mm。41扭矩35N·cm，32扭矩约15N·cm。

3.2.3 唇侧GBR与31帐篷式植骨（图6）

（1）在31缺牙相应牙槽嵴垂直凹陷处拧入1.5mm×5mm钛钉，作为垂直骨增量的"帐篷"。

（2）围绕钛钉植入Bio-Oss®骨粉（0.5g，直径1.0～2.0mm大颗粒，Geistlich公司，瑞士）。

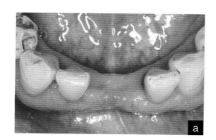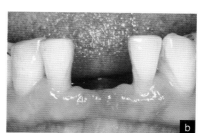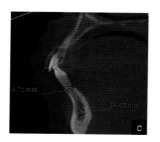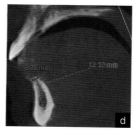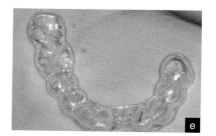

图4 下前牙区种植术前临床照片及CBCT检查
a 殆面像；b 正面像；c 32位点处CBCT影像；d 41位点处CBCT影像；e 手术导板

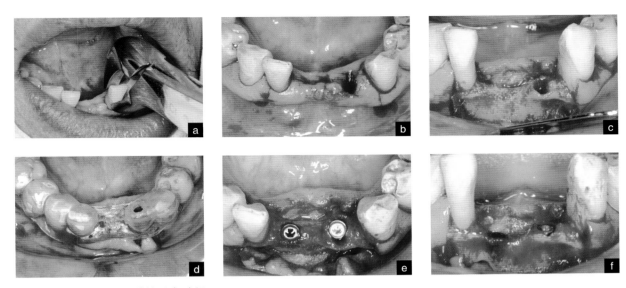

图5 32即刻种植及41种植手术过程
a 32拔除；b 手术切口；c 翻瓣后缺牙区骨缺损情况；d 戴入手术导板确定植入位点；e 32、41种植体植入后𬌗面图像；f 41种植体唇侧骨板薄

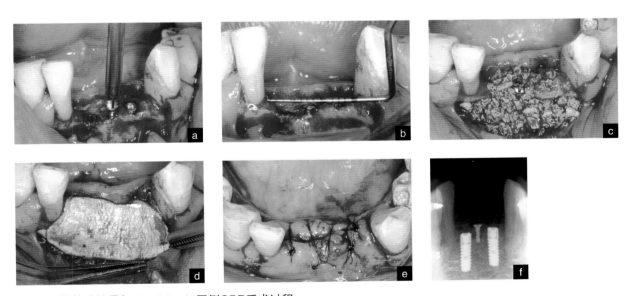

图6 31帐篷式植骨与32、31、41唇侧GBR手术过程
a 31处植入钛钉；b 钛钉植入水平；c 围绕钛钉植入Bio-Oss®骨粉；d 表面覆盖Bio-Gide®膜；e 严密缝合；f 术后即刻根尖片

（3）唇侧骨板打孔增加血供，唇侧龈瓣骨膜松弛切口。将自体骨屑置于41舌侧种植体暴露区及32颊侧间隙。颊侧及嵴顶植入大量Bio-Oss®骨粉，并在表面覆盖Bio-Gide®膜（25mm×25mm，Geistlich公司，瑞士）。

（4）复位龈瓣后对位缝合。拍摄平行投照根尖片。

（5）术后口服布洛芬缓释胶囊（0.3g）和阿莫西林胶囊（0.5g，3次/天，7天），0.12%复方氯己定溶液含漱4周（1分/次，2次/天），术后2周拆线。术后2个月临时义齿修复。

3.3 种植二期手术（图7和图8）

因患者在外地工作及时间原因，于种植术后1年行二期手术。术前拍摄平行投照根尖片，检查见帐篷式骨增量后牙槽嵴轮廓良好。行牙槽嵴顶上切口，显露种植体和钛钉，取出钛钉，换直径3.6mm、高5mm愈合基台2个。

3.4 修复过程

种植二期术后3个月进行临时修复，采用聚合瓷临时冠塑形软组织形态（图9），9个月完成最终修复（图10）。

3.5 追踪观察

修复后每6个月进行复查，记录临床指标，检查咬合状态，并行全口牙周检查与牙周维护治疗（包括口腔卫生指导、全口洁治、PD≥4mm位点刮治等）。修复后2年复查显示，菌斑控制良好，术区牙周状况稳定，BOP阳性率为48.2%，角化龈宽度充足；种植修复体稳定无松动，龈缘形态基本协调，唇侧丰满度良好（图11）。根尖片显示种植体周围未见透射影，牙槽骨高度维持稳定（图12）。患者对修复结果满意，使用良好。

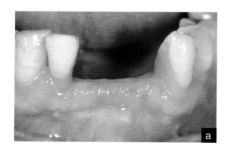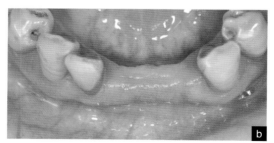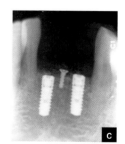

图7 种植术后1年口内像及根尖片
a 正面像；b 殆面像；c 根尖片

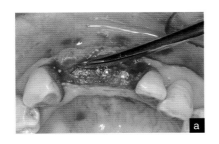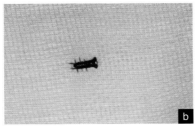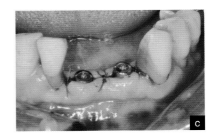

图8　种植二期手术过程

a 殆面像；b 取出的钛钉；c 更换愈合基台后缝合

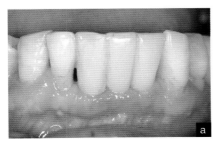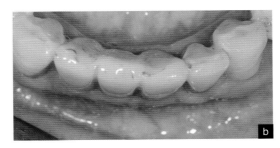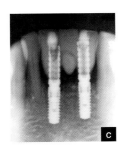

图9　种植体临时冠桥修复临床照片及根尖片

a 正面像；b 殆面像；c 根尖片

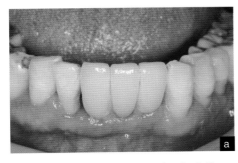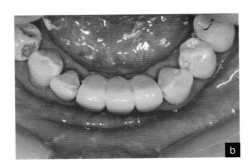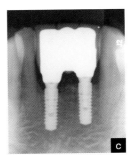

图10　最终修复即刻临床照片及根尖片

a 正面像；b 殆面像；c 修复后即刻根尖片示基台就位良好，种植体周围骨结合良好

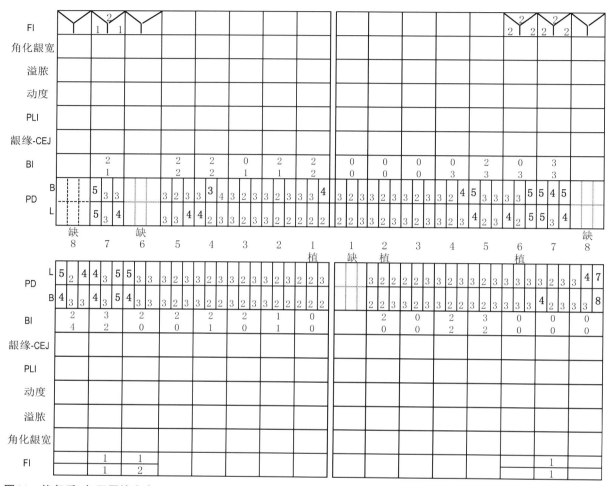

图11 修复后2年牙周检查表

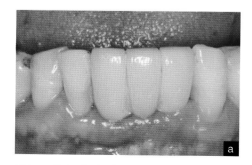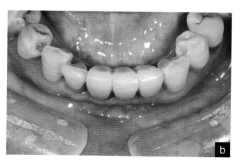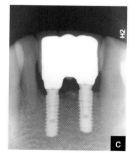

图12 修复后2年（2019年5月）临床照片及根尖片
a 正面像；b 殆面像；c 根尖片示种植体周围未见透射影，骨高度稳定

4. 讨论与分析

4.1 选择即刻种植的临床考量

根据种植时机的不同，种植治疗可分为即刻种植、早期种植和延期种植。对于即刻种植而言，种植区域应满足以下条件：不应有急性炎症；完整的唇侧骨板且厚度大于1mm；厚龈生物型。本病例32位点符合该条件。下前牙区颌骨垂直向骨量非常充足，是即刻种植的有利条件。Ⅲ度松动的下前牙即刻拔除后牙槽窝较浅，种植体的植入点与植入方向至关重要。本病例采用以修复为导向的手术导板，且植入点以拔牙窝为参照，大部分沿牙槽窝舌侧壁植入，达到即刻种植良好的初期稳定性要求。

4.2 应用引导骨再生术处理种植部位骨量不足的问题

下前牙区唇舌向和近远中向骨量有限，只能使用小直径种植体，本病例种植前测量41骨嵴顶处骨宽度约为4mm，虽植入直径为3.3mm的种植体，但已预估到不可避免会出现种植体暴露情况。此外，下前牙区牙槽突唇侧倒凹较大，常造成种植手术唇侧骨壁穿孔的风险。采用GBR技术可获得充足的水平向骨增量，达到牙槽嵴轮廓丰满、协调，是种植领域公认的下前牙临床处置常规。

本病例所采用的帐篷式引导骨再生术是简单的"Onlay"植骨，与块状骨移植相比更具临床可操作性，其目的是形成与邻牙相协调的牙槽嵴轮廓。Marx等于2002年首先提出了帐篷式骨增量这一概念，但当时采用的是4~6颗种植体作为支撑。2008年，Le等对Marx等的方法加以改进，采用以钛钉固定的皮质骨块结合使用矿化同种异体骨和可吸收屏障膜修复严重上颌骨缺损区并获得成功。2年后，Le等进一步改进该方法，直接以钛钉作为支撑，使用矿化同种异体骨和可吸收屏障膜修复骨缺损区。作者特别强调，一定要做垂直切口，特别要对龈瓣充分减张，保证创口无张力缝合。本病例31位点缺失后，牙槽嵴垂直向高度与41、32相比有2mm落差，故在该位点植入1枚钛钉，围绕钛钉植入Bio-Oss®大颗粒骨粉并以Bio-Gide®膜覆盖后通过支撑作用引导骨再生，即帐篷式植骨，获得良好的"Onlay"植骨效果。本病例种植即刻（植骨材料分界清晰）与种植体临时修复即刻的平行投照根尖片牙槽嵴顶水平相比较（图13），在31位点约有2mm垂直向骨增量，达到了术前预期的垂直向骨增量目的。

4.3 应用帐篷技术引导骨再生的优点

①利于种植修复时牙槽嵴轮廓丰满、协调，易于自洁。②临床简单化操作即可获得垂直向骨增量的目的。③引导骨再生成功的重要四因素［PASS（primary closure, angiogenesis,

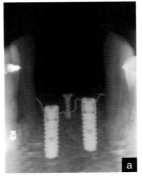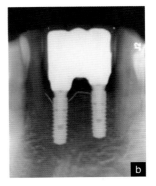

图13　帐篷式植骨即刻与种植修复时骨水平
a 帐篷式植骨即刻；b 种植修复时

space creation，stability）原则］之一即为空间维持，帐篷式植骨即通过钛钉在生物膜下方进行支持。④本病例帐篷式植骨位点为31，即冠桥修复的桥体区域，通过垂直向骨增量，在与32、41种植修复体协调的情况下桥体可与下方软组织接触，进行一定压力下的刺激，减少该位点骨组织的吸收。⑤利于桥体与种植修复体临床外形协调、美观。因此，帐篷式植骨术对于牙周炎患牙实施简单易操作的垂直向骨增量有着特殊的意义。

综上所述，本病例通过下前牙区即刻种植，同期唇侧GBR结合帐篷式植骨术，恢复了牙槽骨外形和软组织形态，达到满意的功能和美学效果。临床观察修复后2年维持稳定效果，患者对最终效果满意。本病例对于此类型临床问题进行了探索，积累了针对下前牙牙槽嵴垂直和水平向骨缺损情况下种植修复的临床经验。

基金资助：国家自然科学基金（61876005）、北京大学临床科学家计划专项（BMU2019LCKXJ010）。

特别说明：本病例主体内容与治疗过程图片均引自中国实用口腔科杂志, 2019, 12(10): 584-588, 593。

专家点评

北京大学口腔医学院·口腔医院第四门诊部邱立新教授：

下切牙是全口牙齿中最小的牙齿，牙冠小、牙根短细，包绕牙根的牙槽骨宽度也窄，是牙周炎的高发区。牙周炎造成牙齿丢失后，通常会伴有牙槽骨高度的降低，种植时缺牙区三维骨量不足是常见问题。此病例就是因重度牙周炎导致下颌两颗中切牙脱落，左下侧切牙牙槽骨吸收达根尖区。术前的影像学检查显示缺牙区骨的高度、宽度不足。

此病例作者采取拔除左下侧切牙行即刻种植，右下中切牙位点行延期种植，同期采取GBR技术进行三维骨增量。作者考虑到可吸收膜生物膜空间（尤其在垂直方向）维持能力局限性，在左下中切牙桥体区植入帐篷钉，保证垂直方向骨增量效果。

此病例骨组织增量较好，但种植体区，尤其桥体区软组织厚度还显不足，导致修复体桥体未能挤压塑造出理想的龈缘曲线，这是此病例略显不足之处。目前，前牙区（尤其软硬组织缺损情况）种植美学的恢复，均需要硬组织增量与软组织增量技术并施。

作者作为牙周专业的专家，对此病例进行系统规范化的全口牙周检查与治疗，保证种植及植骨手术的成功，以及最终获得良好种植修复效果有重要作用。如何规范、有序地开展种植治疗，防范和降低牙周病患者种植治疗的风险，值得口腔种植医生思考。

通过有效的牙周治疗，尽可能保留住天然牙，选择好拔牙及种植适应证，需要口腔界逐步形成共识。

参考文献

[1]孟焕新. 临床牙周病学[M]. 2版. 北京: 北京大学医学出版社, 2014: 36–37.

[2]Simon BI, Chiang TF, Drew HJ. Alternative to the gold standard for alveolar ridge augmentation: tenting screw technology[J]. Quintessence Int, 2010, 41(5): 379–386.

[3]Buser D, Chappuis V, Belser UC, et al. Implant placement post extraction in esthetic single tooth sites: when immediate, when early, when late? [J]. Periodontol 2000, 2017, 73(1): 84–102.

[4]Lazzara RJ. Immediate implant placement into extraction sites: surgical and restorative advantages[J]. Int J Periodontics Restorative Dent, 1989, 9(5): 332–343.

[5]Chiapasco M, Zaniboni M. Clinical outcomes of GBR procedures to correct peri–implant dehiscences and fenestrations: a systematic review[J]. Clin Oral Implants Res, 2009, 20(Suppl 4): 113–123.

[6]Fu JH, Wang HL. Horizontal bone augmentation: the decision tree[J]. Int J Periodontics Restorative Dent, 2011, 31(4): 429–436.

[7]王浩杰, 甄敏, 胡文杰, 等. 上颌中切牙种植修复结合软硬组织增量后的临床和影像学结果初步分析[J]. 中国实用口腔科杂志, 2018, 11(7): 407–414.

[8]Marx RE, Shellenberger T, Wimsatt J, et al. Severely resorbed mandible: predictable reconstruction with soft tissue matrix expansion(tent pole)grafts[J]. J Oral Maxillofac Surg, 2002, 60(8): 878–888.

[9]Le B, Burstein J, Sedghizadeh PP. Cortical tenting grafting technique in the severely atrophic alveolar ridge for implant site preparation[J]. Implant Dent, 2008, 17(1): 40–50.

[10]Le B, Rohrer MD, Prasad HS. Screw "tent–pole" grafting technique for reconstruction of large vertical alveolar ridge defects using human mineralized allograft for implant site preparation[J]. J Oral Maxillofac Surg, 2010, 68(2): 428–435.

[11]Wang HL, Boyapati L. "PASS" principles for predictable bone regeneration[J]. Implant Dent, 2006, 15(1): 8–17.

[12]危伊萍, 甄敏, 赵丽萍, 等. 下前牙区即刻种植同期引导骨再生结合帐篷式植骨术实施种植修复临床观察（附1例报告）[J]. 中国实用口腔科杂志, 2019, 12(10): 584–588, 593.

PRACTICAL
PERIODONTICS &
IMPLANT DENTISTRY
TREATMENT
STRATEGIES AND
TECHNIQUES

2 应用引导骨再生及游离龈移植术改善种植失败区域软硬组织条件后再次种植修复的临床观察（附1例5年诊治随访观察报告）

GUIDED BONE REGENERATION COMBINED WITH FREE GINGIVAL GRAFT TO RE-CONSTRUCTION SURGICAL SITE OF A FAILED IMPLANT FOR ANOTHER IMPLANT REPLACEMENT（WITH A 5-YEAR FOLLOW-UP CASE REPORT）

孙 菲 王 翠 徐 涛 胡文杰 刘云松

【摘要】

种植体周围炎是发生在种植体周围软硬组织上的炎症性破坏性疾病，是种植体常见的生物学并发症，严重者可导致种植体周围骨丧失甚或种植失败，软硬组织缺损往往是种植失败区域再次种植修复所面临的难点。如何重建种植失败区域软硬组织条件是临床医生关注的焦点问题。本文展示了1例罹患种植体周围炎的患者，在取出无法保存的种植体后采用引导骨再生结合游离龈移植技术进行种植失败区域的软硬组织增量，创造再次种植修复所需的条件，以期为再次种植修复的成功，包括种植体的健康、稳定及正常行使功能提供先决条件。本病例也可为类似病例的临床处置提供一定经验的积累。

【关键词】

引导骨再生；游离龈移植；种植体周围炎；再次种植修复

随着社会经济水平及患者口腔保健意识的提升，越来越多的患者选择种植修复缺失牙齿。然而，种植修复并不是一劳永逸的修复方式，发生在种植体周围软硬组织的炎症性破坏性疾病，即种植体周围炎，会造成种植体周围骨组织的破坏吸收，严重者可导致种植失败，需取出种植体后再修复。众所周知，缺牙区足够的软硬组织是种植体获得满意修复效果和长期成功的先决条件，然而因种植体周围炎导致种植失败并取出的部位往往存在着软组织和/或硬组织的缺损，使该区域的再次种植修复面临巨大的挑战。那么该如何重建种植失败位点良好的软硬组织条件呢？

引导骨再生（guided bone regeneration，GBR）为解决种植术前牙槽骨局部骨量不足、种植术中种植体周围骨缺损及种植术后种植体周围炎引起的骨吸收提供了可供选择的有效办法。骨缺损的修复通常从骨缺损的边缘开始，骨细胞具有成骨作用，逐渐向缺损的中央扩展，但软组织的修复速度较快，可占据骨缺损区，影响骨缺损的完全修复。在骨缺损区，用膜盖住骨缺损，此膜起屏障作用，阻止软组织长入，同时保护血凝块的稳定，维持血凝块充填的间隙，允许具有骨生成能力的细胞缓慢进入骨缺损区内继而修复骨缺损。

有学者指出，为了使种植体能够保持长期稳定，当种植体周围角化组织宽度不足2mm时建议进行软组织增量，而游离龈移植术（free gingival graft，FGG）是增宽小范围区域角化龈的金标准。

本文展示1例因种植体周围炎导致种植失败的病例，在种植体取出后，采用引导骨再生结合游离龈移植术改善失败位点的软硬组织条件后再次行种植修复的病例，以试图回答上述问题，并探讨种植失败合并软硬组织缺损区域的再次种植修复相关问题。

1. 病例资料

基本情况：男，58岁。

主诉：右下后牙区种植体牙冠脱落3个月。

现病史：3个月前，患者2颗右下后牙区种植体牙冠脱落。平时刷牙出血，无牙龈肿胀及牙齿松动移位。患者4年前于我院牙周科行右下后牙种植修复，未定期复查种植体，未定期接受牙周治疗。

既往史：无特殊。

全身状况：体建，无过敏史。

主诉牙临床检查：47种植体，种植冠脱落，种植体不松动，探诊深度（PD）5~8mm，出血指数（BI）为3，颊侧角化龈缺如，薄龈生物型；46种植体，种植冠远中部分崩瓷，种植体不松动，PD为5~8mm，BI为3，颊侧角化龈宽1mm，薄龈生物型（图1a）。

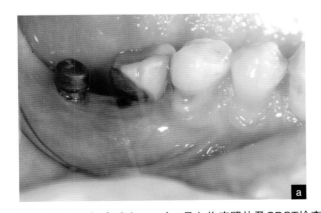
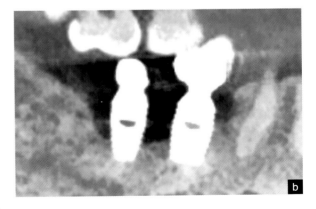

图1　46、47初诊时（2015年6月）临床照片及CBCT检查
a 47种植冠脱落，46种植冠远中崩瓷；b CBCT矢状截面示47种植体周围牙槽骨吸收约占种植体长度的2/3，46种植体远中牙槽骨水平型吸收约占种植体长度的2/3，近中牙槽骨吸收约占种植体长度的1/3

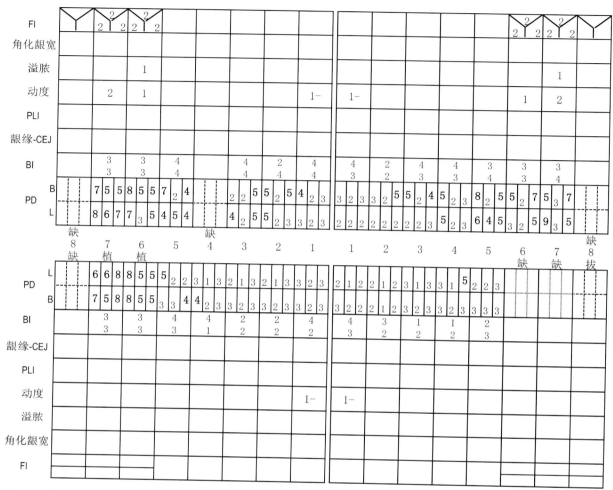

图2 初诊洁治后1周牙周检查表
B：颊侧；L：舌侧；PD：探诊深度；BI：出血指数；CEJ：釉牙骨质界；PLI：菌斑指数；FI：根分叉病变

主诉牙影像学检查：锥形束CT（CBCT）检查显示，47种植体周围牙槽骨吸收约占种植体长度的2/3；46种植体远中牙槽骨水平型吸收约占种植体长度的2/3，近中牙槽骨吸收约占种植体长度的1/3（图1b）。

全口临床检查：全口口腔卫生状况差，菌斑指数（PLI）2~3，牙石（++），牙龈略红肿，质地松软，余牙PD4~9mm，附着丧失2~6mm，详见初诊牙周检查表（图2）；14、36、37缺失；44、45颊侧颈部楔状牙体缺损，探不敏感，叩痛（-），不松动，冷测同对照。

诊断：46、47种植体周围炎；慢性牙周炎（广泛型Ⅳ期C级牙周炎）；上下颌牙列缺损；44、45楔状缺损。

2. 围绕主诉种植体（46、47）的病情分析及治疗计划

2.1　牙周基础治疗消除感染、控制牙周炎症，为后续治疗奠定基础

通过口腔卫生宣教使患者养成良好的口腔卫生习惯，进行洁治、刮治及根面平整，控制全口牙周炎症。

2.2　46、47种植体取出同期行GBR，改善后期再次种植所需的硬组织条件

取出46、47失败种植体，由于炎症吸收导致牙槽骨骨量不足，计划同期行GBR，为未来再次种植创造骨量条件。

2.3　FGG增加种植区角化龈宽度及厚度，改善种植体周围软组织条件

种植体周围充足的角化龈宽度及较厚的牙龈组织有利于种植体周围软组织健康并降低边缘骨吸收风险。临床检查见46、47颊侧角化组织不足2mm，且牙龈为薄龈生物型，前庭沟浅，拟在种植区域行FGG增加种植区角化龈宽度及厚度，加深前庭沟。

2.4　再次种植修复

对颌牙17缺失，从适度恢复口腔功能、便于口腔卫生维护和经济角度考虑，咬合接触关系仅恢复至第一磨牙。

2.5　定期复查

定期进行牙周复查及种植体周围维护。

3. 治疗实施过程及追踪复查

患者于2015年6—7月接受牙周基础治疗，包括洁治、刮治及根面平整，初步控制牙周炎症（图3）。

3.1　取出失败种植体同期行GBR（图4）

（1）术区局麻下（1.7mL盐酸阿替卡因肾上腺素注射液，必兰，法国），沿46、47种植体周围距离龈缘1~2mm行内斜切口，翻开双侧全厚瓣（图4a）。

（2）环钻（图4b）辅助下取出46、47种植体，彻底清创（图4c）。

（3）于种植体取出位点处植入Bio-Oss®骨粉（0.5g，直径1.0~2.0mm大颗粒，Geistlich公司，瑞士），使植骨材料至少与近远中骨嵴顶高度平齐并略过量2~3mm（图4d）；表面覆盖Bio-Gide®膜（25mm×25mm，Geistlich公司，瑞士）（图4e）。

（4）龈瓣冠向复位，4-0不可吸收线严密缝合（图4f）。

（5）术后即刻根尖片显示骨充填良好（图4g）。

（6）术后嘱术区冰袋冷敷，预防性使用抗生素（口服阿莫西林5~7天），0.12%复方氯己定含漱液含漱2周，术后2周拆线。

3.2　右下后牙区FGG

拟于GBR术后6个月左右行右下后牙FGG，患者因故未能按时复诊，FGG推迟至GBR术后1年。

（1）45-47区域必兰局麻下沿膜龈联合处做

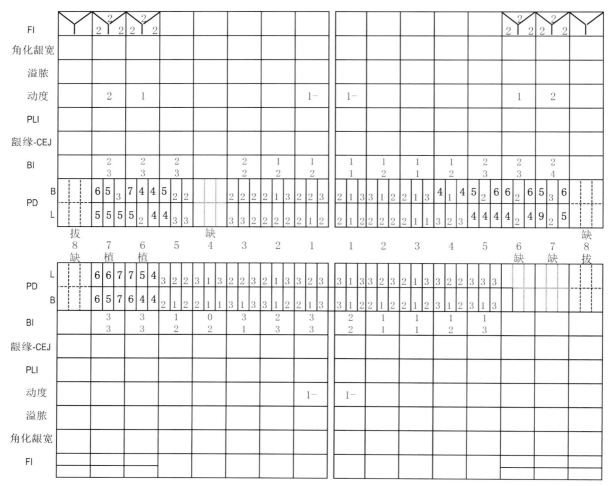

图3 基础治疗后牙周检查表，初步控制牙周炎症

水平切口，分别于47远中及45近中做纵切口越过膜龈联合。

（2）翻半厚瓣+全厚瓣+半厚瓣，软组织瓣根向复位，5–0可吸收线骨膜缝合固定于骨膜。

（3）14–16局麻下于腭部距龈缘3mm处做水平切口，取长15mm、宽6mm、厚约1mm船形游离龈。

（4）修整游离龈瓣后植入受区，5–0可吸

收线间断缝合固定（冠方固定于牙槽嵴顶角化组织，根方固定于下方骨膜），并于上方做十字交叉缝合压迫固定。游离龈于受区贴合固位良好，牵拉牙槽黏膜无动度。

（5）上颌供区压迫止血，佩戴保护𬌗垫。

（6）术后嘱术区冰袋冷敷，预防性使用抗生素（口服阿莫西林5~7天），0.12%复方氯己定含漱液含漱2周，术后2周拆线。

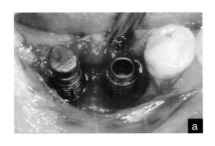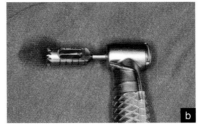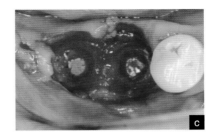
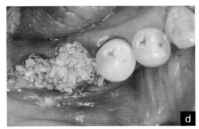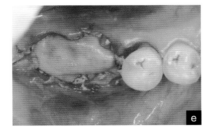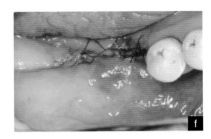
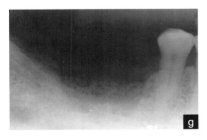

图4　46、47失败种植体取出同期行GBR手术过程

a 暴露病变种植体；b 环钻；c 种植体取出后缺牙区骨缺损情况；d 植入Bio-Oss®骨粉；e 覆盖Bio-Gide®膜；f 龈瓣冠向复位后，严密缝合；g 术后即刻根尖片

3.3　再次植入46种植体，适度恢复口腔功能

3.3.1　种植体植入

FGG术后2个月，行46种植一期手术。46、47种植体取出同期GBR术后1年，46再次种植术前CBCT检查示：牙槽骨垂直高度及颊舌向骨宽度得到改善，46缺牙区骨嵴顶距下颌神经管高度为10～11mm，骨嵴顶水平牙槽骨颊舌向宽度为9～10mm（图5）。

种植术前检查见右下后牙区软组织条件改善（图6a）。

（1）46局麻下于缺牙区骨嵴顶行水平切口加"人"字切口（图6b）；沟内切口延伸至45唇舌侧近中轴角，翻全厚瓣（图6c）。

（2）定点，逐级备洞，植入Straumann BL 4.8mm×8.0mm RC种植体（Straumann公司，瑞士）1颗，扭矩35N·cm，初期稳定性良好，远中种植体暴露约0.5mm，余位点无种植体暴露，接入覆盖螺丝（图6d）。

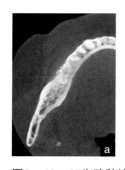
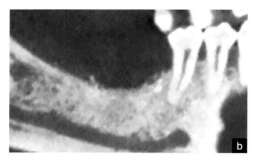
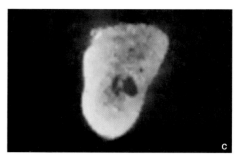

图5 46、47失败种植体取出并同期行GBR术后1年，46种植术前CBCT检查

a 下颌牙槽嵴横截面，46缺牙区牙槽骨颊舌向骨宽度充足；b 平行于46缺牙区矢状截面，骨嵴顶距离下颌神经管10～11mm；c 垂直于46缺牙区的矢状截面，骨嵴顶水平牙槽骨颊舌向宽9～10mm

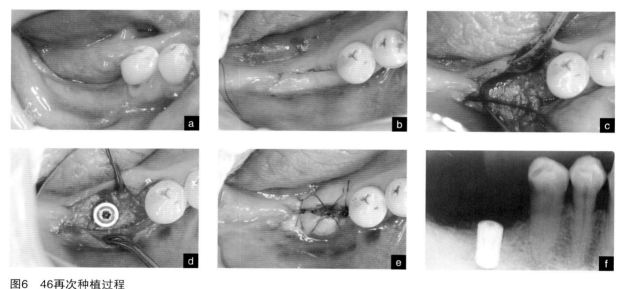

图6 46再次种植过程

a FGG术后右下后牙区软组织条件改善；b 46再次种植术切口；c 翻瓣后见骨愈合良好；d 种植体植入后置愈合螺丝；e 严密缝合；f 术后即刻根尖片

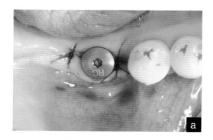
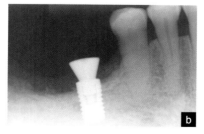
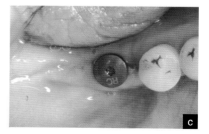

图7 46种植二期手术

a 置直径6mm、高4mm愈合基台；b 二期术后即刻根尖片；c 二期术后1周拆线

（3）于远中种植体暴露处植入术中收集的自体骨，修整并复位龈瓣，5-0不可吸收线严密缝合（图6e）。

（4）术后根尖片见种植体位置良好（图6f）。

3.3.2　种植二期及修复治疗

（1）46种植一期术后6个月行二期手术（图7）。

（2）2个月后完成最终上部结构修复（图8）。

3.4　效果追踪

修复后每6个月复查，进行牙周维护。修复后2年（2020年8月）复查显示，菌斑控制良好，术区种植体周围状况稳定、角化龈宽度充足，种植修复体稳定无松动（图9）。修复后2年牙周检查表见图10，患者对修复结果满意，使用良好。

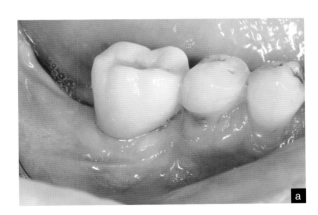
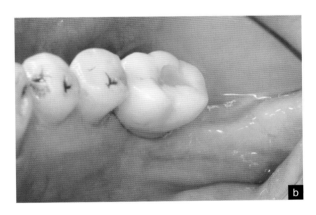
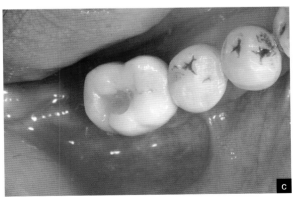
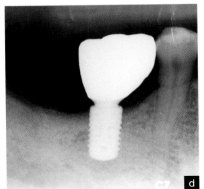

图8　46最终上部结构修复即刻临床照片及根尖片
a 颊侧像；b 舌侧像；c 𬌗面像；d 根尖片

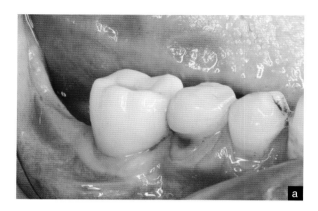
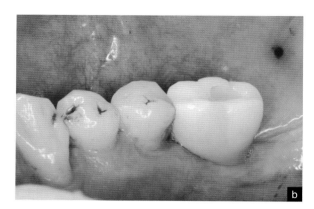
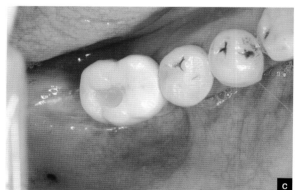
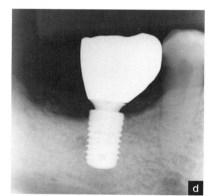

图9　46修复后2年（2020年8月）临床照片及根尖片
a 颊侧像；b 舌侧像；c 牙合面像；d 根尖片

4. 讨论与分析

4.1　种植体周围炎的治疗决策

种植体周围炎是口腔种植修复常见的生物学并发症之一，根据2008年欧洲第六届牙周病学研讨会关于种植体周围病的共识性报告，种植体周围炎在患者水平和位点水平的发病率分别可高达28%～56%和12%～40%。随着种植技术临床应用的不断增加，种植体的数量出现高速增长，临床上出现越来越多的罹患种植体周围炎的病例，如何治疗种植体周围炎已成为临床医生所面临的巨大挑战和难题。本病例中，患者右下后牙2颗相邻种植体罹患种植体周围炎，原因与患者口腔卫生不良、未定期接受牙周维护和种植体复查、薄的牙龈生物型等因素有关。

然而目前为止，尚无确切有效的治疗种植体周围炎方法。现有文献指出其治疗方式取决于

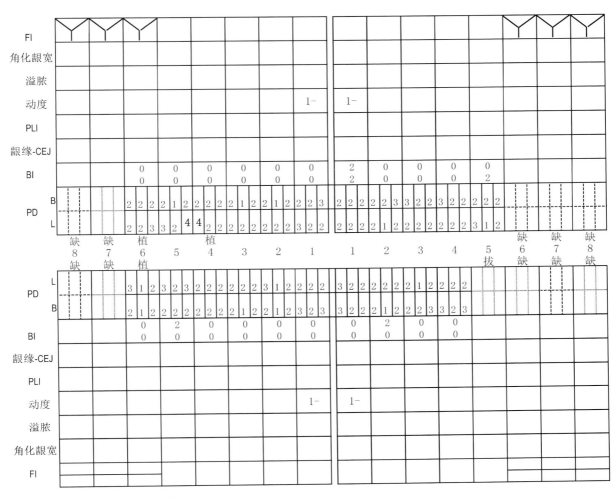

图10　46修复后2年牙周检查表

边缘骨丧失的程度及骨缺损的形态等因素。发生轻度骨吸收（边缘骨高度降低少于25%）的种植体，通过非手术机械清创联合药物、激光等辅助手段通常即可使炎症得到控制。中度骨吸收者（边缘骨高度降低介于25%～50%之间）除了非手术治疗以外，往往还需要手术治疗，治疗方案的选择依赖于种植体周围的骨缺损形态，存在骨上缺损者建议手术清创结合种植体表面改形以消除周围炎症，骨内缺损者可行GBR，以期获得一定量的种植体周围骨再生及骨再结合，混合型骨缺损者则需要GBR同期结合种植体表面改性。重度骨吸收者（边缘骨高度降低大于50%），则建议取出失败种植体，重建失败位点周围软硬组织，创造再次种植所需的充足的软硬组织条件。本病例中，46、47种植体边缘骨丧失超过50%，属于保存无望的种植体，故要取出种植体并重建失败位点的种植条件，再次种植修复，这正是遵循了种植体周围重度骨吸收的处理原则。

4.2 重建种植失败区域的软硬组织条件

取出失败种植体后，如何创造再次种植的骨组织条件是后续治疗的关键。本病例中，原种植体罹患种植体周围炎，在种植体取出和清创过程中，除了采取常规的机械清创外，还采用了本课题组以往针对罹患重度牙周病变磨牙位点保存的系列研究中的清创术式及技术细节，即环绕种植体一周的软组织做内斜切口，将感染的软组织袋内壁尽可能切除，彻底清创后行GBR，在种植体取出的区域植入Bio-Oss®骨粉并覆盖Bio-Gide®膜，然后严密关闭创口。以实现种植体取出位点的保存，减少种植体取出后因牙槽骨改建导致的牙槽骨水平型吸收，为再次种植修复保存更多的骨量。

良好的种植体周围软组织条件是种植修复效果长期稳定的保证，种植体周围至少2mm的角化组织对维持牙周健康来说是必要的。当种植体周围角化龈小于2mm时，种植体相当于已经位于前庭沟位置，种植体周围容易堆积食物残渣，难以自洁，将明显增加种植体周围菌斑堆积、探诊出血等情况；另一方面，牙槽黏膜的可让性使其易受到肌肉系带牵拉移位，这可能破坏种植体周围上皮封闭的完整性，容易诱发种植体周围炎。增加角化龈的宽度和厚度可降低种植体的出血指数，维持边缘骨水平，减轻软组织炎症，有利于种植体健康。FGG术是增宽小范围区域角化龈的金标准。本病例中46、47对应的颊侧角化组织宽度较窄（约1mm），是应用FGG改善角化组织的适应证，自腭部取游离龈瓣后移植于该区域，待移植组织稳定后行种植一期手术，以获得种植体的长久健康和稳定。

综上所述，本病例在控制牙周炎症的前提下，综合分析种植体的临床指标，最终决定取出种植体，并结合GBR和FGG重建了种植必需的软硬组织条件，最终完成再次种植修复，取得了较好的功能，在一定程度上改善了美观。经过口腔卫生宣教，患者口腔卫生改善，定期接受牙周维护治疗与种植体复查，在修复后2年种植体维持稳定、功能良好。本病例为临床此类患者的治疗提供了一定的借鉴经验。

基金资助：北京大学临床科学家计划专项（BMU2019LCKXJ010）。

特别说明：本病例主体内容与治疗过程图片均引自中国实用口腔科杂志, 2019, 12(10): 589-593。

专家点评

北京大学口腔医学院·口腔医院第四门诊部邱立新教授：

种植体周围疾病是目前口腔种植界关注及研究的热点问题，严重的种植体周围炎，会造成种植体周围骨组织严重破坏，一旦取出种植体后，如何应对较严重的不同类型骨缺损，值得临床关注；同时伴有的角化牙龈的缺如，使再次种植难度增加，即必须进行骨增量术以及相应的软组织成形手术。如何骨增量？如何软组织瓣处理？都需要研究探讨。此病例恰好提供如何处理这类问题一例典型实证。

在取出种植体，对感染的软硬组织彻底清创同期进行骨增量术，即GBR，最终46处获得良好的骨增量效果，植入1颗大直径种植体，完成1颗磨牙修复。

46获得良好成骨效果的原因在于：①原种植体的近中、颊侧、舌侧骨吸收相对少些，种植体取出后形成有利型骨缺损（三壁骨缺损类型）；②作者良好的软组织处理技术；③植入的Bio-Oss®骨粉（0.5g，直径1.0~2.0mm大颗粒）成骨效果好。是否与愈合1年以上的时间有直接关系（作者本拟于GBR术后6个月左右行右下后牙FGG，患者因故未能按时复诊，FGG推迟至GBR术后1年，行FGG后2个月，即14个月后种植体植入），值得思考。

针对罹患种植体周围炎的种植体，骨吸收破坏到何等程度取出，做到"及时止损"？如何在取出之际，又"打好地基"，为再次种植提供有利条件？是临床应该探讨的问题。

种植体周围的健康软组织（角化牙龈）是预防种植体周围炎、维持种植修复体长期健康的关键因素。作者在种植体再次植入之前进行龈颊沟成形及角化黏膜游离移植，选择的时机是合适的，因而保证了最终良好效果的获得。

作者作为牙周专业的专家，更加关注患者口腔卫生状况，在控制整个牙列牙周炎的前提下，综合分析种植体的临床指标，及时做出合理规范治疗方案及适宜治疗手段。再次种植完成后，加强患者的口腔卫生宣教，定期接受牙周维护治疗与种植体复查，对保证长期效果至关重要。

参考文献

[1]Lin GH, Chan HL, Wang HL. The significance of keratinized mucosa on implant health: a systematic review[J]. J Periodontol, 2013, 84(12): 1755–1767.

[2]Suárez–López Del Amo F, Lin GH, Monje A, et al. Influence of soft tissue thickness on peri–implant marginal bone loss: a systematic review and meta–analysis[J]. J Periodontol, 2016, 87(6): 690–699.

[3]徐涛, 胡文杰, 毕小成. 针对罹患重度牙周病变磨牙实施微创拔牙和位点保存术的初步探索(附1例报告)[J]. 中国实用口腔科杂志, 2018, 11(1): 37–43.

[4]Lindhe J, Meyle J. Peri–implant diseases: consensus report of the Sixth European Workshop on Periodontology[J]. J Clin Periodontol, 2008, 35(8 Suppl): 282–285.

[5]Sinjab K, Garaicoa–Pazmino C, Wang HL. Decision making for management of periimplant diseases[J]. Implant Dent, 2018, 27(3): 276–281.

[6]Wang HL, Boyapati L. "PASS" principles for predictable bone regeneration[J]. Implant Dent, 2006, 15(1): 8–17.

[7]Lang NP, Loe H. The relationship between the width of keratinized gingiva and gingival health[J]. J Periodontol, 1972, 43(10): 623–627.

[8]Chiu YW, Lee SY, Lin YC, et al. Significance of the width of keratinized mucosa on peri–implant health[J]. J Chin Med Assoc, 2015, 78(7): 389–394.

[9]Marin DO, Leite AR, Nicoli LG, et al. Free gingival graft to increase keratinized mucosa after placing of mandibular fixed implant–supported prosthesis[J]. Case Rep Dent, 2017, 2017: 1–5.

[10]韩子瑶, 王翠, 胡文杰. 应用游离龈移植术增宽磨牙缺失区域角化组织利于种植治疗的临床观察(附1例3年随访报告)[J]. 中国实用口腔科杂志, 2018, 12(3): 130–135.

[11]李丽曼, 赵丽萍, 徐涛. 罹患重度牙周病变磨牙采取微创拔牙和微翻瓣位点保存术后种植修复效果观察(附1例3年随访报告)[J]. 中国实用口腔科杂志, 2020, 13(3):139–145.

[12]Thoma DS, Naenni N, Figuero E, et al. Effects of soft tissue augmentation procedures on peri–implant health or disease: A systematic review and meta–analysis[J]. Clin Oral Implants Res, 2018, 29(Suppl 15): 32–49.

[13]Schmitt CM, Tudor C, Kiener K, et al. Vestibuloplasty: porcine collagen matrix versus free gingival graft: a clinical and histologic study[J]. J Periodontol, 2013, 84(7): 914–923.

[14]詹雅琳, 胡文杰, 甄敏, 等. 去蛋白牛骨基质与可吸收胶原膜的磨牙拔牙位点保存效果影像学评价[J]. 北京大学学报(医学版), 2015, 47(1):19–26.

[15]Zhao L, Xu T, Hu W, et al. Preservation and augmentation of molar extraction sites affected by severe bone defect due to advanced periodontitis: A prospective clinical trial[J]. Clin Implant Dent Relat Res, 2018 , 20(3):333–344.

[16]孙菲, 王翠, 徐涛, 等. 应用引导骨再生及游离龈移植术改善种植失败区域软硬组织条件后再次种植修复的临床观察（附1例报告）[J]. 中国实用口腔科杂志, 2019, 12(10): 589–593.

第 **7** 章

软组织增量
SOFT TISSUE AUGMENTATION

扫码关注后
输入TS27
观看柳忠豪教授
对本章点评视频

PRACTICAL
PERIODONTICS &
IMPLANT DENTISTRY
TREATMENT
STRATEGIES AND
TECHNIQUES

1 上颌中切牙重度骨缺损应用引导骨再生及结缔组织移植术的种植美学修复（附1例6.5年诊治随访观察报告）

ESTHETIC RESTORATION OF MAXILLARY CENTRAL INCISOR WITH SEVERE RIDGE
DEFECT USING GBR AND CONNECTIVE TISSUE GRAFT TECHNIQUES（WITH A 6.5-YEAR
FOLLOW-UP CASE REPORT）

甄　敏　王浩杰　胡文杰　刘云松　卜　颖

【摘要】

目的：上颌前牙缺牙区往往存在明显的软硬组织缺损，其种植修复治疗往往存在较高的美学风险。本病例在种植同期应用引导骨再生技术（guided bone regeneration，GBR）和结缔组织移植术（connective tissue graft，CTG）进行软硬组织增量，修复右上颌中切牙，并评价其美学效果。方法：患者在控制牙周炎症的基础上，利用CBCT测量和虚拟种植的方法明确手术方案，在手术导板的指引下植入种植体，同期应用大量Bio-Oss®覆盖暴露的种植体表面、覆盖Bio-Gide®膜增加骨组织，并将取自上腭的结缔组织移植到手术区域增厚软组织，埋入式愈合；6个月后二期手术，应用临时基台支持的临时冠进行牙龈塑形，并完成最终上部修复。结果：术后软硬组织增量效果明显，种植牙使用功能良好，牙龈健康美观，患者对修复结果满意。结论：种植同期应用GBR及CTG进行软硬组织增量，结合个性化牙龈成形技术，取得了较好的种植美学修复结果。

【关键词】

单牙种植；引导骨再生；结缔组织移植；美学评分

缺牙区足够的软硬组织是种植修复取得良好功能和美学的关键，然而上颌前牙的缺失往往由于唇侧皮质骨的吸收造成牙槽嵴颊舌向宽度缩窄、软组织塌陷，软硬组织的不足为上颌前牙的种植治疗带来了很大的难度，也使上前牙的种植存在较大的美学风险。引导骨再生技术（GBR）和结缔组织移植术（CTG）是临床上常用的软硬组织增量的手术方法。本文报告1例右上中切牙种植同期应用GBR和CTG获得良好美学和功能效果的种植病例。

1. 病例资料

基本情况：男，52岁。

主诉：上前牙缺失数年。

现病史：上前牙因外伤拔除多年，活动义齿修复，现固位不佳，要求种植修复缺失牙。平日刷牙出血，口臭明显，5年前曾在我科洁治、刮治，未定期复查。每天刷牙2次，横竖交替。吸烟10余年，每天10根左右。

既往史：无特殊。

全身状况：患有糖尿病8年，服药后空腹血糖控制在7.0mmol/L左右。

主诉牙临床检查：11缺牙区唇侧牙槽骨重度缺损，软组织水平颈部近远中距离10mm，上下前牙深覆𬌗、深覆盖（图1）。

主诉牙影像学检查：根尖片示11缺牙区近中骨嵴顶约位于21釉牙骨质界根方2mm，远中骨嵴顶低于近中2.5mm；锥形束CT（CBCT）示11缺牙区骨嵴顶至鼻底骨高度约19mm，唇侧骨凹陷，缺牙间隙中央骨嵴顶根方约2mm处牙槽骨唇腭侧宽度4.2mm，腭侧可见鼻腭神经管。

全口临床检查：患者低位笑线；口腔卫生差，菌斑指数2~3，牙石（++~+++）；全口牙龈色暗红、水肿、质地松软，出血指数3~4；36缺失；38无对颌牙；患者初诊洁治后1周牙周检查详见图2。

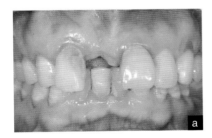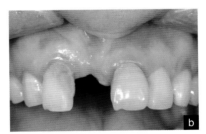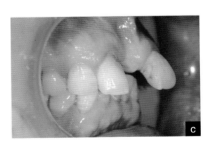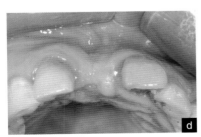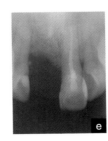

图1　11初诊时（2013年2月）临床照片及根尖片
a 缺牙区正面咬合像；b 缺牙区近远中存在落差，远中龈乳头完全缺如；c 上下前牙深覆𬌗、深覆盖；d 缺牙区唇侧骨凹陷；e 根尖片显示远中骨高度低于近中约2.5mm

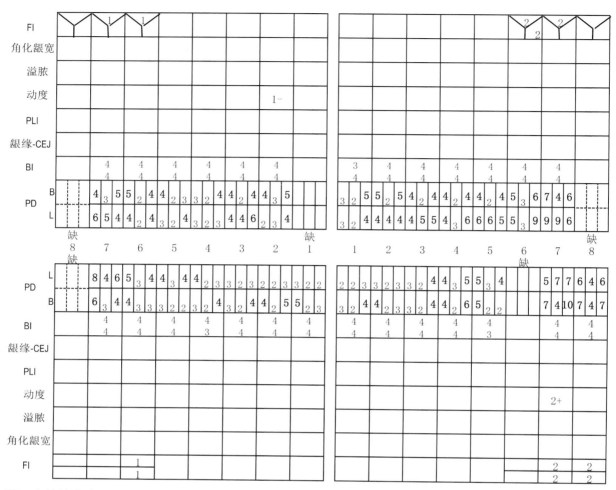

图2 初诊洁治后1周牙周检查表

B：颊侧；L：舌侧；PD：探诊深度；BI：出血指数；CEJ：釉牙骨质界；PLI：菌斑指数；FI：根分叉病变

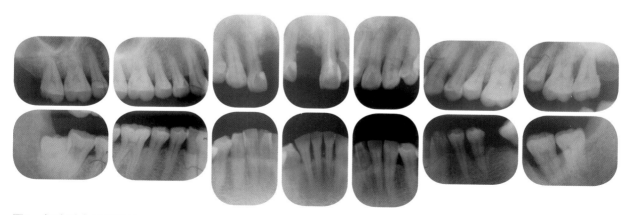

图3 初诊时全口根尖片

全口影像学检查：37融合根，近远中牙槽骨弧形吸收至根尖1/3处，根周膜影像增宽；27近远中牙槽骨吸收达根长的1/2，下前牙牙槽骨水平型吸收至根中1/2，余牙牙槽骨普遍吸收至根颈1/3（图3）。

诊断：慢性牙周炎（广泛型Ⅲ期C级牙周炎）；上下牙列缺损；错𬌗畸形。

2. 围绕主诉牙11的病情分析、治疗目标及计划

2.1　控制炎症

控制全口牙周炎症，关注全身健康状况（定期监控血糖），消除不良行为习惯（戒烟），拔除37和38，对余留牙进行洁治、刮治及根面平整。

2.2　改善前牙覆𬌗覆盖关系

临床检查见前牙覆𬌗、覆盖大，考虑正畸治疗纠正上下前牙咬合关系，以利于11的美学修复和全牙列牙周健康，恢复功能及美观。但患者拒绝接受正畸治疗。

2.3　修复缺失牙11并纠正唇侧牙槽骨重度缺损

患者11缺失时间长，唇侧出现明显的软硬组织缺损，现有活动义齿固位欠佳，且无法满足上前牙区的美观要求，舒适性差。结合患者就诊目的，考虑恢复功能及美观，拟种植修复11。因此，基于上述治疗目的，首先应创造利于种植的骨量条件，同时结合软组织增量恢复与邻牙协调的牙龈轮廓，减少美学风险。影像学检查提示远中邻牙牙槽骨高度降低，未来修复体和远中邻牙的接触区与牙槽嵴顶间距离增大，存在出现"黑三角"的可能，应采取垂直骨增量的方法降低龈乳头欠充满的风险，且患者为低位笑线，也可在一定程度上降低美学风险。

3. 治疗过程及临床效果观察

3.1　拔牙前牙周治疗

完成牙周基础治疗（口腔卫生宣教、洁治、刮治及根面平整）控制牙周炎症，术前检查见患者口腔卫生良好，术区牙龈色粉质韧。

3.2　11种植一期手术同期进行GBR和CTG

根据术前测量锥形束CT（CBCT）影像，拟植入Straumann BL 4.1mm × 10mm RC种植体（Straumann公司，瑞士），同期进行GBR及CTG用于唇侧软硬组织增量。

（1）术前准备：制取研究模型，制作手术导板（图4）。

（2）种植手术：局麻下（1.7mL盐酸阿替卡因肾上腺素注射液，必兰，法国）于缺牙区嵴顶行水平切口，分别以沟内切口延伸至12和21唇腭侧远中轴角，并于12和21唇侧远中轴角处做纵切口；翻全厚瓣，测嵴顶牙龈厚度为4mm，手术导板指引下定点后逐级备孔，收集自体骨，植入Straumann BL 4.1mm × 10mm RC种植体1颗，接入覆盖螺丝，测量种植体冠方唇侧暴露4mm。

（3）CTG获取：采用牙周显微器械，自24–26腭侧龈缘根方4mm相应处，沿牙列方向水平切口近远中向延展至15mm长，深达近腭侧骨

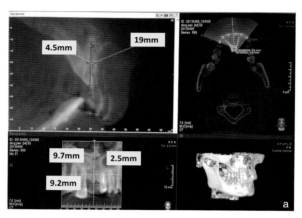
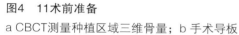
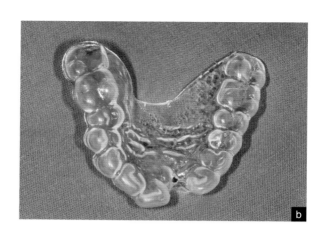

图4 11术前准备

a CBCT测量种植区域三维骨量；b 手术导板

膜，分离并采集厚度近2mm、宽8mm、长12mm
的游离结缔组织，锁扣缝合关闭供区创口。结缔
组织简单修剪处理后，缝合固位于11唇侧龈瓣内
侧组织面，拟增加唇侧牙龈厚度，恢复唇侧软组
织丰满度，拟增加唇侧及嵴顶牙龈厚度。

（4）GBR：在11唇侧骨缺损区种植体近远
中骨面上以球钻密集打孔，形成血供来源，将备
洞过程中收集的自体骨屑覆盖于暴露的种植体
表面，再于其唇侧植入Bio-Oss®骨粉（0.5g，
直径0.25～1.0mm小颗粒，Geistlich公司，
瑞士），厚3～4mm，表面覆盖Bio-Gide®膜
（25mm×25mm，Geistlich公司，瑞士），唇侧
加厚龈瓣冠向复位，采用不可吸收线严密缝合，
覆盖创口，两侧垂直切口采用可吸收线缝合，
减少缝线刺激。手术过程见图5。

（5）术后上前牙术区冰袋冷敷，并戴软殆垫
保护上腭供区创口，压迫止血。嘱口服阿莫西林
5～7天，复方氯己定含漱液含漱2周，术后2周拆
线。

3.3 11种植二期手术

11种植一期术后6个月二期手术，取下覆盖螺
丝，更换4.5mm×6mm愈合基台（图6）。

3.4 11修复过程

一期种植术后2周制作临时粘接桥，二期术
后10天戴入简单托无卡环临时义齿。1个月后戴
入临时基台支持的临时冠进行个性化牙龈诱导成
形（图7），二期术后6个月完成最终修复（图
8）。

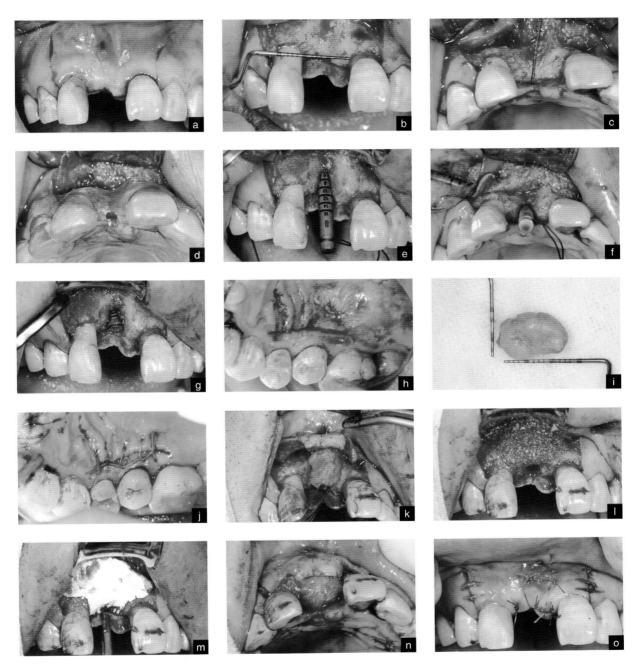

图5　11种植同期GBR+CTG

a 切口；b 缺牙区骨水平近远中距约10mm；c 缺牙区骨水平颊舌距约3mm；d 戴入手术导板定植入位点；e 备孔至10mm深及近远中植入方向；f 颊舌侧植入方向；g 种植体唇侧暴露约4mm；h 结缔组织供区；i 取下的结缔组织；j 供区锁扣缝合；k 将结缔组织缝合在受区唇侧瓣组织面；l 植入大量Bio-Oss®骨粉；m 覆盖Bio-Gide®膜；n 龈瓣复位，将结缔组织覆盖在膜的表面；o 严密缝合；p 术后即刻根尖片，远中骨高度增加约2mm

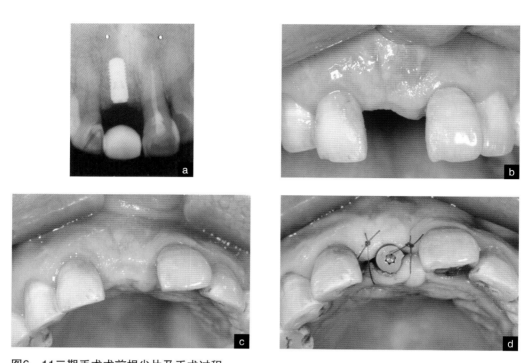

图6　11二期手术术前根尖片及手术过程

a 术前根尖片显示种植体远中骨高度维持稳定，密度有所增加；b 术区正面像，近远中落差减小；c 术区𬌗面像，唇侧牙槽突较饱满，无明显凹陷；d 接入愈合基台

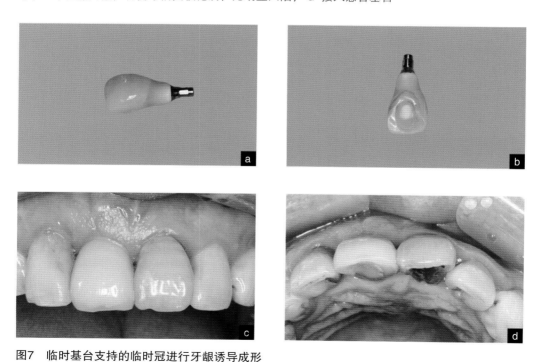

图7　临时基台支持的临时冠进行牙龈诱导成形

a、b 临时冠；c 戴入临时冠的正面像，可见种植牙龈缘水平低于左上中切牙约1mm，牙龈形态呈扇贝样，近远中龈乳头欠充满；d 𬌗面观显示唇侧牙槽突饱满

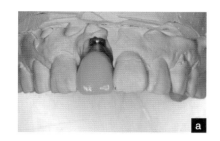
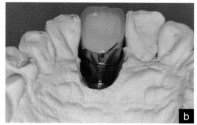
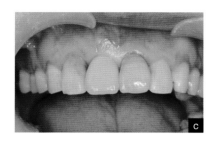
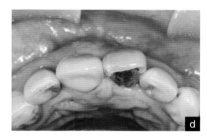
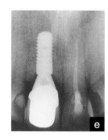

图8 最终修复体及根尖片

a 模型上最终修复体唇面观；b 模型上最终修复体腭侧观；c 口内最终修复体唇面观，可见龈缘水平有所改善，稍低于左上中切牙，牙龈色粉质韧，牙龈形态呈扇贝样，龈乳头略欠充满；d 口内最终修复体𬌗面观；e 基台就位良好，种植体周围骨结合良好，远中牙槽骨高度增加约2mm

3.5 治疗效果评价

至此历时12个月，患者完成11最终修复，术后软硬组织增量明显（图9），并与邻牙协调，恢复了良好的功能和美观效果；种植体周围牙龈色粉质韧，龈缘外形呈扇贝状，龈缘高度与邻牙基本平齐协调，近远中龈乳头稍欠充满，唇侧牙槽骨凸度恢复良好，PES红色美学指数（pink esthetic score，PES）为11分。根尖X线片显示：种植体骨结合未见异常，远中牙槽骨骨高度增加约2mm。

3.6 效果追踪及临床随访

患者在医生指导下坚持规律牙周维护复查，保持牙周健康。修复后8个月及12个月分别进行复查。修复后12个月复查显示，菌斑控制良好，术区牙周状况稳定、角化龈宽度充足。种植修复体稳定无松动，龈缘形态保持协调，远中龈乳头充盈状况改善，近中龈乳头完全充满，唇侧丰满度良好。PES为13分。根尖片显示：种植体周围未见透射影，牙槽骨高度维持稳定。患者对修复结果满意（图10和图11）。

修复后66个月复查示龈缘位置稳定、形态协调，龈乳头充盈可，唇侧丰满度良好，美学效果较好。根尖片未见种植体周围透射影，牙槽骨高度稳定。全口牙周状况尚可（图12和图13）。

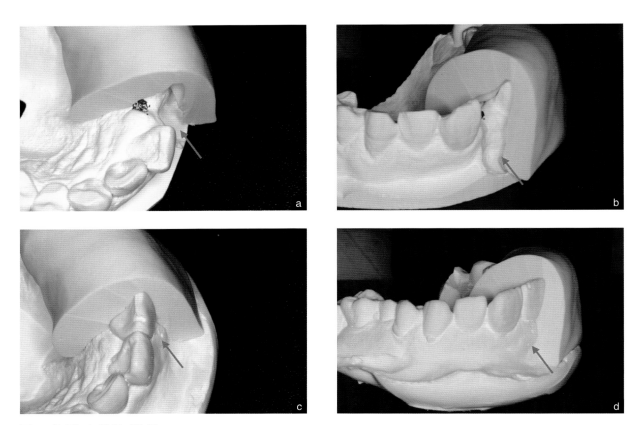

图9 软硬组织增量对比图

将印模戴入治疗前模型，印模与缺牙区牙槽嵴唇侧的间隙即为增加的软硬组织量（箭头所示区域）：a 𬌗面观，b 唇侧观；最终修复后硅橡胶印模：c 𬌗面像，d 唇面像

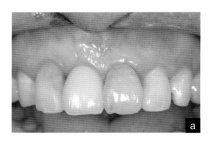 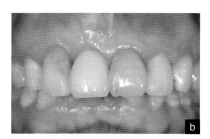 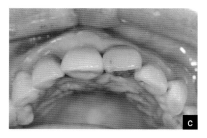

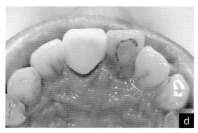 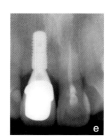

图10 11修复后12个月临床照片及根尖片

a 上前牙正面观，近中龈乳头完全充满，远中龈乳头充盈状况较前改善；b 上下前牙正面观；c 上前牙𬌗面观，唇侧丰满度良好；d 上前牙腭侧观；e 11根尖片，种植体周围未见透射影，骨高度稳定

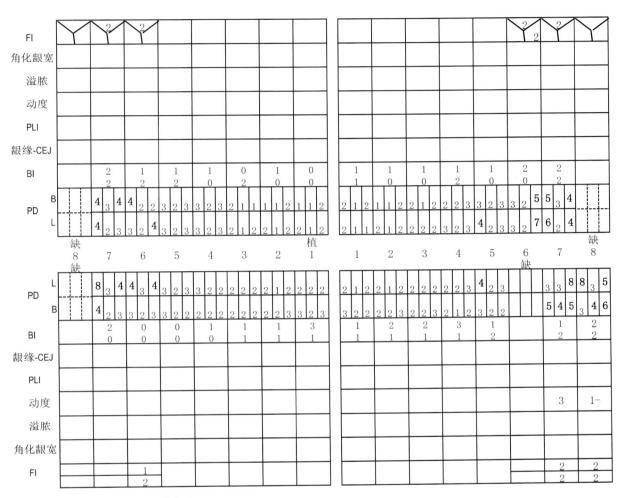

图11　11修复后12个月牙周检查表

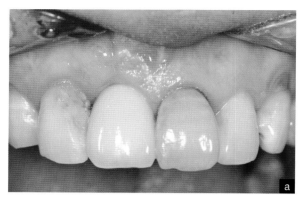
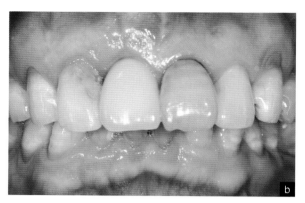
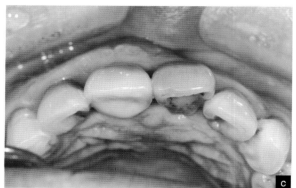
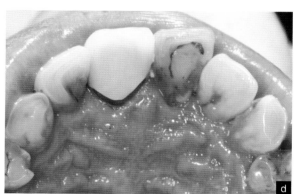
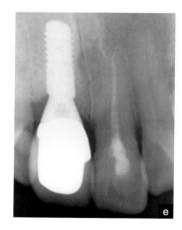

图12 11修复后66个月（2019年10月）临床照片及根尖片

a 上前牙正面观，近中龈乳头完全充满，远中龈乳头充盈状况可；b 上下前牙正面观；c 上前牙殆面观，唇侧丰满度良好；d 上前牙腭侧观；e 根尖片

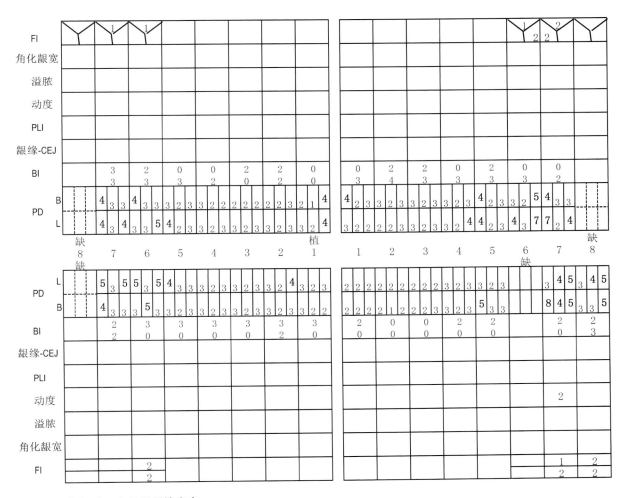

图13　11修复后66个月牙周检查表

4. 讨论与分析

4.1　前牙区软硬组织不足的种植手术设计

　　本病例患者由于上前牙长期缺失，牙槽骨缺少功能性刺激，出现了唇侧牙槽骨的吸收和软组织塌陷，软硬组织的不足为种植体的植入、后期修复、美学效果和远期疗效的稳定带来了很大的难度。缺牙区近远中牙槽嵴高度存在落差，远中骨高度低于近中，此处种植修复后龈乳头可能存在欠充满的风险。另外，考虑到该种植体正确的三维植入方向有利于应力沿着种植体长轴传导，减少侧向力，有利于骨结合，而本病例患者上下前牙为深覆𬌗、深覆盖，种植前应通过正畸调整咬合关系，但由于患者无法接受而不能实施。

针对病情分析制订合理的治疗计划是治疗成功的先决条件。本病例通过病情分析结合术前CBCT影像学检查、虚拟种植的技术制订出合理的治疗方案：种植同期应用GBR和CTG进行软硬组织增量。另外，本病例使用简易的手术导板，其制作工艺简单、省时、经济，以修复为导向确定植入位点，结合轴向以邻牙长轴为参照，植入深度以左上中切牙釉牙骨质界为参照（位于左上中切牙CEJ根方3~4mm），确保了种植体正确的三维植入方向。结果表明达到了预期的美学效果。

4.2　引导骨再生技术和结缔组织移植的优势

引导骨再生技术已经广泛地应用于临床，也取得良好的骨增量效果。本病例使用Bio-Oss®人工骨粉和Bio-Gide®膜进行软硬组织增量，避免了取自体骨，减少了手术难度和创伤；而且Bio-Oss®吸收替代率非常缓慢，有利于种植体周围形成较好的骨高度和骨厚度。本病例中结缔组织移植不仅增加了唇侧牙龈的厚度，而且还避免了牙槽嵴顶Bio-Gide®膜的外露，有利于骨再生的手术效果。此外，术区软硬组织增量使种植体周围的牙龈轮廓迅速改善，并与邻牙协调，有利于种植修复取得较好的效果。

综上所述，本病例在积极控制牙周炎症的前提下，通过合理的治疗设计、正确的种植体选择、手术导板确定植入位点、正确的三维植入方向、引导骨再生技术、结缔组织移植术和个性化的牙龈诱导成形技术，完成了上前牙的种植美学修复，取得了较好的功能和美学效果，患者对最终的效果满意，远期疗效稳定。

基金资助：首都卫生发展科研专项（2011-4025-04）、教育部留学回国人员科研启动基金（2012-45）。

特别说明：本病例主体内容与治疗过程图片均引自中华口腔医学杂志, 2015, (50)11: 685-689。

专家点评

滨州医学院附属烟台市口腔医院柳忠豪教授：

美学区唇侧牙槽骨的吸收退缩、软组织塌陷导致的种植位点软硬组织不足，为种植体的植入、后期修复、美学效果和远期疗效的稳定带来了很大的风险与挑战。胡文杰教授团队充分发挥牙周专业优势，完善实施了全口牙周病基础治疗、患者口腔健康教育与口腔卫生行为管理，为口腔种植及种植位点的软硬组织增量创造了很好的口腔卫生条件与成功的外环境保障。本病例的难点在于种植位点的牙槽突水平向、远中垂直向骨量不足及12近中牙周组织退缩致根面暴露，种植的垂直位点确定及远中龈乳头的恢复都较困难。作者在种植同期进行了骨替代材料植入和游离结缔组织移植，软硬组织增量在种植修复后随访66个月，效果理想稳定，凸显了作者精湛的临床操作技能和严谨的临床科研思路；其中的操作细节，尤其是12近中的垂直向骨增量方法，以及选择骨增量同期移植游离结缔组织瓣、保护促进一期愈合的方法，值得读者思考、学习和借鉴。

参考文献

[1]Ffirhauser R, Florescu D, Benesch T, et al.Evaluation of soft tissue around single–tooth implant crowns: the pink esthetic score[J]. Clin Oral Implants Res, 2005, 16(6): 639–644.

[2]Kazor CE, Al–Shammari K, Sarment DP, el al. Implant plastic surgery: a review and rationale[J]. J Oral Implantol, 2004,30 (4): 240–254.

[3]Spray JR, Black CG, Morris HF, et al. The influence of bone thickness on facial marginal bone response: stage 1 placement through stage 2 uncovering[J]. Ann Periodontol, 2000, 5(1): 119–128.

[4]Huynh–Ba G, Pjetursson BE, Sanz M, et al. Analysis of the socket bone wall dimensions in the upper maxilla in relation to immediate implant placement[J]. Clin Oral Implants Res, 2010, 21(1): 37–42.

[5]杨刚, 胡文杰, 曹洁, 等. 汉族青年人上颌前牙牙根位置及牙槽骨厚度的测量分析[J]. 中华口腔医学杂志, 2013, 28(12): 716–720.

[6]Wang HL, Boyapati L. "PASS" principles for predictable bone regeneration[J]. Implant Dent, 2006, 15(1): 8–17.

[7]Buser D, Chappuis V, Kuchler U, et al. Long–term stability of early implant placement with contour augmentation[J]. J Dent Res, 2013, 92(12 Suppl): 176S–182S.

[8]Kan JY, Rungcharassaeng K, Lozada JL, el al. Facial gingival tissue stability following immediate placement and provisionalization of maxillary anterior single implants: a 2– to 8–year follow–up[J]. Int J Oral Maxillofac Implants, 2011, 26(1): 179–187.

[9]Cosyn J, Eghbali A, De Bruyn H, et al. Immediate single–tooth implants in the anterior maxilla 3–year results of a case series on hard and soft tissue response and aesthetics[J]. J Clin Periodontol, 2011, 38(8): 746–753.

[10]宿玉成. 现代口腔种植学[M]. 北京: 人民卫生出版社, 2006: 167.

2 应用游离龈移植术增宽磨牙缺失区域角化组织后种植修复效果（附1例4.5年诊治随访观察报告）

FREE GINGIVAL GRAFTS INCREASING KERATINIZED TISSUE TO IMPROVE THE CONDITIONS OF IMPLANT RESTORATION AT MOLAR SITES（WITH A 4.5-YEAR FOLLOW-UP CASE REPORT）

韩子瑶　危伊萍　王　翠　杨　刚　胡文杰　刘云松

【摘要】

种植体周围良好的软组织条件是保证种植体长期健康与稳定的前提，也是种植治疗取得良好生物学与美学效果的基础。而由于牙周炎症造成的破坏、拔牙后组织改建或个体差异等原因，种植位点常出现角化组织宽度的不足甚至缺如，不利于菌斑控制，给种植治疗带来一定风险。游离龈移植术（free gingival graft，FGG）是牙周临床常用的软组织增量方法，可显著增加种植体周围角化组织宽度。本文完整展示了1例左下磨牙连续缺失病例应用FGG增宽角化组织后行种植修复并获得良好修复效果的诊疗过程，为此类病例的临床处置积累了一定经验。

【关键词】

角化组织；游离龈移植术；软组织增量；牙种植

种植体周围良好的软硬组织条件是种植修复取得长期稳定的功能恢复与良好的生物学及美学效果的前提和基础，而牙齿缺失后相应位置的牙槽嵴常出现角化组织宽度的不足甚至缺如，前庭沟变浅，直接影响种植修复后的菌斑控制。与天然牙相比，种植体周围软组织的防御机制相对较弱，受细菌和机械刺激的影响，出现炎症的风险增加。

游离龈移植术（FGG）结合根向复位瓣术（apically repositioned flap，ARF）是牙周临床常用的角化组织增量方法，通过获取自体带有部分结缔组织的健康游离龈，移植到角化组织不足或缺如的患区，可使患区角化组织宽度增加、前庭沟加深。

本文完整展示了1例左下磨牙连续缺失病例实施种植治疗前应用FGG增加角化组织宽度并获得良好种植修复效果的诊治过程，同时对角化组织宽度不足的缺牙区域实施种植修复的相关问题进行了探讨。

1. 病例资料

基本情况：男，59岁。

主诉：左下后牙因反复牙龈肿痛、松动拔除1.5年，要求种植修复。

现病史：1.5年来因反复牙龈肿痛、松动于我院外科先后拔除多颗左下后牙，要求种植修复。3个月前曾于我院行牙周基础治疗。

既往史：2个月前于我院完成左上后牙种植修复。

全身状况：乙肝病毒携带20余年，肝功能正常，无过敏史。

主诉牙临床检查：36-38缺失，牙槽骨中度吸收，咬合间隙无异常。33-37颊侧角化组织宽度1~3mm，36、37牙槽嵴顶距颊侧膜龈联合约3mm。左侧咬合呈近中关系，覆𬌗覆盖正常（图1）。

主诉牙影像学检查：CBCT示，36、37缺牙区牙槽嵴可见少量均匀骨吸收，未见明显骨质菲薄区域，缺牙区嵴顶距下颌神经管10~13mm，嵴顶根方2mm处牙槽骨颊舌向宽度为8~10mm（图2）。

全口临床检查：全口口腔卫生状况良好，菌斑指数（PLI）为0~1，未见明显龈上牙石，牙龈色稍红、形态稍圆钝，质地稍软，全口PD为3~5mm，详见初诊牙周检查表（图3）。

诊断：慢性牙周炎（广泛型Ⅳ期C级牙周炎）；下颌牙列缺损。

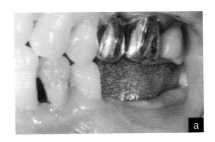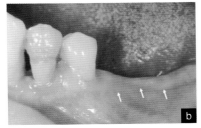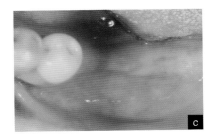

图1　左下后牙缺牙区临床照片，显示缺牙区颊侧角化组织严重不足
a 侧面咬合像，缺牙区𬌗龈距离尚可；b 颊面像，箭头所示为颊侧膜龈联合；c 𬌗面像

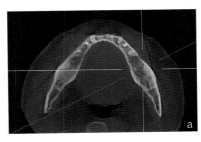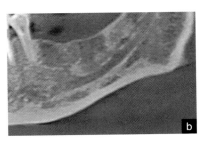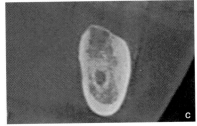

图2　CBCT资料显示36、37缺牙区牙槽骨三维情况
a 下颌牙槽嵴横断面截面，36、37缺牙区颊舌向骨宽度充足；b 平行于36、37缺牙区的矢状截面，骨嵴顶距下颌神经管10~13mm；c 垂直于36、37缺牙区的矢状截面，骨嵴顶根方2mm处牙槽骨宽度8~10mm

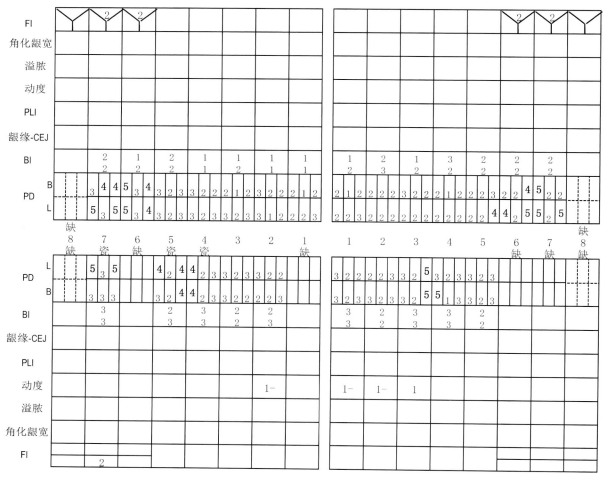

图3 初诊时（2015年5月）牙周检查表

B：颊侧；L：舌侧；PD：探诊深度；BI：出血指数；CEJ：釉牙骨质界；PLI：菌斑指数；FI：根分叉病变

2. 围绕缺失牙36、37的病情分析、治疗目标及计划

2.1 牙周基础治疗

通过口腔卫生宣教使患者养成良好的口腔卫生习惯（Bass刷牙法），经过牙周基础治疗，控制全口牙周炎症，创造利于种植治疗的全口牙周健康环境。

2.2 修复缺失牙36、37，恢复咀嚼功能

磨牙为承担咀嚼功能的主要牙齿，患者36、37游离缺失，若采用活动义齿修复，义齿体积较大，异物感强，易对基牙造成损伤，且咀嚼效率较低。影像学检查显示缺牙区牙槽骨量充足，具备种植条件，选择种植治疗可更好地恢复功能与健康，同时也符合患者的治疗目的。综合考虑患者36、37缺牙区的软硬组织条件，设计治疗方案

如下。

2.2.1 改善36、37种植区域软组织条件

临床检查见36、37缺牙区颊侧角化组织较窄，为降低修复完成后种植体周围组织出现炎症的风险，保证种植体颊侧足够的角化组织宽度以利于种植体的长期稳定与种植修复后健康、功能、美观的恢复，36、37种植前拟行FGG增加缺牙区颊侧角化组织宽度。

2.2.2 种植手术及上部结构修复

根据CBCT资料显示缺牙区牙槽骨三维情况，结合修复科医生会诊意见，确定以修复为导向的种植位点。考虑到种植体最根方应距下颌神经管2mm以上，以及种植术中对缺牙区骨嵴顶的修整会使可利用骨高度有所下降；同时，应使种植体周围形成良好的牙龈袖口与邻面软组织形态，尽量避免食物嵌塞，故选择骨水平、高度8mm、直径4.8mm种植体进行种植。由于患者左侧咬合为近中关系，咬合设计时要尽量保证36、37与25、26形成良好的咬合接触关系，并尽量与27建立咬合，防止27的下垂。由于所选择种植体可提供足够支持力，同时考虑患者为慢性牙周炎患者，所以采用单冠分别对36、37进行上部结构修复，利于种植修复体邻面的清洁。

2.3 36、37负重后种植修复效果追踪观察

牙周和修复科同步复查，每6个月进行牙周和种植体周围维护治疗，并观察36、37负重后颊侧接受游离龈移植区域的角化组织稳定性。

3. 治疗过程及临床效果观察

3.1 牙周基础治疗

游离龈移植术前完成牙周基础治疗（口腔卫生宣教、全口洁治抛光、刮治+根面平整），术前检查见患者口腔卫生良好，PLI 0~1，牙龈色粉，质地较韧，术前牙周专项检查表见图4。

3.2 36、37种植术前FGG（图5）

（1）术区局麻下（1.7mL盐酸阿替卡因肾上腺素注射液，必兰，法国），沿颊侧膜龈联合处做近远中向水平切口，分别于37远中及34近中做纵切口越过膜龈联合。

（2）翻半厚瓣+全厚瓣+半厚瓣，软组织瓣根向复位，瓣的边缘缝合固定于根方骨膜，测量受植区创面大小：长约30mm，宽约7mm。

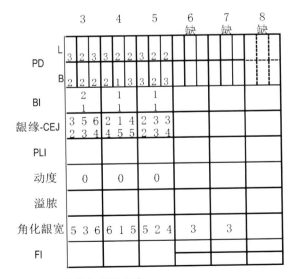

		3			4			5			6缺	7缺	8缺
PD	L	3	2	3	3	2	2	3	2	2			
	B	2	2	2	2	1	3	3	2	3			
BI			2			1			1				
龈缘-CEJ		3	5	6	2	1	4	2	3	3			
		2	3	4	4	5	5	2	3	4			
PLI													
动度			0			0			0				
溢脓													
角化龈宽		5	3	6	6	1	5	5	2	4	3	3	
FI													

图4 FGG术前专项检查表
B：颊侧；L：舌侧；PD：探诊深度；BI：出血指数；CEJ：釉牙骨质界；PLI：菌斑指数；FI：根分叉病变

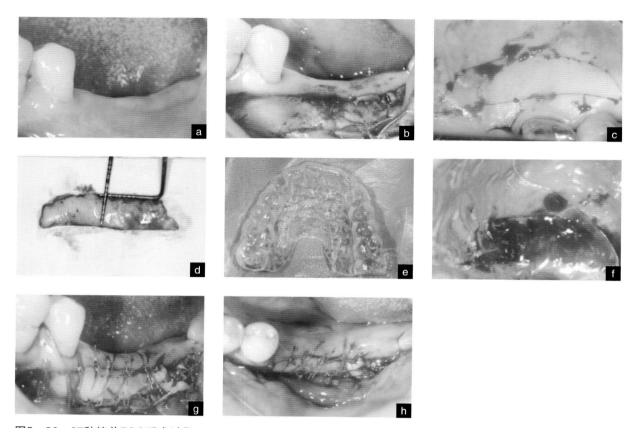

图5　36、37种植前FGG手术过程

a 34-37FGG术前颊面像；b 34-37受植区，牙槽黏膜根方缝合固定；c 腭部供区切口；d 切取游离龈组织长约30mm、宽约7mm；e 上颌保护殆垫；f 上颌佩戴保护殆垫覆盖供区；g 34-37受植区缝合后颊面像；h 34-37受植区缝合后殆面像

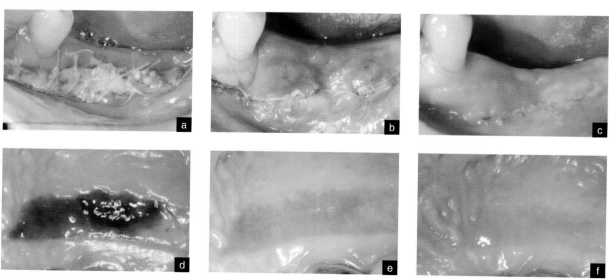

图6　FGG术后4天、2周、1个月34-37受植区及腭部供区愈合情况

a~c 34-37受植区术后4天、2周、1个月；d~f 腭部供区术后4天、2周、1个月

（3）13-17腭部局麻下（腭大孔阻滞＋局部浸润麻醉），距龈缘根方3mm，按受植区形状做长约30mm、宽约7mm浅切口，获取厚1.0~1.5mm的游离龈组织，包括角化上皮及下方少许结缔组织，修整多余的腺体和脂肪组织。

（4）将游离龈组织移植于受植区，间断缝合固定（冠方固定于牙槽嵴顶角化组织，根方固定于下方骨膜），并分别于游离龈瓣近中、远中、中央十字交叉缝合压迫固定，游离龈瓣于受瓣区贴合固位良好，牵拉牙槽黏膜无动度。

（5）上颌供区压迫止血，佩戴保护殆垫。术后受植区冰袋冷敷，嘱用0.12%复方氯己定含漱液含漱2周，术后1周口服阿莫西林胶囊（0.5g，3次/天），青霉素过敏患者口服罗红霉素（0.3g，1次/天）、布洛芬缓释胶囊（0.3g，2次/天，必要时），术后2周拆线。

3.3　游离龈移植术后创面愈合的观察过程

游离龈移植术后4天、2周、1个月复查，记录受植区、供区创面愈合情况。随访观察期间，受植区游离龈组织未出现坏死。供区创面逐步封闭直至正常愈合（图6）。

3.4　36、37种植手术和上部结构修复

3.4.1　术前准备和种植体植入（图7）

游离龈移植术后愈合2个月行36、37种植手术。术前由修复科制取研究模型，制作种植手术定位导板。种植前检查显示36、37颊侧牙槽嵴顶至膜龈联合角化组织宽度分别约为9mm、7mm（FGG术前均分别为3mm）；前庭沟深度良好。

（1）局麻（1.7mL盐酸阿替卡因肾上腺素注射液，必兰，法国）显效后沿36、37缺牙区牙槽嵴顶偏舌侧水平切开，35颊侧近中行沟内切口＋纵切口，37嵴顶远中行"人"字形切口，翻开双侧全厚瓣，测量牙龈厚度约3mm。

（2）平整嵴顶骨面，36、37球钻定点，扩孔钻直径2.8~4.2mm逐级备洞，深度8mm。

（3）36、37位点攻丝颈部成形，均植入Straumann BL 4.8mm×8.0mm RC种植体（Straumann公司，瑞士），与骨嵴顶平齐，初期稳定性良好，置封闭螺丝。

（4）于37颊侧及近中骨质凹陷处植入术中收集的自体骨，修整并复位颊侧软组织瓣，4-0不可吸收线间断、水平褥式颊舌向严密缝合，35近中轴角纵切口采用5-0可吸收线间断缝合。

（5）术后根尖片显示：种植体位置可。

3.4.2　种植二期手术及修复治疗

（1）种植体植入6个月后行种植二期手术，可见缺牙区牙龈色粉质韧。翻全厚瓣，测量牙龈厚3~4mm，取下封闭螺丝，更换4.5mm（直径）×6.0mm（高度）愈合基台，创口愈合良好（图8为二期术后1个月，修复前检查的临床图片）。

（2）种植二期术后3个月，由一名经验丰富的修复专科医生完成种植体上部结构修复。采用钛基台加全氧化锆冠分别修复36、37。修复后即刻检查显示，36、37与25、26咬合接触良好，27与37近中1/2有咬合接触，36、37颊侧角化组织宽度分别为7mm、4mm，牙龈轮廓良好，具有一定前庭沟深度（图9a~c）。

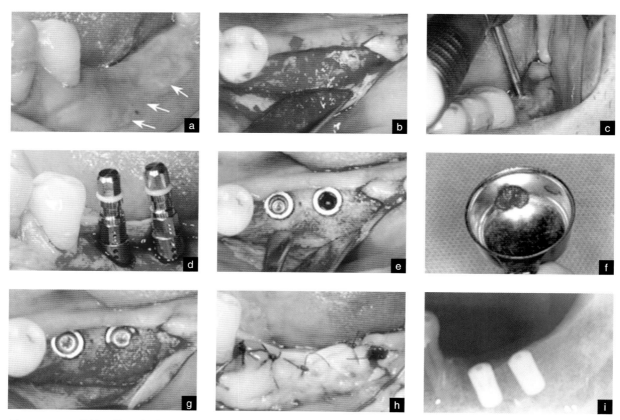

图7 36、37种植一期手术过程

a 术前颊面像，箭头示膜龈联合，颊侧角化组织宽度＞7mm，形成的新前庭沟深在；b 手术切口，翻瓣后可见缺牙区颊侧骨质凹陷；c 戴入手术导板，球钻定点；d 36、37植入Straumann BL 4.8mm×8mm RC SLA种植体2颗；e 种植体无螺纹暴露；f、g 将术中收集自体骨植入颊侧骨质凹陷处；h 瓣复位，严密缝合；i 术后即刻平行投照根尖片显示，种植体位置良好

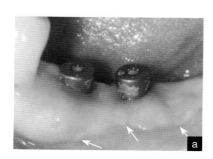
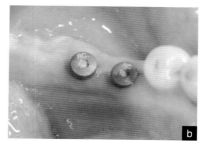
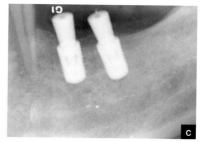

图8 36、37种植二期术后1个月，修复前检查临床照片及根尖片

a 颊面像，箭头示膜龈联合，可见基台颊侧角化组织宽度≥4mm；b 舌面像；c 二期术后即刻平行投照根尖片

3.5　36、37负重3.5年随访复查效果评价

修复后每6个月至1年牙周科和修复科同步复查，最近一次复查为修复后42个月（图9d～f），复查结果显示口腔卫生良好，36、37种植体及上部结构无松动，种植体周围黏膜无红肿，颊侧角化组织宽度充足，分别为5mm、4mm（图10）。历次复查根尖片显示：种植体周围骨结合良好，牙槽骨高度维持稳定（图11）。患牙卫生维护便利，患者对修复效果满意。

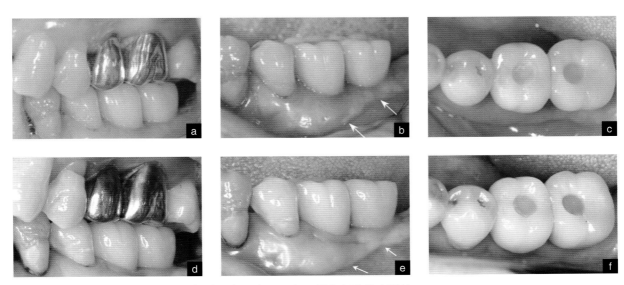

图9　36、37永久修复后即刻和修复后42个月（2019年10月）复查临床照片
a～c 36、37修复后即刻；d～f 36、37修复后42个月；a和d为侧面咬合像，36、37与25、26、27咬合接触；b和e为颊面像，箭头示膜龈联合，角化组织宽度充足（≥4mm），牙龈轮廓良好；c和f为𬌗面像，前庭沟具备稳定而足够的深度

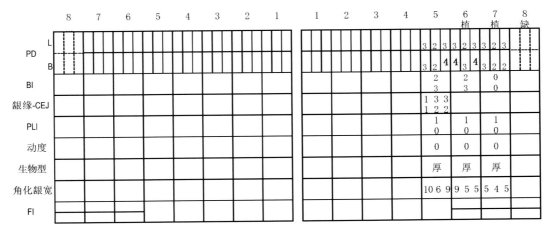

图10　36、37永久修复后42个月专项检查表

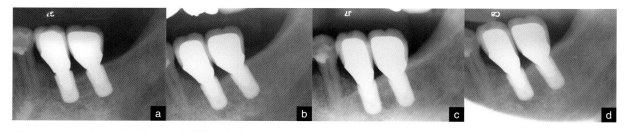

图11　36、37负重后连续42个月随访根尖片
a 修复后即刻；b 修复后9个月；c 修复后18个月；d 修复后42个月

4. 讨论与分析

4.1　种植区域角化组织增宽的意义

近年来，种植治疗广泛应用于缺失牙的修复，大大提高了人们的生活质量。种植体周围良好的软组织条件是保证种植修复后长期健康与稳定，并取得良好美学与生物学效果的基础。然而，由于牙周炎症造成的软硬组织破坏、牙齿缺失后组织生理改建及个体差异等原因，缺牙区不但存在骨量不足的问题，还常出现软组织质或量的缺陷，通常表现为软组织轮廓塌陷、角化组织宽度不足或软组织厚度不足。

种植体周围角化组织对种植体周围组织健康的必要性是近年来讨论的热点之一。种植体周围角化组织可对抗咀嚼和牵拉作用使结合上皮从种植体冠方结合区的分离趋势，利于维护种植体周围上皮封闭的完整性。目前用于指导临床和未来研究的种植体周围角化组织宽度分类以2mm为阈值，＜2mm定义为不足/缺乏，≥2mm则定义为充足。研究表明，种植体周围角化组织宽度≥2mm，不仅利于减少菌斑堆积，为日常口腔卫生维护提供有利环境，也能够降低远期种植体周围软组织退缩和边缘骨吸收的风险，患者对美学效果更加满意。相应地有学者指出，为了使种植体能够保持长期稳定，当种植体周围角化组织宽度＜2mm时建议进行以增宽种植体周围角化组织为目的的软组织增量手术。对下颌后牙缺失的患者而言，当患者出现口腔卫生维护不适、进展性黏膜退缩、缺牙区需要植骨可能会使黏膜受到拉伸或菌斑控制不理想时，进行角化组织增量对患者是有益处的。

4.2　种植前应用游离龈移植术增宽角化组织的优点与适应证

近年来，关于种植体周围角化组织增宽逐渐达成的共识是，FGG被认为是增宽角化组织的金标准，结合ARF可获得稳定且可预见性较好的角化组织增宽效果。自腭部取游离龈移植于缺乏角化组织的缺牙待种植区域，使角化组织宽度增加后的未来种植体周围软组织抵御机械刺激的能力增强，同时结合ARF可使前庭沟加深，减少肌肉运动对种植体周围软组织的牵拉作用，有利于口腔卫生的维护。

关于FGG增宽种植区域角化组织的最佳时机目前尚无统一结论。理论上，角化组织增量可在种植治疗的任何阶段进行，包括种植前、一期同期、一期术后二期前、二期同期、二期术后修复前和修复后。种植前应用FGG进行角化组织增宽具有以下优点：①术区无基台、修复体等上部结构干扰，手术难度相对较小；②愈合环境更有利，角化组织增宽效果较其他时段进行者可预见性更佳；③对于种植手术同期需植骨的病例，充足的角化组织利于植骨材料的稳定性，从而利于种植体的长期稳定。

既往研究建议，当种植体周围角化组织宽度，即种植修复完成后的角化组织宽度测量值＜2mm时进行角化组织增量。与之不同的是，本病例种植前测量颊侧角化组织宽度为缺牙区颊侧膜龈联合至拟定种植位置中心的垂直距离（邻牙接触区连线中点对应嵴顶位置），而种植修复完成后角化组织宽度测量的冠方参考点更偏颊侧，相应地会有一定减少。曾有研究对缺牙区牙槽嵴颊侧角化组织宽度为2~3mm者行ARF或ARF结合异种胶原基质增宽角化组织。与此同时，本病例在种植体植入过程中会将术中收集的自体骨植于种植体颊侧及近中，而骨增量后通常需要冠向复位龈瓣关闭创口，膜龈联合也会随之出现冠向移位，造成角化组织宽度进一步减少，综合考虑，最终修复完成后出现角化组织宽度不足（＜2mm）的风险较大。

对角化组织可能出现的变化进行早期干预，可以很大程度减少种植修复后种植体周围角化组织宽度不足的风险；反之，在种植治疗后期，由于缺乏有利的组织愈合和组织再生环境，通常软组织重建效果相对较差，而且手术难度相对增

加。本病例的治疗正是基于以上考虑，虽然种植前测量缺牙区颊侧角化组织宽度为3mm，仍选择在种植体植入前先行FGG。根据治疗过程中记录的检查结果可以得知，修复完成后种植体颊侧角化组织宽度与FGG术后、种植一期术前相比减少了2~4mm，虽然该变化与修复前后测量的基础点不同以及FGG术后移植物挛缩有关，但若未在种植术前行FGG，仍有一定风险出现角化组织宽度不足甚至缺如，不利于菌斑控制与种植体周围组织的长期健康。

4.3　种植前应用游离龈移植术增宽角化组织的长期稳定性

移植术后增宽的角化组织能否保持长期稳定是临床医生关注的热点问题之一。既往涉及FGG增宽种植区域角化组织的研究，手术时机多选择在二期同期至修复后，评价种植前增宽角化组织稳定性的研究较少，且随访时间较短。有研究认为，移植到受区的游离龈在FGG术后3个月内挛缩最为明显，其中术后1个月内出现的挛缩较术后1~3个月更为明显，角化组织宽度减少10.87%~20.5%不等，而在另一项评价移植游离龈面积挛缩的研究中，植于受区的游离龈在1年后出现了37%~70%不同程度的面积减少。这些研究的研究设计、手术方法、测量评价方法不同，因此结果存在较大差异。本病例中，以修复后即刻为角化组织测量基线，37种植修复后角化组织宽度保持稳定，36修复后42个月角化组织宽度减小2mm，但均能维持在4mm以上，为种植体周围组织稳定和日常口腔卫生维护提供了良好保障。

综上所述，本病例在种植前积极进行软组织

干预，应用FGG增加种植区域角化组织宽度，结合规范的种植治疗，最终取得了良好的功能和美学效果，并在修复完成后为期42个月的观察过程中保持稳定，患者对修复效果满意。本病例为此类病例的临床处置积累了经验，为种植前行游离龈移植术增宽角化组织可获得较好预见性提供了一定支持依据。

基金资助：国家自然科学基金（6187600 5）、北京大学临床科学家计划专项（BMU 2019LCKXJ010）。

特别说明：本病例主体内容与治疗过程图片均引自中国实用口腔科杂志, 2019, 12(3): 130–135。

专家点评

滨州医学院附属烟台市口腔医院柳忠豪教授：

足量健康的附着龈对于维持种植体周围软硬组织的健康与长期稳定十分重要。种植位点如附着龈不足或缺失，软组织对于细菌的防御及屏障作用会明显下降，进而种植体周围组织出现炎症的风险也会增加。除此之外，一些角化龈不足的患者，在完成种植修复后，也会出现明显不适感。这些都是由于种植体周围附着龈不足，一旦种植体周围、修复体边缘菌斑控制不佳，种植体周围软组织极易发生炎性反应，容易导致种植体周围软硬组织炎症。许多种植医生在进行后牙区种植修复时，仅对骨组织进行评估，无视软组织条件，也有医生为实施不翻瓣微创种植手术而切除了仅有的宽度不足的附着龈，如此盲目种植可能会带来许多后期的潜在风险。本病例聚焦了种植位点附着龈宽度不足病例的完善种植方案设计，选择在种植术前进行游离龈移植，在术区获得了良好的附着龈宽度与质量后，再进行种植体植入手术；这一游离龈移植时机的选择，更有利于后期种植体植入及同期植骨创口封闭及早期愈合。本病例还在种植修复完成后，对附着龈宽度进行了长达42个月的观察随访，证实了游离龈移植术后良好的稳定性。健康足量的软硬组织对种植修复的成功意义重大，本病例能够引发种植医生对种植体周围附着龈的关注与重视，对于游离龈移植时机的选择也值得借鉴。

参考文献

[1]刘宝林. 口腔种植学[M]. 北京: 人民卫生出版社, 2011: 11–17.

[2]胡文杰. 牙周治疗技术和口腔临床美学[J]. 中国实用口腔科杂志, 2009, 2(5): 283–288.

[3]孟焕新. 牙周病学[M]. 北京: 人民卫生出版社, 2012: 304–306.

[4]Arnoux JP, Papasotiriou A, Weisgold AS. A revised technique for stage–two surgery in the severely resorbed mandible: a technical note[J].Int J Oral Maxillofac Implants,1998, 13 (4): 565–568.

[5]Thoma DS, Buranawat B, Hämmerle CH, et al.Efficacy of soft tissue augmentation around dental implants and in partially edentulous areas: a systematic review[J].J Clin Periodontol,2014, 41 Suppl 15: S77–S91.

[6]Boynueğri D, Nemli SK, Kasko YA. Significance of keratinized mucosa around dental implants: a prospective comparative study[J].Clin Oral Implants Res,2013, 24 (8): 928–933.

[7]Chiu YW, Lee SY, Lin YC, et al. Significance of the width of keratinized mucosa on peri–implant health[J]. J Chin Med Assoc, 2015, 78(7): 389–394.

[8]Zucchelli G, Tavelli L, Mcguire MK, et al.Autogenous soft tissue grafting for periodontal and peri–implant plastic surgical reconstruction[J]. J Periodontol,2020, 91 (1): 9–16.

[9]Lin CY, Chen Z, Pan WL, et al. Impact of timing on soft tissue augmentation during implant treatment: A systematic review and meta–analysis[J]. Clin Oral Implants Res, 2018, 29(5): 508–521.

[10]Avila–Ortiz G, Gonzalez–Martin O, Couso–Queiruga E, et al.The peri–implant phenotype[J].J Periodontol,2020, 91 (3): 283–288.

[11]Schwarz F, Becker J, Civale S, et al.Influence of the width of keratinized tissue on the development and resolution of experimental peri–implant mucositis lesions in humans[J].Clin Oral Implants Res,2018, 29 (6): 576–582.

[12]Monje A, Blasi G. Significance of keratinized mucosa/gingiva on peri–implant and adjacent periodontal conditions in erratic maintenance compliers[J].J Periodontol,2019, 90 (5): 445–453.

[13]Grischke J, Karch A, Wenzlaff A, et al.Keratinized mucosa width is associated with severity of peri–implant mucositis. A cross–sectional study[J].Clin Oral Implants Res,2019, 30 (5): 457–465.

[14]Perussolo J, Souza AB, Matarazzo F, et al.Influence of the keratinized mucosa on the stability of peri–implant tissues and brushing discomfort: A 4–year follow–up study[J].Clin Oral Implants Res,2018, 29 (12): 1177–1185.

[15]Bassetti RG, Stähli A, Bassetti MA, et al.Soft tissue augmentation procedures at second–stage surgery: a systematic review[J]. Clin Oral Investig,2016, 20 (7): 1369–1387.

[16]林野. 口腔种植学[M]. 北京: 北京大学医学出版社, 2014: 201–202.

[17]Agudio G, Nieri M, Rotundo R, et al. Free gingival grafts to increase keratinized tissue: a retrospective long–term evaluation (10 to 25 years) of outcomes[J]. J Periodontol, 2008, 79(4): 587–594.

[18]Poskevicius L, Sidlauskas A, Galindo–Moreno P, et al. Dimensional soft tissue changes following soft tissue grafting in conjunction with implant placement or around present dental implants: a systematic review[J]. Clin Oral Implants Res, 2017, 28(1): 1–8.

[19]Cifcibasi E, Karabey V, Koyuncuoglu C, et al.Clinical evaluation of free gingival graft shrinkage in horizontal and vertical dimensions[J].J Istanb Univ Fac Dent,2015, 49 (3): 11–16.

[20]乔敏, 张凯, 董静, 等. 游离龈瓣移植术和根向复位瓣增加种植区域角化龈效果的临床观察[J].中华口腔医学杂志, 2016, 51(10):605–609.

[21]林野, 邱立新, 胡秀莲, 等. 硬腭游离黏膜移植在种植体周软组织结构重建中的应用[J]. 北京大学学报(医学版), 2007, 39(1): 21–25.

[22]Agudio G, Chambrone L, Pini Prato G. Biologic remodeling of periodontal dimensions of areas treated with gingival augmentation procedure: a 25–year follow–up observation[J]. J Periodontol, 2017, 88(7): 634–642.

[23]韩子瑶, 王翠, 胡文杰, 等. 应用游离龈移植术增宽磨牙缺失区域角化组织利于种植治疗的临床观察（附1例3年随访报告）[J]. 中国实用口腔科杂志, 2019, 12(3): 130–135.

PRACTICAL
PERIODONTICS &
IMPLANT DENTISTRY
TREATMENT
STRATEGIES AND
TECHNIQUES

3 双侧上下后牙种植修复后应用游离龈移植术改善软组织条件利于健康维护（附1例2年诊治随访观察报告）

FREE GINGIVAL GRAFTS INCREASING KERATINIZED TISSUE TO IMPROVE SOFT TISSUE CONDITIONS AROUND IMPLANTS FOR HEALTH MAINTENANCE（WITH A 2-YEAR FOLLOW-UP CASE REPORT）

李丽曼　杨　刚　胡文杰

【摘要】

随着种植技术的日益成熟，种植修复已经成为缺失牙修复首要考虑的方案。种植修复后常因软组织轮廓欠佳、角化组织不足而导致患者出现食物嵌塞、清洁难度大等问题，长期的菌斑堆积成为最终导致种植体周围病的关键因素之一。反之，充足的角化组织有利于患者口腔卫生的维护，消除清洁时的不适感。游离龈移植术（free gingival graft，FGG）可增加角化组织宽度和改善种植体周围软组织轮廓且临床效果稳定，但在种植修复后进行此手术面临诸多难题。本文展示了1例种植修复治疗后实施游离龈移植术来改善种植修复效果的诊疗过程，为临床医生处置此类病例提供指导。

【关键词】

角化组织；游离龈移植术；牙种植；食物嵌塞；种植体周围病

随着种植技术的日益成熟，种植修复已经成为缺失牙的首选修复方式，但种植并发症的防治成为临床新问题。患者常因种植体周围软组织轮廓欠佳和角化组织不足导致的食物嵌塞和刷牙不适等而再次就诊。

良好的软硬组织条件，是种植牙获得长期健康的保证，充足的角化组织对种植体边缘骨吸收、菌斑堆积、软组织炎症和刷牙舒适度等均有影响。对于种植修复，当缺牙区角化组织宽度不足2mm、前庭沟浅、缺乏正常软组织轮廓形态时，可采用游离龈移植（FGG）的方法恢复和改善缺牙区及种植体周围软组织轮廓，以期获得长期稳定的临床效果。但FGG手术的时机，学术界尚存争议。

本文完整展示了1例双侧上下后牙种植修复完成后，应用FGG增宽角化组织改善软组织条件以利于种植体周围健康的诊疗过程，并对手术时机和种植修复后行FGG的手术难度进行了分析，为此类问题积累了临床经验。

1. 病例资料

基本情况：女，62岁。

主诉：多数后牙食物嵌塞2年。

现病史：2年来多数后牙食物嵌塞。曾因残根或牙纵裂拔除多颗后牙，并于3年前在我院种植科完成缺失牙种植修复治疗（27后因种植体脱落，患者拒绝再次种植）。

既往史：无特殊。

全身状况：高血压病史，服药血压控制稳定；无过敏史。

主诉牙临床检查：17、16、26、36、46种植牙软组织轻微红肿，见食物嵌塞，前庭沟浅，系带附丽接近龈缘，角化组织缺如或≤2mm，软组织轮廓欠佳（图1）。

主诉牙影像学检查：初诊时根尖片示17、16、26、27、36、46种植牙无边缘骨丧失，骨结合良好（图2）。

全口临床检查：全口口腔卫生尚可，菌斑少量，牙龈轻微红肿，牙龈出血指数（BI）1~3，探诊深度（PD）1~5mm，可及附着丧失（AL），洁治后1周牙周检查表见图3。

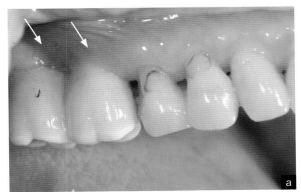
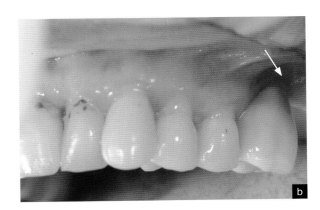
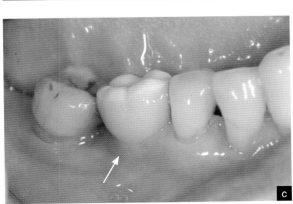
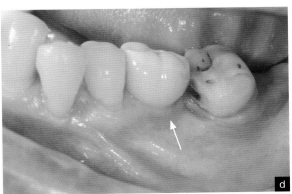

图1 初诊时（2015年4月）种植牙区域角化组织缺如临床照片
a 右侧上颌后牙区；b 左侧上颌后牙区；c 右侧下颌后牙区；d 左侧下颌后牙区；箭头示种植体周围及邻牙角化组织缺如或≤2mm

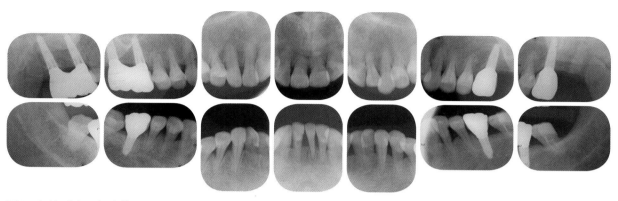

图2 初诊时全口根尖片

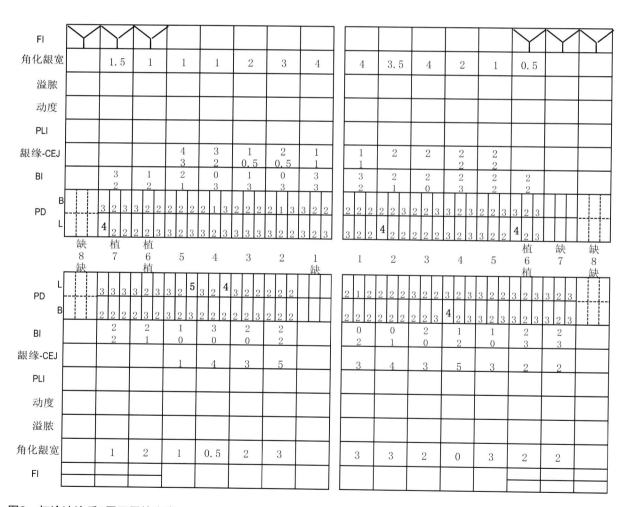

图3 初诊洁治后1周牙周检查表
B：颊侧；L：舌侧；PD：探诊深度；BI：出血指数；CEJ：釉牙骨质界；PLI：菌斑指数；FI：根分叉病变；方框内显示种植体周围角化组织宽度均≤2mm

诊断：17、16、26、36、46种植体周围角化组织缺如；慢性牙周炎（广泛型Ⅲ期B级牙周炎）。

2. 围绕主诉种植牙区的病情分析、治疗目标及计划

2.1　控制炎症

口腔卫生宣教，使患者进一步加强口腔卫生并正确使用间隙刷。天然牙进行洁治、刮治和根面平整；种植牙使用碳纤维头超声洁治，联合0.12%复方氯己定溶液冲洗，控制全口牙周和种植体周围炎症。

2.2　改善种植牙软组织条件

种植牙因软组织轮廓不佳和前庭沟浅而自洁作用差，食物嵌塞较为严重，因角化组织宽度不足，刷牙不适，妨碍自我口腔卫生措施的实施。

拟按计划分两次行25-26、34-37与14-17、44-47游离龈移植术，以期解决患者食物嵌塞和刷牙不适等问题，改善种植牙及邻牙的软组织条件。

2.3　建立长期的复查维护机制

定期牙周和种植体周围维护，并为患者制订个性化的口腔卫生指导方案，促进长期健康。

3. 治疗过程及临床效果观察

3.1　FGG术前牙周基础治疗

2015年4月完成牙周基础治疗（口腔卫生宣教、洁治、刮治及根面平整），控制牙周炎症。术前检查患者口腔卫生良好，牙龈色粉质韧，术前种植体周围及邻牙牙周检查表见图4。

3.2　FGG（手术过程以右侧上下颌后牙区为例）

（1）受区准备：常规铺巾消毒，必兰局麻下，使用牙周显微器械，于14-17、44-47颊侧沿膜龈联合处做水平切口，14与44近中、17与47远中分别做垂直切口，沿切口向根方潜行分离，做半厚瓣-全厚瓣-半厚瓣，并将龈瓣推向根方与骨膜缝合固定，加深前庭沟，形成受植床（图5）。

（2）供区准备：14-17、24-27腭侧局麻下（1.7mL盐酸阿替卡因肾上腺素注射液，必兰，法国），距龈缘根方2～3mm用15C号刀片分别移取长30mm、宽5mm、厚1.0～1.5mm的游离龈组织，上颌供区用生理盐水纱布压迫止血（图6）。

（3）游离龈组织移植和缝合：游离龈组织经修剪处理后，移植于受区，5-0可吸收线将其缝合固位于14-17、44-47颊侧嵴顶切口及前庭沟底部的骨膜，间断缝合外加"十"字缝合使瓣紧贴受植床，牵拉无动度（图7）。

（4）术后护理：上颌供区戴保护殆垫以维持血块稳定（图8），并用冰袋冷敷术区。医嘱注意事项，2周拆线。

（5）2个月后左侧上下颌后牙区采用同样术式（图9）。

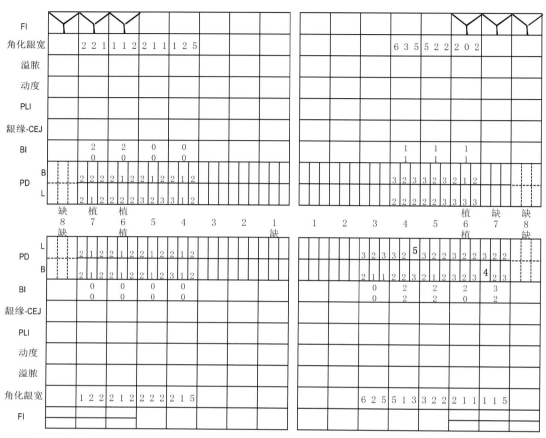

图4 FGG术前种植体周围及邻牙牙周检查表

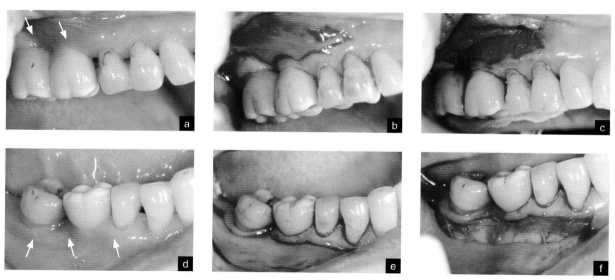

图5 右侧上下颌FGG受区准备

a、d 为术前口内像，箭头所指为膜龈联合边界，角化组织宽度不足，前庭沟浅，颊侧牙槽嵴欠丰满；b、e 为术中切口设计；c、f 为术中翻起半厚瓣-全厚瓣-半厚瓣，将其向根方固定于骨膜，形成受植床

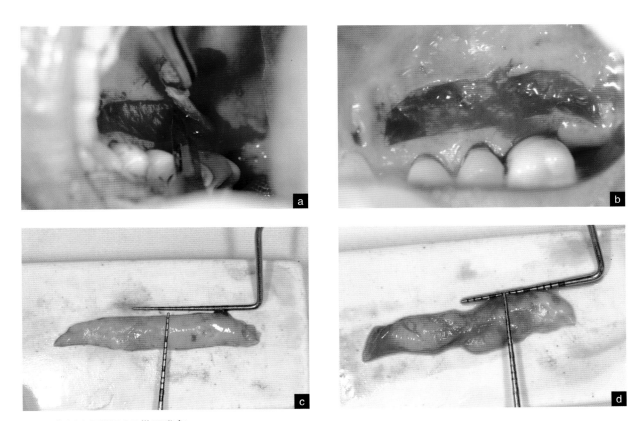

图6　右侧上下颌FGG供区准备

a 上腭供区距龈缘根方2~3mm切取游离龈组织；b 上腭供区创面；c、d 为获取的游离龈组织

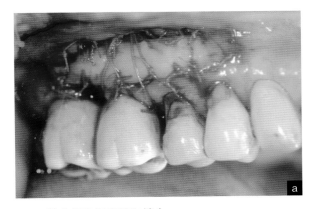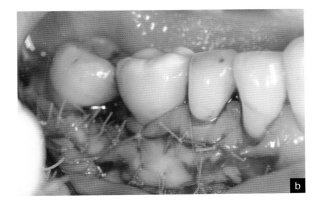

图7　游离龈组织移植和缝合

a 右侧上颌后牙区；b 右侧下颌后牙区

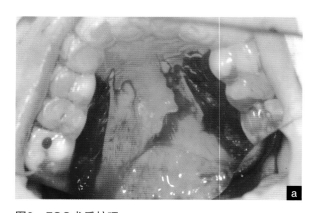
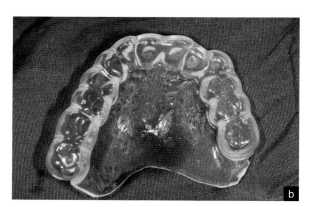

图8　FGG术后护理

a 双侧上颌供区；b 上颌供区保护殆垫

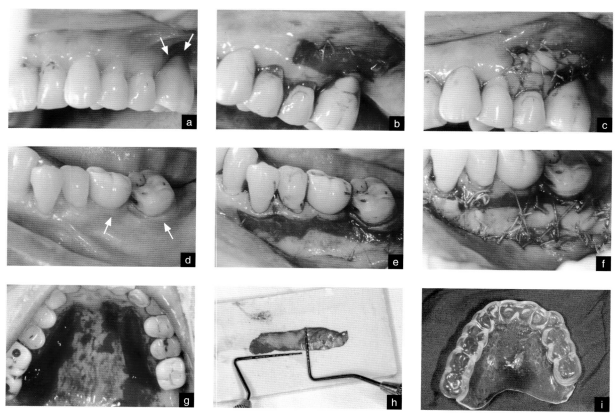

图9　左侧上下颌FGG实施过程

a～c 上颌受区；d～f 下颌受区（a、d为术前口内像，箭头所指为膜龈联合边界，角化组织宽度不足，前庭沟浅，颊侧牙槽嵴欠丰满；b、e 为术中翻起半厚瓣–全厚瓣–半厚瓣，将其向根方固定于骨膜，形成受植床；c、f 为受区移植后口内像）；g 双侧上颌供区；h 游离龈组织；i 上颌供区保护殆垫

3.3 术后2周、4周复查（图10）

2周复查术区创面正常愈合中，虽术后按医嘱每日使用漱口水清洁术区，但由于修复体的存在，行使咀嚼功能后，受植区食物自然排溢困难，大量菌斑堆积，食物滞留。处以0.12%复方氯己定溶液冲洗。术后4周拆线，移植组织愈合良好。

3.4 临床效果持续观察

术后2年复查结果显示，患者口腔卫生状况良好，17、16、26、36、46位点5颗种植牙的PD为1～3mm，无探诊出血。角化组织宽度由术前0～2mm增加到术后4～10mm，增加显著。充足的角化组织降低了种植体周围的清洁难度，食物嵌塞症状明显改善，从而促进种植体长期的健康与稳定。术后2年牙周检查表见图11。术前与术后2年临床效果对比口内像见图12。

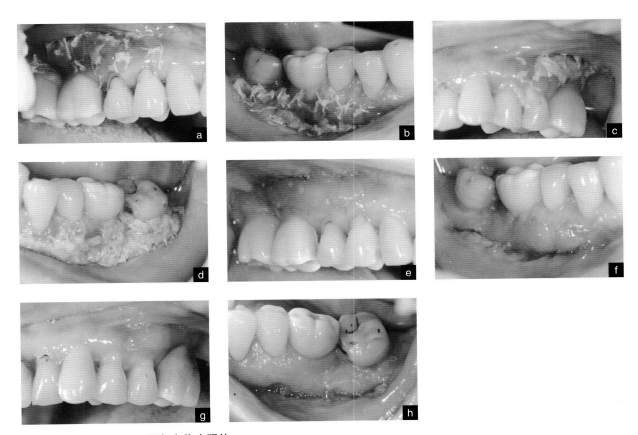

图10　FGG术后2周、4周复查临床照片
a～d 为FGG术后2周复查，术区受植床已隐约透红，移植组织成活，但表面大量菌斑堆积、食物滞留；e～h 为术后4周拆线，移植组织愈合良好

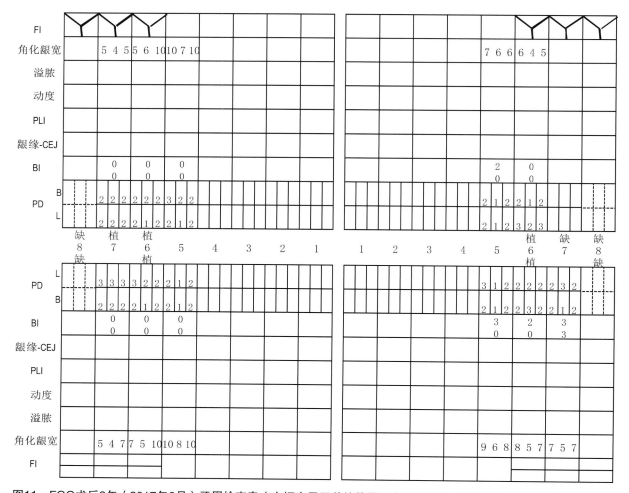

图11　FGG术后2年（2017年6月）牙周检查表（方框内显示种植体周围角化组织宽度增加到4～10mm）

4. 讨论与分析

4.1　本病例食物嵌塞的原因

近年来，种植修复逐渐成为缺失牙的首选修复方式，虽然种植技术日益成熟，种植体的存留率较高，但种植修复后的并发症不容小觑。其中食物嵌塞常为患者后牙区种植修复后再次就诊的主诉。

食物嵌塞的常见原因除了邻接关系不当或外展隙不足等修复因素引起的垂直型嵌塞外，还在于牙周炎患者失牙后往往会存在不同程度的软硬组织缺陷，如角化组织减少、前庭沟变浅、软组织失去正常轮廓等而形成的水平型嵌塞。

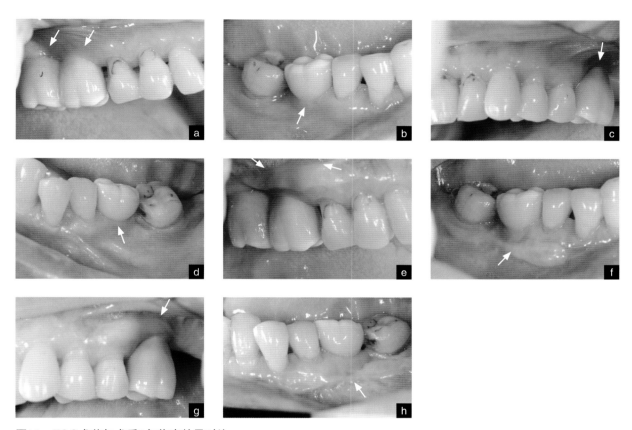

图12　FGG术前与术后2年临床效果对比

a~d FGG术前口内像；e~h FGG术后2年口内像；箭头所指为膜龈联合边界，角化组织宽度和厚度明显增加，食物嵌塞和刷牙不适症状明显改善

　　本例患者种植修复后，因缺乏与牙冠突度相协调及接近生理外形的软硬组织条件，颊侧轮廓塌陷、系带附丽接近龈缘、前庭沟浅，使食物自然排溢困难，导致水平型嵌塞；又因角化组织不足，种植体周围黏膜抗咀嚼和摩擦的能力下降，使患者个人清洁不适，从而菌斑堆积，不利于种植牙长期的健康维护，是未来导致种植体周围病的高危因素之一。

4.2　种植体周围角化组织的作用及改善角化组织不足的方法

　　实现患者对种植牙口腔卫生措施的方便实施，以及制订随访期个性化的支持治疗方案，是预防种植体周围病的关键因素。研究表明，有重度牙周炎病史、菌斑控制不佳和没有定期维护的患者发生种植体周围炎的风险增加。

种植牙的自然清洁，依赖于符合生理条件的修复体形态和软组织轮廓；患者自我维护的便利和舒适，则需要有充足的角化组织。角化组织因其对刷牙、食物冲刷等机械作用力的抵抗较强，可使患者更加有效地控制菌斑，维持良好的口腔卫生状况。

Monje等研究表明，维护不佳的种植牙，当种植体周围角化组织小于2mm时，患种植体周围病的风险大大增加；同时其他研究也表明，种植体周围充足的角化组织可使黏膜边缘和骨组织更加稳定，减少菌斑积累和黏膜萎缩，利于种植体长期健康和稳定。

采用根向复位瓣联合FGG——作为增加角化组织宽度和厚度的金标准，是临床效果较为肯定的一种术式。针对本病例实施的软组织处理技术正是遵循了上述思路。

4.3　实施FGG改善角化组织不足的时机

临床上针对角化组织不足实施FGG改善种植修复效果的时机存在争议。按照对软组织处理时机的不同，FGG实施可在以下4个时期进行：

（1）种植体植入之前。

（2）种植体植入同期。

（3）二期手术同期。

（4）种植修复完成之后。

通常，潜入式种植的二期手术同期因骨结合已完成，软组织轮廓已基本确定以及可减少额外手术等原因，是判断进行软组织处理必要性的最佳时期；也有报道认为，应结合患者特点和临床经验，预先判断种植前软硬组织条件，提前做出是否需要手术干预的决策。文献回顾表明，前3种时机均可获得有预见性的结果，但在种植修复

完成后进行FGG，由于对手术技术的要求较高以及术后软组织的变化受多因素的影响，使增量效果的可预测性较差。

4.4　种植修复后实施FGG的难点

种植修复后实施FGG作为"亡羊补牢"的一种方式，技术操作存在诸多难点。

首先是移植组织的血供问题：种植体周围软组织不具备天然牙的牙周附着结构，因缺乏牙周膜来源的血液供应而影响组织的愈合和再生，与种植体接触的结缔组织血管成分少，影响移植龈瓣早期与受区创面的"血管化"，不利于移植组织的存活。

其次是手术操作难度增加，主要因为修复体的存在，处理龈瓣的缝合固定、考虑患者的张口度和器械的入路等问题，无疑给术者增加了手术难度，也相应延长了手术时间。

此外，种植修复后不可避免地负重发挥咀嚼功能，导致术后愈合期移植龈瓣的保护及食物滞留问题成为临床处理的难点。

本病例在术后2周拆线前观察到的大量食物和菌斑堆积便是事实，对于手术成功是重要影响因素之一。因此，应在种植前客观评价术区软硬组织条件，早期实施良好的软硬组织增量，使未来种植修复的效果得以保证，避免出现上述后续问题及增加技术困难。

综上所述，通过对种植修复后出现食物嵌塞、清洁困难的病例分析，提示临床针对此类存在软硬组织缺陷的患者，应创造种植手术前良好的软硬组织轮廓，避免出现不适主诉，更好地防范种植体周围病的发生。尽管种植修复完成后存在角化组织不足，仍可实施FGG以弥补缺陷，但

临床上建议应做到"未雨绸缪"，尽量避免"亡羊补牢"。

基金资助：国家自然科学基金（618760 05）；北京大学临床科学家计划专项（BMU 2019LCKXJ010）。

特别说明：本病例主体内容与治疗过程图片均引自中国实用口腔科杂志, 2019, 12(10): 594–599。

专家点评

滨州医学院附属烟台市口腔医院柳忠豪教授：

种植修复完成后，因软组织轮廓不佳和前庭沟浅而自洁作用差，食物嵌塞较为严重；因角化组织宽度不足，刷牙不适，妨碍自我口腔卫生措施的实施，不利于种植修复长期的健康维护，是未来导致种植体周围病的高危因素之一。作者通过对患者进行种植体周围的游离龈移植，创造了健康稳定的种植修复周围软组织条件，降低了种植体周围的清洁难度，食物嵌塞症状及患者的不适感明显改善，从而保障了种植体长期的健康与稳定。这一病例直接证明了种植术前对种植位点软组织状态进行评估的重要性，对于此类病例的处置具有很好的指导意义。值得警醒的是，尽管种植修复完成后存在角化组织不足，仍可实施FGG以弥补缺陷，但在这一时机进行移植，大大增加了手术的难度和风险，对于医生或是患者都不是最佳的治疗方案。临床上应做到"未雨绸缪"，尽量避免"亡羊补牢"。在种植术前必须对软硬组织均进行全面且完善的评估，将所有危险因素都纳入考量，才能制订完善的治疗方案，选择合适的游离龈移植时机，从而实现种植修复的长期稳定的成功，减轻患者及医生不必要的负担。

参考文献

[1]Perussolo J, Souza AB, Matarazzo F, et al. Influence of the keratinized mucosa on the stability of peri–implant tissues and brushing discomfort: A 4–year follow–up study[J]. Clin Oral Implants Res, 2018, 29(12): 1177–1185.

[2]Thoma DS, Naenni N, Figuero E, et al. Effects of soft tissue augmentation procedures on peri–implant health or disease: A systematic review and meta–analysis[J]. Clin Oral Implants Res, 2018, 29(Suppl 15): 32–49.

[3]宋应亮. 后牙种植修复后食物嵌塞的原因与对策[J]. 中华口腔医学杂志, 2016, 51(1): 7–9.

[4]Chopra A, Sivaraman K, Narayan AI, et al. Etiology and classification of food impaction around implants and implant–retained prosthesis[J]. Clin Implant Dent Relat Res, 2019, 21(2): 391–397.

[5]Berglundh T, Armitage G, Araujo MG, et al. Peri–implant diseases and conditions: Consensus report of workgroup 4 of the 2017 World Workshop on the Classification of Periodontal and Peri–Implant Diseases and Conditions[J]. J Periodontol, 2018, 89(Suppl 1): S313–S318.

[6]Berglundh T, Jepsen S, Stadlinger B, et al. Peri–implantitis and its prevention[J]. Clin Oral Implants Res, 2019, 30(2): 150–155.

[7]Monje A, Blasi G. Significance of keratinized mucosa/gingiva on peri–implant and adjacent periodontal conditions in erratic maintenance compliers[J]. J Periodontol, 2019, 90(5): 445–453.

[8]Roccuzzo M, Grasso G, Dalmasso P. Keratinized mucosa around implants in partially edentulous posterior mandible: 10–year results of a prospective comparative study[J]. Clin Oral Implants Res, 2016, 27(4): 491–496.

[9]Chiu YW, Lee SY, Lin YC, et al. Significance of the width of keratinized mucosa on peri–implant health[J]. J Chin Med Assoc, 2015, 78(7): 389–394.

[10]Chackartchi T, Romanos GE, Sculean A. Soft tissue–related complications and management around dental implants[J]. Periodontol 2000, 2019, 81(1): 124–138.

[11]Oh SL, Masri RM, Williams DA, et al. Free gingival grafts for implants exhibiting lack of keratinized mucosa: a prospective controlled randomized clinical study[J]. J Clin Periodontol, 2017, 44(2): 195–203.

[12]韩子瑶, 王翠, 胡文杰, 等. 应用游离龈移植术增宽磨牙缺失区域角化组织利于种植治疗的临床观察(附1例3年随访报告)[J]. 中国实用口腔杂志, 2019, 12(3): 130–135.

[13]宿玉成. 口腔种植学[M]. 北京: 人民卫生出版社, 2014: 368–370.

[14]徐涛, 胡文杰, 毕小成, 等. 针对罹患重度牙周病变磨牙实施微创拔牙和位点保存术的初步探索(附1例报告)[J]. 中国实用口腔科杂志, 2018, 11(1): 37–43.

[15]Bassetti RG, Stahli A, Bassetti MA, et al. Soft tissue augmentation procedures at second–stage surgery: a systematic review[J]. Clin Oral Investig, 2016, 20(7): 1369–1387.

[16]Bassetti RG, Stahli A, Bassetti MA, et al. Soft tissue augmentation around osseointegrated and uncovered dental implants: a systematic review[J]. Clin Oral Investig, 2017, 21(1): 53–70.

[17]Lin CY, Chen Z, Pan WL, et al. Impact of timing on soft tissue augmentation during implant treatment: A systematic review and meta–analysis[J]. Clin Oral Implants Res, 2018, 29(5): 508–521.

[18]Berglundh T, Lindhe J, Jonsson K, et al. The topography of the vascular systems in the periodontal and peri–implant tissues in the dog[J]. J Clin Periodontol, 1994, 21(3): 189–193.

[19]Ivanovski S, Lee R. Comparison of peri–implant and periodontal marginal soft tissues in health and disease[J]. Periodontol 2000, 2018, 76(1): 116–130.

[20]李丽曼, 杨刚, 胡文杰. 双侧上下后牙种植修复后应用游离龈移植术改善软组织条件利于健康维护（附1例2年随访报告）[J]. 中国实用口腔科杂志, 2019, 12(10): 594–599.

第8章

种植修复多学科综合治疗

MULTIDISCIPLINARY TREATMENT FOR IMPLANT RESTORATION

扫码关注后
输入TS28
观看刘云松教授
对本章点评视频

PRACTICAL
PERIODONTICS &
IMPLANT DENTISTRY
TREATMENT
STRATEGIES AND
TECHNIQUES

1 正畸压低过长磨牙利于对颌缺失磨牙种植修复（附1例5年诊治随访观察报告）

INTRUSION OF THE OVERERUPTED MOLAR TO IMPROVE THE SPACE FOR IMPLANT
RESTORATION IN MANDIBULAR MOLAR REGIONS（WITH A 5-YEAR FOLLOW-UP CASE
REPORT）

王安琪　王　翠　胡文杰　寻春雷　刘云松

【摘要】

　　随着生活水平及健康意识的提高，人们对缺失牙修复的功能和舒适有了更高的要求。对颌过长牙
直接影响缺失牙的修复空间，此类问题的处理需要多学科综合设计和实施。本文展示了1例过长磨牙
影响对颌牙种植修复的病例治疗过程，包括从病情分析、多学科参与治疗设计、具体实施步骤到修复
后的效果回顾，为多学科综合治疗处理磨牙区缺失牙修复提供经验。

【关键词】

　　磨牙；正畸压低；多学科治疗；种植修复

　　磨牙是人们行使咀嚼功能的主要单位，其长期承担较重𬌗力、位置靠后不易清洁、存在窝沟点隙等结构形态，是牙周、牙体牙髓疾病累及的常见牙位，也是成年人失牙的主要牙位。一旦磨牙缺失，临床上即可能会出现对颌牙过长或邻牙倾斜造成空间不足影响修复的问题，而解决此问题需涉及多种治疗方案的选择与多学科的参与。在解决对颌磨牙过长这一问题上，正畸压低磨牙是当前一种行之有效的方法。

　　本文完整展示了1例针对磨牙过长影响对颌缺失牙种植修复病例的病情分析、多学科参与治疗设计、具体实施步骤和修复后效果的全过程，并分析了面临复杂病情如何拟定个性化的治疗决策和规划简捷的实施流程。

1. 病例资料

　　基本情况：男，50岁。

　　主诉：右下后牙缺失10余年。

　　现病史：10余年前右下后牙因龋缺失，一直以可摘局部义齿修复；平常偶有刷牙出血，漱口可止；自觉轻度口臭，无牙齿松动；曾于外院洁治，未行牙周系统治疗。

　　既往史：多年前曾于外院行冠修复。

　　全身状况：体健，无过敏史。

主诉牙临床检查：46、47缺失，16、17下垂，𬌗龈间隙≤5mm，46、47牙槽嵴颊侧角化组织宽度0～1mm。

全口临床检查：全口口腔卫生良好，菌斑、软垢少量，牙龈轻度红肿，出血指数（BI）1～3，探诊深度（PD）2～5mm，可探及附着丧失，根分叉病变（FI）：Ⅰ～Ⅱ度，未及牙齿松动。前牙深覆𬌗、深覆盖，27冠修复；23、24、26、32、33楔状缺损（图1）。

诊断：46、47缺失；慢性牙周炎（广泛型Ⅲ期B级牙周炎）；错𬌗畸形。

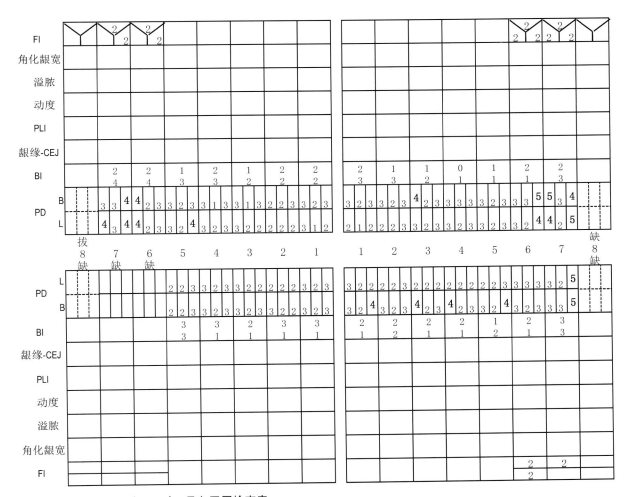

图1　初诊洁治后1周（2014年7月）牙周检查表

B：颊侧；L：舌侧；PD：探诊深度；BI：出血指数；CEJ：釉牙骨质界；PLI：菌斑指数；FI：根分叉病变

2. 围绕主诉牙的病情分析、治疗目标及计划

2.1 控制全口牙周炎症，恢复牙列牙周健康

通过牙周基础治疗控制全口牙周炎症，进行口腔卫生宣教，使患者形成良好的口腔卫生习惯。再评估后，符合正畸及修复治疗标准后进行后续治疗。

2.2 缺失牙修复方案

与修复医生及正畸医生会诊，针对右侧缺失磨牙及过长磨牙的病情分析共识如下：①患者右侧下颌后牙属游离端缺失，如行可摘局部义齿修复，义齿游离端受力易下沉，右侧末端基牙存在承受过大扭力的风险，同时可摘局部义齿尚存在异物感、固位和稳定效果较差等缺点；与之相比，种植修复可以提供更好的功能及舒适效果。②46、47缺失，相应16、17有下垂，46、47种植修复所需的龈𬌗间距不足。③48缺失，18清洁困难。与患者初步沟通，患者同意选择种植修复。

牙周、正畸、修复医生联合制订可供选择的2种治疗方案如下：①18、17拔除后仅46行种植修复。②拔除18后，对16、17行正畸压低或行根管治疗后磨除过长部分，创造46、47种植修复空间。与患者沟通，综合考虑后患者同意第②种修复方案，即拔除18，采用16、17行正畸压低后，实施46、47种植修复。

2.3 改善缺牙区种植治疗的软组织条件

46、47缺牙区牙槽嵴角化组织缺如，存在影响种植成功的风险，拟先行角化龈增宽术，为种植治疗提供良好的软组织条件。待16、17正畸压低后，恢复46、47修复空间，实施种植治疗。

3. 治疗过程及临床效果观察

3.1 牙周基础治疗

行系统牙周检查及全口牙周基础治疗，包括对患者进行口腔卫生宣教、全口洁治及对大于4mm的位点进行刮治和根面平整。外科拔除18。经治疗后，全口牙周组织炎症得到了有效控制，牙周健康状况改善（图2）。

3.2 微种植钉支抗结合局部固定矫治器正畸治疗压低16、17

微种植钉支抗结合局部固定矫治器正畸治疗压低16、17，改善右下磨牙缺牙区的龈𬌗间距：正畸前留取寄存模型和口内临床及影像资料（图3），在16、17之间颊腭侧局麻下（1.7mL盐酸阿替卡因肾上腺素注射液，必兰，法国）分别植入1.6mm×11mm微钛钉。1个月后复查，微钛钉不松动。于16、17颊侧和腭侧面分别粘接正畸颊面管和舌侧扣，应用链状橡皮圈以微钛钉骨性支抗牵引压低16、17。正畸治疗6个月后基本完成16、17压低，被压低牙𬌗平面与牙列平齐，此时牙周情况与正畸治疗前类似（图4）。颊侧正畸弓丝保持。

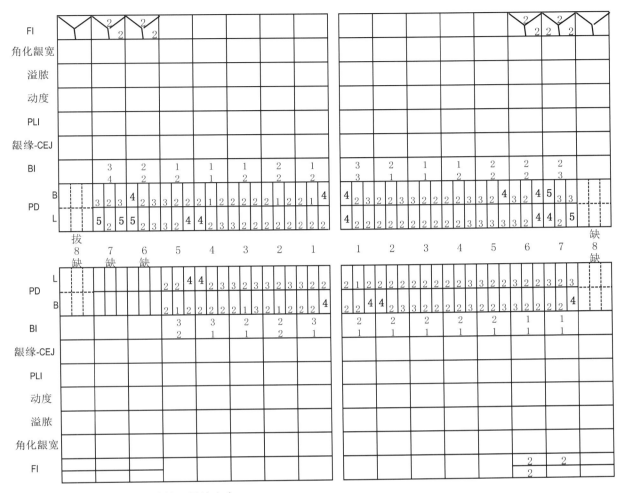

图2　基础治疗后、正畸治疗前牙周检查表

上颌（按牙位：拔8缺、7缺、6缺、5、4、3、2、1 ‖ 1、2、3、4、5、6、7、8缺）

项目	7	6	5	4	3	2	1 ‖ 1	2	3	4	5	6	7
FI	2/2	2/2					‖					2/2	2/2
BI	3/4	2/2	1/2	1/1	1/2	2/2	1/2 ‖ 3/3	2/1	1/1	1/2	2/2	2/2	2/3
PD-B	3 2 3	4 2 3	3 2 2	2 1 2	2 2 2	2 2 1	2 2 1 … 4 ‖ 4 2 3	2 2 3	3 2 2	2 2 3	3 2 4	3 2 4	5 3 3
PD-L	5 2	5 5	2 3	3 3	2 2	4 4	2 3 … ‖ 4 2	2 2	2 2	2 3	3 3	4 4	2 5

下颌（按牙位：拔8缺、7缺、6缺、5、4、3、2、1 ‖ 1、2、3、4、5、6、7、8缺）

项目	5	4	3	2	1 ‖ 1	2	3	4	5	6	7
PD-L	2 2 4	4 2 3	3 2 3	3 2 3	3 2 2 ‖ 2 1 2	2 2 2	2 2 2	2 2 3	3 2 3	2 3 2	2 3 2
PD-B	2 1 2	2 2 2	2 1 2	3 2 1	2 2 2 … 4 ‖ 2 2	4 4 2	3 2 2	2 1 3	2 1 2	2 2 2	2 4
BI	3/2	3/1	2/1	2/2	3/1 ‖ 2/1	2/1	2/1	2/1	2/1	1/1	1/1
FI					‖					2/2	2/2

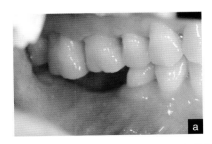 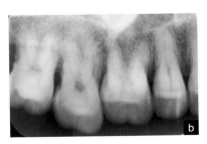 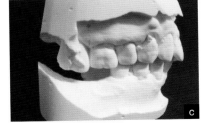

图3　16、17口内临床照片、根尖片与正畸治疗前寄存模型

a 口内侧面咬合像；b 正畸前16、17根尖片；c 正畸前模型，16过长1mm，17过长3mm

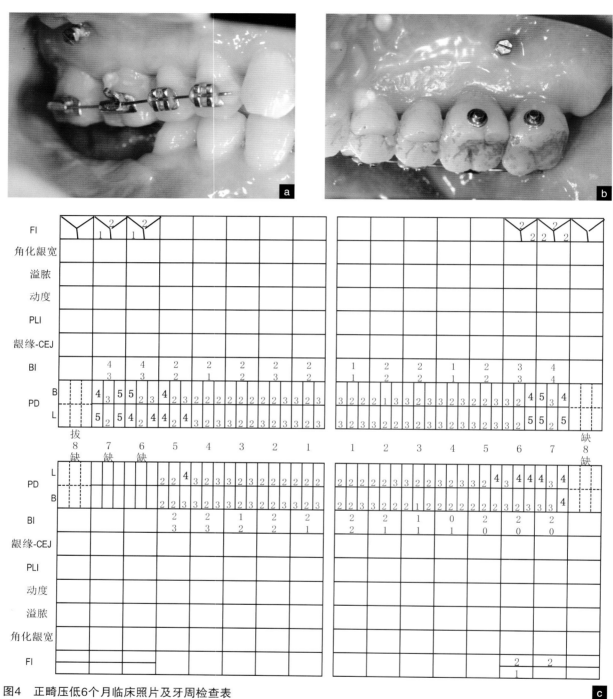

图4 正畸压低6个月临床照片及牙周检查表
a 口内侧面咬合像；b 口内腭侧像；c 正畸压低6个月牙周检查表

3.3　缺牙区种植治疗相关软组织手术（图5）

牙周基础治疗后即45、46、47行游离龈移植术，移植上腭游离龈于缺牙区牙槽嵴颊侧角化组织缺失区域，结合根向复位瓣技术，加宽角化组织，为种植区域提供更好的软组织条件。具体流程如下：

（1）常规消毒铺巾，45-47局麻下（1.7mL盐酸阿替卡因肾上腺素注射液，必兰，法国），自45颊侧近中轴角行纵切口，并沿膜龈联合行水平切口至47远中；翻半厚瓣+全厚瓣。

（2）14-17局麻，自14近中至17远中距龈缘下约3mm处取游离龈，大小约25mm×7mm。

（3）将游离龈置于45-47创面，采用5-0可吸收缝线缝合。

（4）压迫止血，冰袋冷敷，上颌戴软殆垫。

（5）术后医嘱：术后7天口服阿莫西林胶囊（0.5g，3次/天），青霉素过敏者口服罗红霉素（0.3g）、布洛芬缓释胶囊（0.3g，2次/天，必要时），0.12%复方氯己定溶液（10mL，2次/天）3~4周。术后2周拆线。

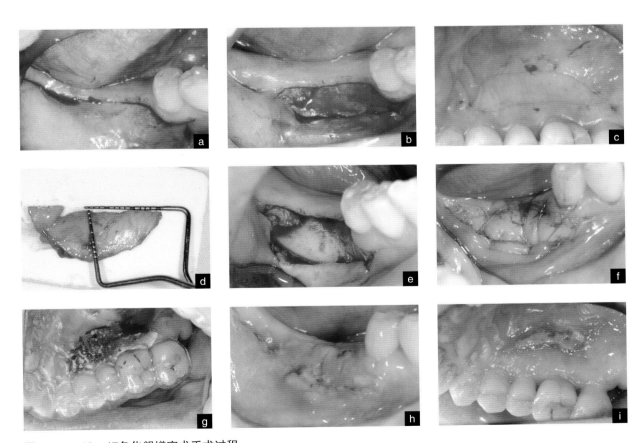

图5　45、46、47角化龈增宽术手术过程
a 移植区切口；b 翻半厚瓣+全厚瓣；c 供区切口；d 游离龈；e 移植游离龈于牙槽嵴颊侧；f 严密缝合；g 上颌戴软殆垫；h 2周拆线时受植区；i 2周拆线时供区

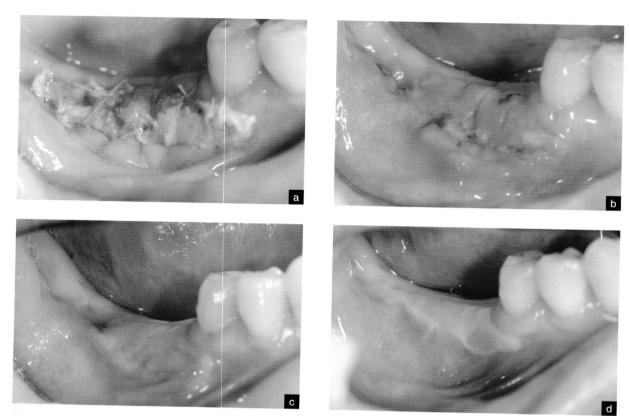

图6 游离龈移植术后1～3周及10个月复查临床照片，软组织逐步正常愈合
a 术后1周；b 术后2周；c 术后3周；d 术后10个月

3.4 游离龈移植术后受瓣区愈合过程的观察

游离龈移植术后1～3周及10个月复查，记录创口封闭及愈合情况。随访期间术区软组织无明显肿胀，未见感染，软组织逐步正常愈合（图6）。

3.5 种植治疗过程（图7～图10）

3.5.1 种植一期手术

由一名经验丰富的牙周专科医生完成种植手术。具体过程如下：

（1）术前检查：全口口腔卫生状况良好。16、17缺失，牙槽骨中度吸收，近远中隙无异常，咬合间隙无异常；CBCT显示，16骨宽度8.5mm，骨高度13.5mm；17骨宽度7.8mm，骨高度10mm。

（2）常规消毒铺巾，45-48局麻（1.7mL盐酸阿替卡因肾上腺素注射液，必兰，法国）显效后沿46、47牙槽嵴水平切开，45远中行沟内切口，47远中行"人"字形切口，翻开双侧全厚瓣。

（3）46球钻定点，扩孔钻扩孔，直径2.2～4.2mm，逐级备洞，深度10mm，约为

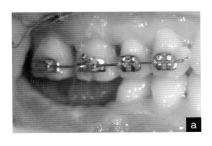
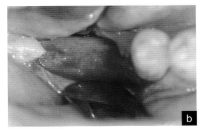
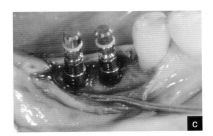
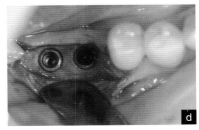
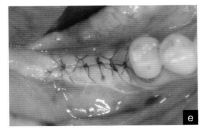
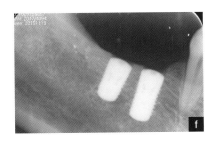

图7　46、47种植一期手术过程

a 种植术前咬合像；b 切口及翻瓣；c 植入的种植体与连接杆；d 植入种植体，位于嵴顶下0.5～1mm，初期稳定性良好；e 龈瓣原位复位，严密缝合；f 术后即刻平行投照根尖片显示，种植体位置良好

Ⅲ类骨质，颈部成形后，46植入Straumann BL 4.8mm×8.0mm RC种植体（Straumann公司，瑞士），低于骨嵴0.5～1mm，扭矩约为10N·cm，置愈合螺丝。47球钻定点，扩孔钻扩孔，直径2.2～4.2mm，逐级备洞，深度8mm，约为Ⅲ类骨质，颈部成形后，47植入Straumann BL 4.8mm×8.0mm RC种植体（Straumann公司，瑞士），低于骨嵴0.5～1mm，扭矩约为10N·cm，置愈合螺丝。

（4）修整并复位颊侧软组织瓣，4-0不可吸收线间断+改良褥式严密缝合。

（5）术后根尖片显示：种植体位置可。

3.5.2　种植二期手术

5个月后行种植二期手术。随后2个月行永久修复，建立良好𬌗关系。

种植二期手术过程：常规消毒铺巾，46、47局麻（1.7mL盐酸阿替卡因肾上腺素注射液，必

兰，法国）显效后沿牙槽嵴切开，翻瓣显露种植体，见骨愈合良好，46换直径6mm、高度6mm愈合基台，47换直径4.5mm、高度6mm愈合基台，4-0不可吸收线间断严密缝合，冲洗，压迫止血。

其后正畸科拆除右上后牙局部矫治器及种植钉，清洁、抛光牙面。正畸压低耗时6个月，保持时长8个月直至完成46、47种植修复建立咬合关系。

3.6　46、47永久修复后3年复查（图11）

患者无不适。口腔卫生状况一般，牙龈有轻度红肿，BI为1～3，PD为2～5mm，FI：Ⅱ度，未及天然牙及种植牙松动。46、47牙冠固位良好，颊侧角化龈3～7mm。16、17𬌗面与牙列平齐、稳定。

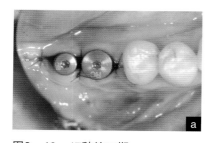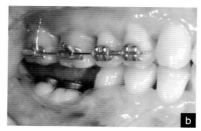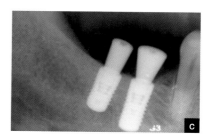

图8　46、47种植二期

a 种植术后殆面像；b 二期手术置换6mm×6mm、4.5mm×6mm愈合基台；c 术后即刻平行投照根尖片

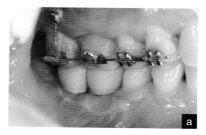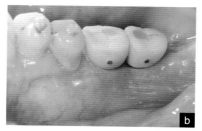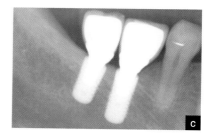

图9　46、47种植修复

a 戴冠即刻咬合像；b 戴冠即刻舌侧像；c 戴冠即刻平行投照根尖片

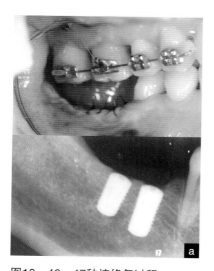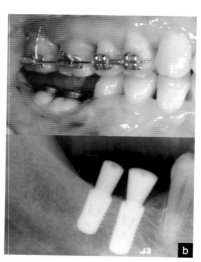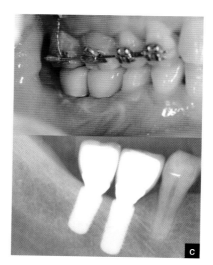

图10　46、47种植修复过程

a 16、17正畸压低后保持过程中实施46、47一期种植手术；b 46、47种植二期；c 16、17保持直至46、47修复完成建立咬合关系

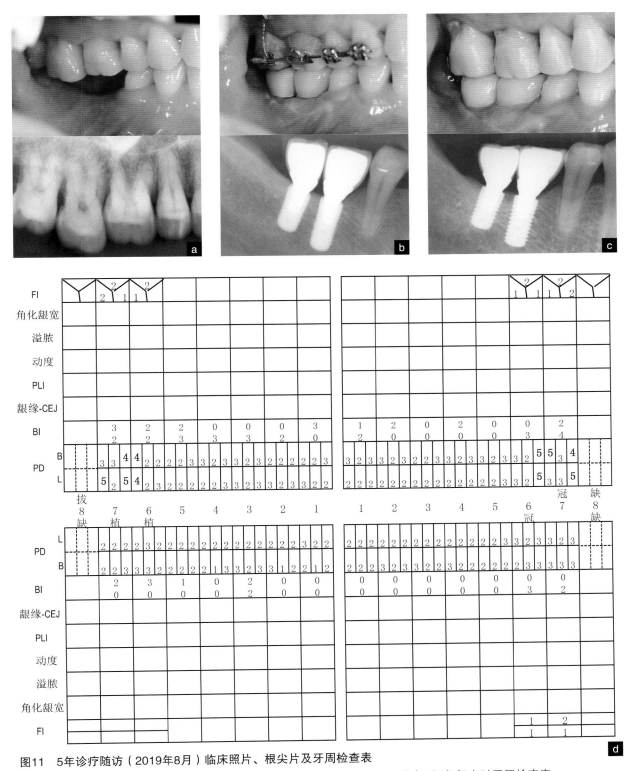

图11　5年诊疗随访（2019年8月）临床照片、根尖片及牙周检查表

a～c 分别为初诊、种植修复即刻、修复后3年复查临床照片及根尖片；d 修复后3年复查时牙周检查表

4. 讨论与分析

4.1 对颌牙过长影响修复空间时的治疗方案选择

近年来种植治疗广泛应用于缺失牙的修复治疗，然而为实现良好的种植修复效果，需在治疗实施过程中满足一系列的条件，如种植区域软硬组织条件、良好的颌位关系及修复空间。其中，对颌牙过长影响缺失牙的修复空间是种植修复时常遇到的一类棘手问题。为解决这一问题，临床上存在多种可供选择的治疗方法，如通过磨除部分牙体组织后进行冠修复的修复学方法、截除患牙牙根下方部分牙槽骨的正颌外科方法以及压低过长牙的正畸治疗方法。对于移动范围较大或牙周、牙体情况差者，只能考虑将其拔除，再根据患者的需求及修复原则来进行缺失牙的修复。

本病例中，46、47长期缺失导致的对颌牙过长问题是临床修复设计中面临的难点，其治疗方案的选择同样需要多方面考虑。若采用简单拔除17、不再进行47修复的方法，同时对16采用调磨的方式解决过长问题，患者会损失部分右侧的咬合功能。但根据短牙弓修复的理念，仅恢复16、46的咬合关系同样可以建立起右侧磨牙的大部分咀嚼功能。若保留过长的17，则需通过根管治疗后磨低或正畸压低的方法来创造对颌缺失牙的修复空间。前者需要牺牲大量牙体组织并增加根尖周疾患发生的风险，而正畸压低的方法可以不损害牙体组织，但存在治疗费用较高、治疗周期延长的问题。由此可见，为获得种植治疗的良好效果，既要充分考虑缺失牙及相关修复需要的生理解剖条件，又要综合分析治疗过程实施的时间和

经济成本。同时，患者本人的意愿也是影响治疗决策的重要因素。通过综合考虑，患者最终选择了正畸压低16、17后，种植修复46、47的方法。

4.2 压低过长磨牙的正畸考虑

通过正畸治疗有效地压低过长磨牙，支抗的选择考虑是关键的内容。患者前牙排列基本整齐，覆𬌗覆盖良好，没有正畸治疗的需求，同时患者考虑美观的问题，也不愿接受全牙列的固定矫治器。因此设计局部的片段弓矫治器结合微螺钉骨性支抗，能够有效地压低磨牙，又解决了患者对于治疗过程美观的需求和缩短疗程的愿望。

4.3 牙周炎患者正畸压低治疗的牙周监管维护

罹患牙周炎患者正畸治疗的前、中、后各个时期，都应充分监控并维护牙周组织的健康情况。首先，正畸治疗安全实施的前提是牙周炎症控制及维护复查。Ericsson等发现，口腔卫生不佳时，对牙齿进行直立或压低治疗可能导致菌斑深入，进而造成牙周组织破坏。因此，在进行正畸压低治疗之前，良好的口腔卫生宣教及机械去除菌斑、牙石等致病因素是必要的过程。除此之外，正畸过程中正畸装置的存在会对局部口腔清洁造成干扰，此时更需要加强患者本人的口腔卫生维护以及比较频繁的牙周维护治疗。正畸治疗后的牙周组织变化也是一个值得关注的问题。已有研究表明，磨牙压低过程中会发生牙槽骨吸收，但相对骨高度可增加，结合本病例治疗前后曲面体层片中被压低牙的相关硬组织数据，发现了16、17不同程度的骨内根长度增加（分别为0.8%、4.7%），即发生了相对牙槽骨高度增

加。此前Murakami等通过动物实验发现，正畸压低牙齿时，牙龈纤维的牵拉作用使得牙槽嵴骨吸收，在压低距离到达一定程度后，随着牙龈纤维与牙齿分离，牙槽嵴不再进一步吸收，此时会发生牙槽骨相对高度的增加。本病例中出现的相对骨高度增加现象可能也有类似机制，但目前尚无临床压低磨牙的相关研究数据支持。此外，本病例中观察到了轻度的牙根吸收，未发现根分叉病变加重，软组织指标如探诊深度、出血指数稍有增加。

4.4　创造对种植修复有利的软组织条件

值得指出的是，在本病例整个治疗方案实施的过程中，牙周治疗不仅局限于基础治疗及口腔卫生维护，还运用了牙周膜龈手术为种植修复创造更加有利的软组织条件。研究表明，种植体周围稳定的附着龈有利于种植体骨结合的形成，当种植体周围角化组织宽度不足2mm时建议进行软组织增量从而增加角化组织宽度。本病例中，初诊时患者缺牙区颊侧附着龈宽度仅为0～1mm，存在种植术后角化组织不足的风险。通过早期行游离龈移植术，有效增加缺牙区角化组织宽度至5～6mm，同时根向复位瓣的手术方式使术后前庭沟加深，减少了肌肉对种植体周围软组织的牵拉作用，有利于长期局部口腔卫生的维护。

综上所述，满意的种植修复效果不但需要种植手术区域良好的软硬组织条件，而且需要利于修复体设计的空间及对颌牙符合生理要求的位置关系，正畸压低过长磨牙以创造对颌缺失牙的修复空间是一种有效可行的治疗方法。结合完善的牙周基础治疗并配合正畸期间的牙周维护治疗，对伴有轻度根分叉病变的过长磨牙也可以进行正畸压低而不会导致更为严重的牙周破坏。本文通过一例过长磨牙影响缺失对颌牙种植修复病例的病情分析、多学科参与治疗设计、具体实施步骤和修复后效果的全过程，展示并分析了面临复杂病情如何拟定个性化的治疗决策，探讨了正畸压低过长磨牙对牙周组织的影响。

基金资助：国家自然科学基金（61876005）、北京大学临床科学家计划专项（BMU2019LCKXJ010）。

特别说明：本病例主体内容与治疗过程图片均引自中国实用口腔科杂志, 2019, 12(3): 136–140。

专家点评

北京大学口腔医学院·口腔医院修复科刘云松教授:

本病例充分体现出了牙周医生对于正畸和修复学科的关注。磨牙缺失后对颌牙过长是很常见的临床问题,会造成修复空间不足;如果是颊向或舌向的倾斜过长,还可能造成覆盖关系的改变。很多医生会选择调磨对颌牙这种相对简单的方法进行处理,但是对于过长严重的对颌牙,过度的调磨会导致牙齿敏感、咬合面形态丧失等新的问题,而且只依靠调磨也无法解决倾斜过长导致的咬合问题,这些因素都会直接影响最终的修复效果。在临床工作中,我们经常听到医生在介绍病例治疗方案时说"患者不接受正畸治疗",其实很多时候,医生对正畸的认识还停留在传统正畸阶段,现在有了微种植钉支抗,正畸在处理压低磨牙等问题时已经有了更好的治疗手段,疗效也更加确定。

本文针对对颌牙过长的治疗方案选择进行了充分的讨论,从牙周、正畸和修复的角度全面考虑,并且对于正畸压低的操作细节和注意事项也做了的介绍。从胡文杰教授团队临床实践思考,可以为这一类病例的治疗设计和临床操作提供重要的指导。

参考文献

[1]Kravitz ND, Kusnoto B, Tsay TP, et al. The use of temporary anchorage devices for molar intrusion[J]. Journal of the American Dental Association, 2007, 138(1): 56–64.

[2]Love WD, Adams RL. Tooth movement into edentulous areas[J]. The Journal of Prosthetic Dentistry, 1971, 25(3): 271–278.

[3]Craddock HL. Occlusal changes following posterior tooth loss in adults. Part 3. A study of clinical parameters associated with the presence of occlusal interferences following posterior tooth loss[J]. Journal of Prosthodontics Official Journal of the American College of Prosthodontists, 2007, 17(1): 25–30.

[4]Craddock HL, Youngson CC, Manogue M, et al. Occlusal changes following posterior tooth loss in adults. Part 2. Clinical parameters associated with movement of teeth adjacent to the site of posterior tooth loss[J]. Journal of Prosthodontics, 2007, 16(6): 495–501.

[5]Craddock HL, Youngson CC, Manogue M, et al. Occlusal changes following posterior tooth loss in adults. Part 1: a study of clinical parameters associated with the extent and type of supraeruption in unopposed posterior teeth[J]. Journal of Prosthodontics, 2007, 16(6): 485–494.

[6]Schoeman R, Subramanian L. The use of orthognathic surgery to facilitate implant placement: a case report[J]. International Journal of Oral & Maxillofacial Implants, 1996, 11(5): 682.

[7]Hakami Z. Molar intrusion techniques in orthodontics: A review[J]. Journal of International Oral Health, 2016, 8(2): 302–306.

[8]戴婧, 程祥荣, 李智勇. 短牙弓对口腔功能的影响[J]. 国际口腔医学杂志, 2009, 36(6): 738–740.

[9]Richardson A. Effect of orthodontic tilting on periodontal tissues[J]. Journal of Dentistry, 1978, 6(4): 360.

[10]张波, 胡文杰. 牙周病患者的正畸治疗[J]. 中国实用口腔科杂志, 2017, 10(7): 385–389.

[11]Bayani S, Heravi F, Radvar M, et al. Periodontal changes following molar intrusion with miniscrews[J]. Dental research journal, 2015, 12(4): 379–385.

[12]Murakami T, Yokota S, Takahama Y. Periodontal changes after experimentally induced intrusion of the upper incisors in Macaca fuscata monkeys[J]. American journal of orthodontics and dentofacial orthopedics : official publication of the American Association of Orthodontists, its constituent societies, and the American Board of Orthodontics, 1989, 95(2): 115.

[13]Schroeder A, Zypen EVD, Stich H, et al. The reactions of bone, connective tissue, and epithelium to endosteal implants with titanium–sprayed surfaces[J]. J Maxillofac Surg, 1981, 9(1): 15–25.

[14]胡文杰. 牙周治疗技术和口腔临床美学[J]. 中国实用口腔科杂志, 2009, 2(4): 207–211.

[15]王安琪, 王翠, 胡文杰, 等. 正畸压低过长磨牙利于对缺失磨牙种植修复的临床观察（附1例2.5年随访报告）[J]. 中国实用口腔科杂志, 2019, 12(3): 136–140.

PRACTICAL
PERIODONTICS &
IMPLANT DENTISTRY
TREATMENT
STRATEGIES AND
TECHNIQUES

2 多学科联合治疗重度牙周炎导致前牙连续缺失（附1例7年诊治随访观察报告）

MULTIDISCIPLINARY TREATMENT OF CONSECUTIVE MISSING MAXILLARY ANTERIOR TEETH WITH SEVERE PERIODONTITIS（WITH A 7-YEAR FOLLOW-UP CASE REPORT）

张 波 甄 敏 杨 刚 胡文杰 刘云松 寻春雷

【摘要】

随着生活水平及口腔治疗技术的提高，上前牙美学区种植修复成为越来越多患者的选择。因重度牙周炎伴有错𬌗畸形进而导致前牙美学区连续失牙是临床上十分棘手的难题，若同时存在缺牙区软硬组织缺损，采用种植修复将面临巨大挑战，要解决此类问题往往需要多学科联合治疗。本文展示了1例重度牙周炎患者的诊治全过程，包括病情分析、多学科参与治疗设计、具体实施步骤和修复后效果等，为临床解决因重度牙周炎导致上前牙美学区连续失牙的种植修复问题提供了经验。

【关键词】

前牙美学；多学科治疗；种植修复；正畸治疗

因重度牙周炎伴有错𬌗畸形导致的前牙美学区连续失牙是临床上十分棘手的难题，若同时存在缺牙区软硬组织缺损，采用种植修复将面临巨大挑战。因为种植治疗设计不但需要考虑种植修复三维空间及种植治疗赖以成功的骨量基础，还需要创造利于种植体健康维护的软组织条件，尽最大努力降低美学风险。毫无疑问，此类问题的处理需要多学科合作，在对缺牙区和美学问题的全面分析基础之上，遵循控制炎症、恢复功能、改善美观的基本原则下进行联合攻关。

引导骨再生术（guided bone regeneration，GBR）是指利用生物膜作为屏障，将软组织与缺损部位的骨组织隔开，阻止上皮细胞及结缔组织来源的成纤维细胞长入缺损区，保证生长较慢的骨细胞增生并充满膜下方的骨缺损间隙，最终达到组织再生、定向修复的目的。游离龈移植术（free gingival graft，FGG）指将患者口内健康的带有角化上皮的游离龈组织移植到附着龈过窄的区域，从而达到附着龈加宽、前庭沟加深的目的。本文展示并分析1例重度牙周炎患者积极控制牙周炎症、种植术前接受正畸治疗、种植同期行引导骨再生技术，结合后期游离龈移植术，随后实现上前牙美学连续缺失种植修复的病例，为临床解决因重度牙周炎导致上前牙美学区连续失牙的种植修复问题提供经验。

1. 病例资料

基本情况：男，51岁。

主诉：上前牙牙齿松动2个月余。

现病史：2个月余前，上前牙出现牙齿松动，影响咀嚼功能及美观；平日偶有刷牙出血、漱口可止；曾于外院接受洁治，未曾接受牙周系统治疗，每天刷牙2次，每次2分钟，横竖交替；否认烟酒嗜好。

既往史：无特殊。

全身状况：体健，无过敏史。

主诉牙临床检查：低位笑线。21缺失。11、12松动Ⅱ度，探诊深度3~5mm，牙龈退缩3mm，龈缘形态欠佳。

主诉牙影像学检查：根尖片示11、12牙槽骨水平型吸收占根长的4/5。

全口临床检查：全口口腔卫生状况差，菌斑指数2~3，牙石（++~+++）；牙龈色暗红、龈乳头水肿、质地松软，出血指数2~4。全口探诊深度4~7mm，存在附着丧失，磨牙根分叉病变Ⅰ~Ⅱ度；上下前牙拥挤扭转，12、42反𬌗，13、43对刃；11、12存在前伸𬌗干扰；双侧第一磨牙基本中性关系；13、15、24、25、26颈部可见楔状缺损；18、28、38、48正位萌出（图1和图2）。

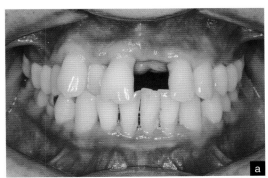
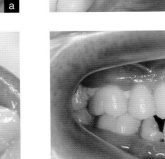
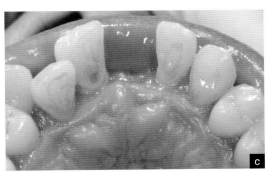

图1 初诊时（2013年6月）前牙临床照片
a 正面咬合像；b 上前牙𬌗面像；c 上前牙腭侧像；d 侧面像

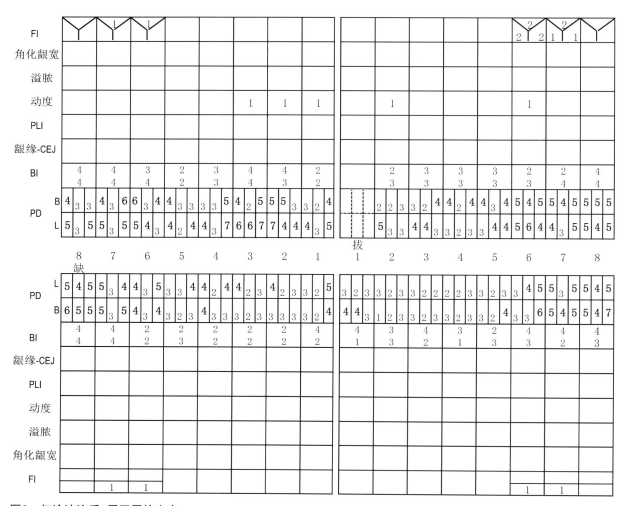

图2　初诊洁治后1周牙周检查表

B：颊侧；L：舌侧；PD：探诊深度；BI：出血指数；CEJ：釉牙骨质界；PLI：菌斑指数；FI：根分叉病变

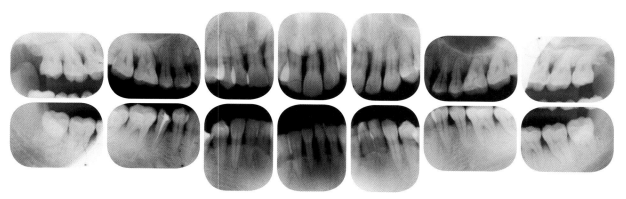

图3　初诊前6个月拍摄的全口根尖片

全口影像学检查：全口根尖片示32、42双侧牙槽骨水平型吸收占根长的2/3；余牙牙槽骨吸收普遍占根长的1/3～1/2（图3）。

诊断：慢性牙周炎（广泛型Ⅲ期C级牙周炎）；上颌牙列缺损；错𬌗畸形；13、15、24、25、26楔状缺损。

2. 围绕主诉牙区域的病情分析、治疗目标及计划

2.1　控制牙周炎症

改善患者口腔卫生习惯（包括示教Bass刷牙法等），全口牙周基础治疗（洁治、刮治及根面平整），为后续治疗提供有利条件。11、12扭转移位，与对颌牙咬合关系不佳且牙槽骨吸收严重，为保留无望的患牙，拟予以拔除。

2.2　正畸治疗方案

前牙拥挤扭转，覆𬌗覆盖关系不佳，考虑正畸治疗改善上下前牙咬合关系，以利于前牙种植修复的美学效果和全牙列牙周健康，恢复功能及美观。在正畸、修复和牙周科医生联合会诊后，考虑到正畸矫正13扭转后导致缺牙区近远中间隙减小，不利于后期修复，因而仅行下颌牙列正畸治疗，侧重内收压低下前牙，改善未来覆𬌗覆盖关系。

2.3　种植修复方案

患者因重度牙周炎失牙，唇侧出现明显的软硬组织缺损，现有活动义齿固位欠佳，美观性及舒适性差。结合患者就诊目的，考虑恢复健康、重建功能及改善美观，拟拔除11、12后于12-21缺牙区行12、21种植后冠桥修复。

3. 治疗过程及临床效果观察

3.1　牙周治疗（图4和图5）

进行牙周基础治疗（口腔卫生宣教、洁治、刮治、根面平整及拔除11、12）来控制牙周炎症，为后续治疗提供良好的口腔环境。

3.2　正畸治疗（图6）

下颌牙齿接受正畸治疗，采用直丝弓矫治技术并使用轻力内收压低下前牙，改善覆𬌗覆盖关系和上下前牙前突等不良关系，为上颌种植修复提供良好条件。期间每3个月进行一次牙周维护。

3.3　种植治疗同期进行GBR（图7和图8）

（1）正畸治疗后9个月，前牙咬合关系得到一定程度改善。

（2）种植术前拍摄锥形束CT（cone-beam computed tomography，CBCT）（图7），据术前测量分析后，拟于12位点植入Straumann BL 3.3mm×12mm RC种植体（Straumann公司，瑞士），21位点植入Straumann BL 4.1mm×10mm RC种植体（Straumann公司，瑞士），同期进行GBR用于唇侧硬组织增量。

（3）制取研究模型，按照以修复为导向制作种植手术定位导板。

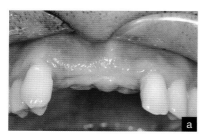
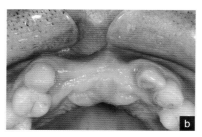
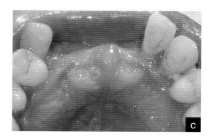

图4 牙周基础治疗后（包括拔除11、12等患牙）上颌前牙缺牙区临床照片
a 正面像；b 𬌗面像；c 腭侧像

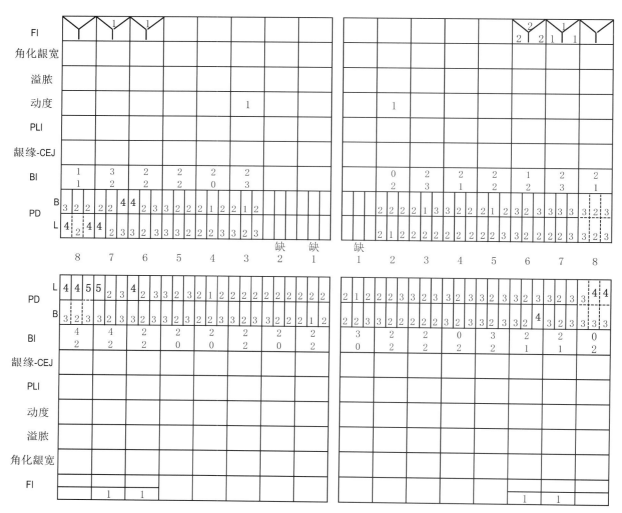

图5 牙周基础治疗后牙周炎症得到控制，实施正畸治疗前牙周检查表

	8	7	6	5	4	3	缺2	缺1	缺1	2	3	4	5	6	7	8
FI		1	1											2/2	2/1	1/1
角化龈宽																
溢脓																
动度					1					1						
PLI																
龈缘-CEJ																
BI	1/1	3/2	2/2	2/2	2/0	2/3				0/2	2/3	2/1	2/2	1/2	2/3	2/1
PD B	3 2 2	2 2 4	4 2 3	3 2 2	2 1 2	2 2 1 2				2 2 2	2 1 3	3 2 2	2 1 2	3 2 3	3 3 3	3 2 3
PD L	4 2	4 4 2	3 3 3	2 3 3	3 3 2	3 3 2 3				2 1 2	2 2 3	2 3 2	3 2 3	2 2 3	3 2 2	3 3 2 3

	8	7	6	5	4	3	缺2	缺1	缺1	2	3	4	5	6	7	8
PD L	4 4 5	5 2 3	4 2 3	3 2 3	2 1 2	2 2 2				2 1 2	2 3 2	3 2 3	2 3 3	3 3 3	3 2 3	3 4 4
PD B	3 2 2 3	2 2 2	3 3 2	2 2 2	2 2 2	2 1 2				2 2 2	2 3 2	3 2 3	3 2 3	4 2 3	3 2 3	3 3 3
BI	4/2	4/2	2/2	2/0	2/0	2/0				3/0	2/2	0/2	3/2	2/1	2/1	0/2
龈缘-CEJ																
PLI																
动度																
溢脓																
角化龈宽																
FI		1	1												1	1

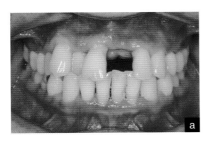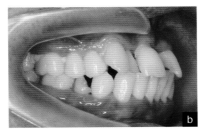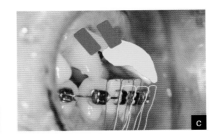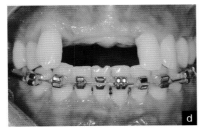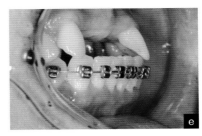

图6　正畸治疗前后前牙临床照片

a、b 正畸治疗前前牙正、侧面临床照片；c 正畸治疗过程示意图；d、e 正畸治疗后前牙正、侧面临床照片

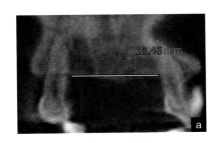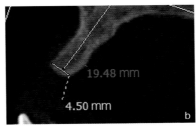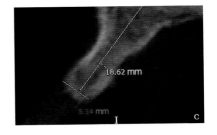

图7　种植术前CBCT影像

a 嵴顶水平近远中距18.46mm；b 12缺牙区种植体拟植入处骨宽度及高度分别为4.50mm、19.48mm；c 21缺牙区种植体拟植入处骨宽度及高度分别为5.14mm、18.62mm

（4）上前牙缺牙区局麻下（1.7mL盐酸阿替卡因肾上腺素注射液，必兰，法国）嵴顶行水平切口，分别以沟内切口延伸至13和22的唇腭侧远中轴角，并于13和22的唇侧远中轴角处做纵切口，翻开唇腭双侧全厚瓣，可见唇侧骨板塌陷。

（5）在以修复为导向的手术导板指引下，定点后逐级备洞，收集自体骨，12植入Straumann BL 3.3mm×12mm种植体（Straumann公司，瑞士），21植入Straumann BL 4.1mm×10mm种植体（Straumann公司，瑞士），12种植体腭侧及远中分别外露2mm、1mm，21种植体唇侧外露3mm，接入愈合螺丝。

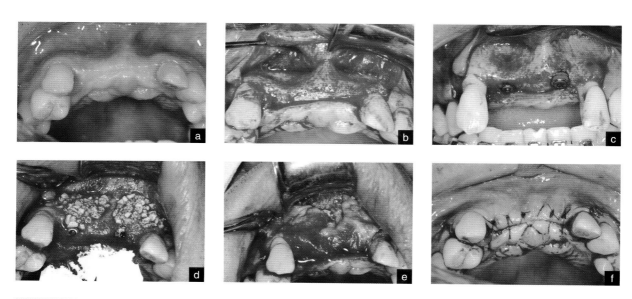

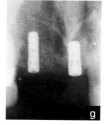

图8 种植同期行GBR过程

a 种植术前殆面像；b 缺牙区嵴顶行水平切口，13和22唇侧远中轴角处行纵切口，翻全厚瓣，唇侧骨面塌陷；c 12、21种植体植入；d、e 植入大量Bio-Oss®骨粉，表面覆盖Bio-Gide®膜；f 瓣冠向复位，严密缝合；g 种植术后即刻根尖片

（6）在12、11、21唇侧骨缺损区种植体近远中及唇侧骨面上以小球钻密集打孔，深度约0.5mm，形成血供来源，将备洞过程中收集的自体骨与Bio-Oss®骨粉（0.5g，直径0.25～1.0mm小颗粒，Geistlich公司，瑞士）混合，覆盖在暴露的种植体表面及唇侧骨面凹陷处，厚达3～4mm，表面覆盖Bio-Gide®膜（25mm×25mm，Geistlich公司，瑞士），龈瓣松弛减张，冠向复位，4-0不可吸收线严密缝合，双侧纵切口采用可吸收线间断缝合，减少缝线刺激。种植术后即刻拍摄根尖片。

（7）术后护理：术区用冰袋冷敷，嘱患者

口服阿莫西林胶囊（0.5g，3次/天）5～7天，布洛芬缓释胶囊（0.3g，2次/d，必要时），0.12%复方氯己定溶液含漱（10mL，2次/天）2周。术后2周拆线。

3.4 游离龈移植术（FGG）（图9）

（1）种植术后7个月复查，临床检查显示前庭沟深度不足、附着龈宽度较窄、唇侧轮廓欠丰满、系带附丽位置低。为了便于患者自洁及维持种植体的长期稳定，实施13-23游离龈移植术来增宽附着龈、加深前庭沟并一定程度恢复牙槽嵴轮廓。

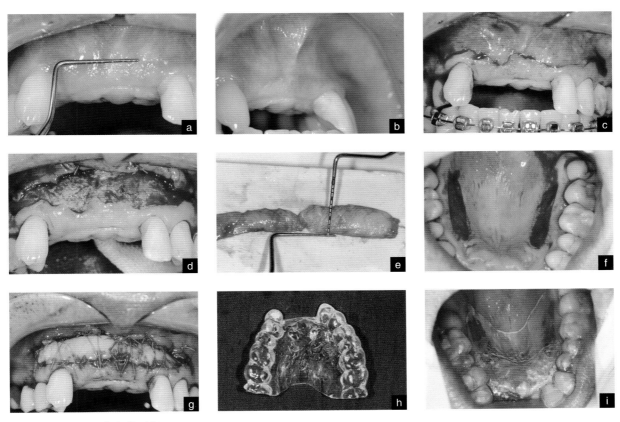

图9　游离龈移植术实施过程

a、b 术前附着龈不足，系带附丽过低；c 切口；d 缺牙区唇侧膜龈联合处水平切口，沿切口向根方做半厚瓣，与根方骨膜固定；e 获取的游离龈瓣；f 供瓣区取瓣后；g 游离龈瓣贴合于受瓣区；h、i 术后上腭供瓣区保护垫

（2）采用牙周显微手术器械，于13-23唇侧膜龈联合处做水平切口，沿切口向根方潜行分离、做半厚瓣，并将牙槽黏膜推向根方，形成受瓣区。

（3）自14-17、24-27腭侧距龈缘根方2～3mm处，沿牙列方向水平切口近远中向延伸，分别移取长20mm、宽8～10mm、厚1.0～1.5mm的游离龈瓣。龈瓣经简单修剪处理后，移植于受瓣区，5-0可吸收线将游离龈片缝合固位于13-23唇侧嵴顶切口及前庭沟底部的骨膜，外加"十"字缝合使瓣贴合于受瓣区。供区

创面采用腭护垫加以保护，利于创面愈合。

3.5　种植二期及软组织修整（图10）

种植术后10个月行二期手术，取下愈合螺丝，更换愈合基台，采用翻卷瓣技术进一步增加唇侧软组织厚度。

自种植位点嵴顶偏腭侧处做梯形切口，翻全厚瓣，将嵴顶处相应的软组织去上皮处理后，向唇侧龈瓣组织面反卷折叠，并于其根方缝合固位，将翻卷而增厚的唇侧龈瓣原位复位、缝合。同时对游离龈瓣的色泽和厚度进行再处理，组织剪结

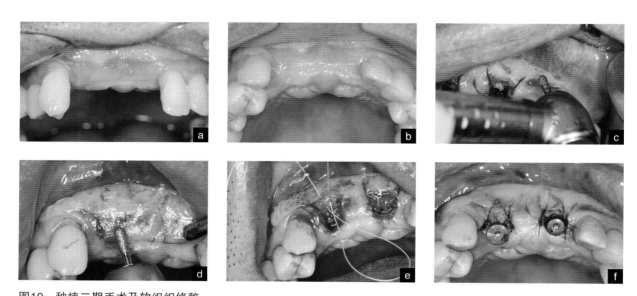

图10 种植二期手术及软组织修整

a、b 术区正面像及船面像，牙槽嵴宽度增加，唇侧牙槽突较饱满，无明显凹陷；c 涡轮钻修整牙龈外形；d 嵴顶处软组织去上皮处理；e 去上皮的软组织翻卷瓣技术；f 接入愈合基台

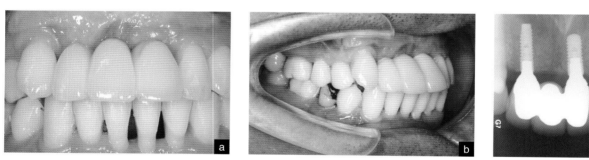

图11 永久修复后即刻前牙临床照片及根尖片

a 前牙正面像；b 前牙侧面像；c 上前牙根尖片

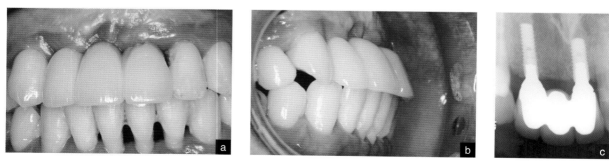

图12 修复后52个月（2020年8月）前牙临床照片及根尖片

a 前牙正面像；b 前牙侧面像；c 上前牙根尖片

合涡轮金刚砂钻修整牙龈外形。

3.6　上部结构修复（图11）

种植二期术后6个月完成永久修复。永久修复体邻面采取长接触区，避免美学区"黑三角"的同时进一步增加唇侧丰满度，从而改善美学效果。至此患者完成上颌前牙永久修复，术后软硬组织增量明显，并与邻牙基本协调，恢复了较好的功能和美观；种植体周围牙龈色粉质韧，软组织增量一定程度改善了牙龈外形，龈缘高度与邻牙基本协调，近远中龈乳头稍欠充满，唇侧牙槽骨凸度恢复良好。根尖片显示种植体骨结合未见异常。

3.7　效果追踪

修复后3年每6个月牙周定期复查，后中断维护2年。修复后52个月复查，12–21龈缘位置稳定，根尖片显示种植体周围未见牙槽骨吸收影

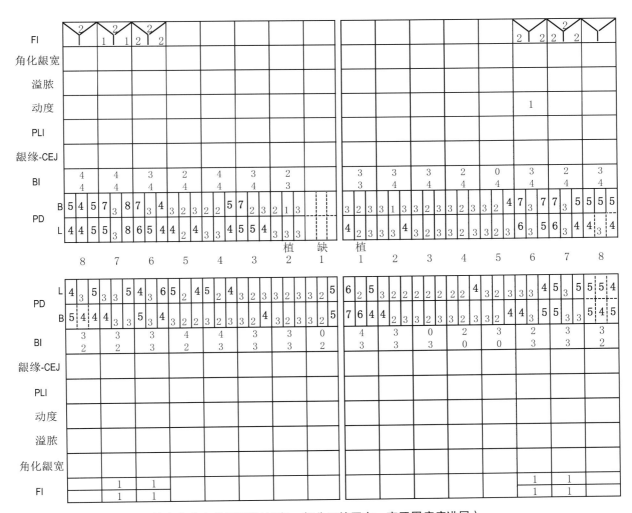

图13　修复后52个月牙周检查表（中断牙周维护2年，部分天然牙有一定牙周疾病进展）

像，牙槽骨高度维持稳定（图12和图13），天然牙有一定的牙周疾病进展（图13），患者对修复效果满意，无自觉不适。

4. 讨论与分析

4.1 多学科联合治疗的必要性

因重度牙周炎造成的上前牙连续缺失是临床处置的难点。本例患者主要问题不仅于此，还存在不良的覆𬌗覆盖关系影响修复空间、缺牙区软硬组织缺损明显等，治疗设计和处置较为复杂，以往临床上，采用活动义齿修复治疗是常见修复方式。但患者在综合考虑年龄、美观、社会交往等各种因素后选择种植修复治疗，因此，治疗设计不仅面临重度牙周炎患者正畸治疗的挑战，还要克服软硬组织不足等种植治疗上的种种困难，同时需尽最大努力降低上前牙美学区的美学风险。这些挑战与困难需要多学科共同会诊，在对缺牙区功能重建及美学相关问题的全面分析基础之上，遵循控制炎症、恢复功能、改善美观的基本原则下进行联合攻关。

针对本病例患者罹患重度牙周炎伴不同程度错𬌗畸形，若牙齿缺失接受单纯种植修复，显然不能获得满意的功能和美观效果。只有在积极控制余留牙的牙周炎症并保持相对健康前提下，实施种植术前正畸治疗，来恢复剩余牙列的正常排列和咬合关系，去除病理性咬合因素，改善覆𬌗覆盖关系，方能为下一步种植体的设计、植入和最终修复创造条件，改善牙列的美观和口颌系统功能。当然，近年来牙周炎患者的正畸治疗实践证明，牙周炎并非正畸治疗的禁忌证，但是正畸治疗必须在牙周炎症得到有效控制之后才能开

始。本病例中，患者上前牙拥挤且覆𬌗覆盖关系不佳，种植修复空间不足，此时种植体植入方向不利于种植体长期稳定。遵循上述治疗原则，在牙周基础治疗有效控制炎症后，采用直丝弓矫正技术内收压低下前牙，一定程度改善覆𬌗覆盖关系、创造了种植修复空间；同时与修复会诊，完成针对缺牙间隙的种植修复设计，选择一种经济、简单、性价比合适，适合现有缺牙间隙的修复方式，即未来采用以上前牙种植体为基牙的冠桥修复来恢复功能和美观。

4.2 GBR技术改善种植治疗的硬组织条件

罹患重度牙周炎导致上前牙缺失后骨量不足是直接影响种植治疗成功与否的关键因素，通过GBR技术进行骨增量是改善前牙种植治疗条件的必要前提。GBR手术需遵循PASS（primary closure, angiogenesis, space creation, stability）原则，即手术创口初期关闭、血运丰富、植骨空间创造和维持以及植骨区的稳定，才能获得满意的效果。Buser等通过6年观察发现，早期种植同期应用Bio-Oss®人工骨粉及Bio-Gide®膜进行轮廓增量，种植体周围软硬组织稳定、美学效果良好，唇侧骨壁平均厚度为1.9mm左右。本例患者由于上前牙牙周炎症重且拥挤扭转，11、12拔除后唇侧出现明显的软硬组织缺损、缺牙区牙槽嵴高度和宽度不足、与邻牙龈缘欠协调等多种问题，术中基于PASS原则通过在缺牙区种植治疗同期植入Bio-Oss®骨粉并覆盖Bio-Gide®膜恢复牙槽嵴高度和宽度，为种植治疗的长期稳定打下基础，修复后52个月随访显示骨密度及骨高度均维持稳定，轮廓良好。

4.3　游离龈移植术（FGG）改善种植治疗的软组织条件

牙龈厚度及角化龈宽度与种植体的长期稳定性关系密切。既往研究表明，厚生物型位点的牙龈退缩明显小于薄生物型；而足够宽度的角化龈（≥2mm）可以形成良好的边缘封闭，防止种植体周围细菌的侵入，利于种植体健康维护，并进一步增加种植体周围软硬组织轮廓。在本例患者诊疗过程中，为促进种植体长期的健康、稳定，针对唇侧角化组织狭窄和前庭沟较浅，采用游离龈移植术（FGG）增宽唇侧角化龈来改变软组织的质，并选用组织剪及涡轮钻修整移植后牙龈外形，使术区与非术区的角化龈尽量移行，改善美观；同时在种植二期同期采用翻卷瓣技术，以增加软组织的量，形成与冠凸度相协调的牙龈轮廓，负重后52个月种植体龈缘位置显示稳定，其长期疗效仍需追踪观察。值得注意的是，由于患者经常出差中断了维护治疗2年，整体牙周状况控制较差，是本病例的不足之处。

综上所述，本病例在积极控制牙周炎症的前提下进行合理的治疗设计，通过多学科的紧密合作，改善牙齿前突和覆𬌗覆盖关系，运用种植同期GBR、种植二期同期翻卷瓣、游离龈移植术（FGG）等不同牙周手术完成了重度牙周炎导致上前牙连续缺失的种植修复治疗，种植体负重后功能良好，种植体健康、稳定，患者满意度较高。该病例的成功为重度牙周炎造成上前牙区多牙缺失并伴有软硬组织缺损及错𬌗畸形的种植美学修复提供了经验。

基金资助：首都卫生发展科研专项基金（2011-4025-04）、教育部留学回国人员科研启动基金（2012-45）、北京大学临床科学家计划专项（BMU2019LCKXJ010）。

特别说明：本病例主体内容与治疗过程图片均引自中国实用口腔科杂志，2020,13(9): 539-545。

专家点评

北京大学口腔医学院・口腔医院修复科刘云松教授：

　　本病例从一个疑难病例出发，探讨了对于存在重度牙周炎和前牙覆𬌗覆盖关系不佳的牙列缺损患者，牙周、正畸和修复多学科联合治疗的解决方案。重度牙周炎作为一种常见于中老年人群的牙周疾患，往往伴随着牙齿松动和脱落，成为牙列缺损的一大病因；此外，牙周炎继发的错𬌗畸形和不良咬合状态也使得这类患者的修复治疗愈加困难。本病例中，患者上前牙缺失的同时，还存在深覆𬌗、深覆盖的问题，这种情况下，若按照原有的咬合关系进行修复，只能尽量唇倾上前牙（如图6c示意），导致前牙前突，影响美观；倾斜的种植体，在受非轴向力时也更容易出现骨吸收等问题。在这种情况下，正畸改善前牙咬合兼顾了力学原则和美学原则，无疑是更优的选择。

　　本文对前牙缺失多学科会诊治疗的病例进行了详细的讲解，该患者最终修复体的长期良好状态，与每个学科的参与都息息相关，牙周的围手术期维护、角化龈移植及术后长期维护复查是种植效果稳定的前提，正畸对覆𬌗覆盖关系的调整是上前牙得以进行种植的保障，种植体及上部结构的精密设计与制作则为改善治疗效果落下圆满一笔。本病例设计全面周到，展示细节到位，也为此类病例的治疗思路拓展提供了重要的参考。

参考文献

[1]Araujo MG, Silva CO, Misawa M, et al. Alveolar socket healing: what can we learn? [J]. Periodontol 2000, 2015, 68(1): 122–134.

[2]Arunyanak SP, Pollini A, Ntounis A, et al. Clinician assessments and patient perspectives of single–tooth implant restorations in the esthetic zone of the maxilla: A systematic review[J]. J Prosthet Dent, 2017, 118(1): 10–17.

[3]Kazor CE, Al–Shammari K, Sarment DP, et al. Implant plastic surgery: a review and rationale[J]. J Oral Implantol, 2004, 30(4): 240–254.

[4]Caton JG, Armitage G, Berglundh T, et al. A new classification scheme for periodontal and peri–implant diseases and conditions – Introduction and key changes from the 1999 classification[J]. J Clin Periodontol, 2018, 45 Suppl 20: S1–S8.

[5]Celenza F. Implant interactions with orthodontics[J]. J Evid Based Dent Pract, 2012, 12(3 Suppl): 192–201.

[6]Re S, Corrente G, Abundo R, et al. Orthodontic treatment in periodontally compromised patients: 12–year report[J]. Int J Periodontics Restorative Dent, 2000, 20(1): 31–39.

[7]Slots J, Rosling BG. Suppression of the periodontopathic microflora in localized juvenile periodontitis by systemic tetracycline[J]. J Clin Periodontol, 1983, 10(5): 465–486.

[8]Chappuis V, Rahman L, Buser R, et al. Effectiveness of contour augmentation with guided bone regeneration: 10–year results[J]. J Dent Res, 2018, 97(3): 266–274.

[9]Wang HL, Boyapati L. "PASS" principles for predictable bone regeneration[J]. Implant Dent, 2006, 15(1): 8–17.

[10]Buser D, Chappuis V, Kuchler U, et al. Long–term stability of early implant placement with contour augmentation[J]. J Dent Res, 2013, 92(12 Suppl): 176S–182S.

[11]Kan JY, Rungcharassaeng K, Lozada J L, et al. Facial gingival tissue stability following immediate placement and provisionalization of maxillary anterior single implants: a 2– to 8–year follow–up[J]. Int J Oral Maxillofac Implants, 2011, 26(1): 179–187.

[12]Fischer KR, Kunzlberger A, Donos N, et al. Gingival biotype revisited–novel classification and assessment tool[J]. Clin Oral Investig, 2018, 22(1): 443–448.

[13]Thoma DS, Buranawat B, Hammerle C H, et al. Efficacy of soft tissue augmentation around dental implants and in partially edentulous areas: a systematic review[J]. J Clin Periodontol, 2014, 41 Suppl 15: S77–S91.

[14]Raoofi S, Asadinejad SM, Khorshidi H. Evaluation of color and width of attached gingiva gain in two surgical techniques: Free gingival graft and connective tissue graft covered by thin mucosal flap, a clinical trial[J]. J Dent (Shiraz), 2019, 20(4): 224–231.

[15]张波, 甄敏, 杨刚, 等. 多学科联合治疗重度牙周炎导致的前牙连续缺失（附1例4年随访报告）[J]. 中国实用口腔科杂志, 2020, 13(9): 539–545.

图文编辑

王静雅　纪凤薇　刘玉卿　张　浩　曹　勇

图书在版编目（CIP）数据

牙周与种植实用临床特色诊疗策略和技巧 / 胡文杰主编.—沈阳：辽宁科学技术出版社，2021.2
　　ISBN 978-7-5591-1954-4

　　Ⅰ.①牙…　Ⅱ.①胡…　Ⅲ.①牙周病—口腔外科手术　Ⅳ.①R781.4

　　中国版本图书馆CIP数据核字（2021）第010817号

出版发行：辽宁科学技术出版社
　　　　　（地址：沈阳市和平区十一纬路25号　邮编：110003）
印　刷　者：上海利丰雅高印刷有限公司
经　销　者：各地新华书店
幅面尺寸：210mm×285mm
印　　张：19
插　　页：4
字　　数：400千字
出版时间：2021年2月第1版
印刷时间：2021年2月第1次印刷
策划编辑：陈　刚
责任编辑：殷　欣
封面设计：夏明辉
版式设计：夏明辉
责任校对：李　霞

书　　号：ISBN 978-7-5591-1954-4
定　　价：298.00元

投稿热线：024-23280336
邮购热线：024-23280336
E-mail:cyclonechen@126.com
http://www.lnkj.com.cn